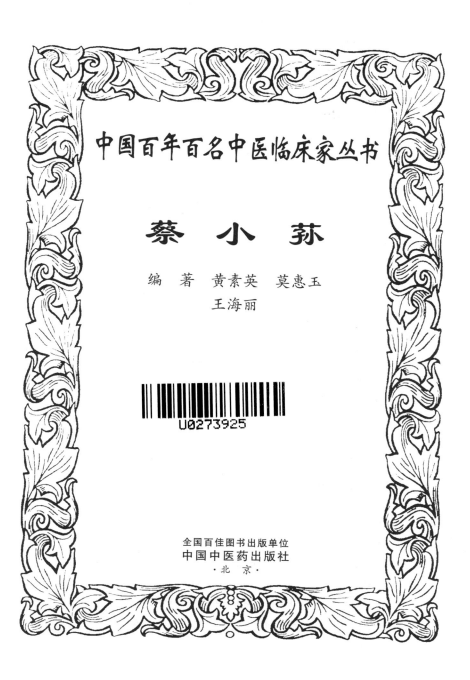

中国百年百名中医临床家丛书

蔡 小 荪

编 著 黄素英 莫惠玉
王海丽

U0273925

全国百佳图书出版单位
中国中医药出版社
·北 京·

图书在版编目（CIP）数据

蔡小荪 / 黄素英，莫惠玉，王海丽编著. -- 北京：中国中医药出版社，2002.03（2024.7 重印）

（中国百年百名中医临床家丛书）

ISBN 978 - 7 - 80156 - 330 - 9

Ⅰ.①蔡… Ⅱ.①黄… ②莫… ③王… Ⅲ.①中医学临床 - 经验 - 中国 - 现代 Ⅳ.①R249.7

中国版本图书馆 CIP 数据核字（2002）第 011571 号

中国中医药出版社出版

北京经济技术开发区科创十三街 31 号院二区 8 号楼

邮政编码　100176

传真　010-64405721

廊坊市佳艺印务有限公司印刷

各地新华书店经销

开本 850×1168　1/32　印张 10　字数 232 千字

2002 年 3 月第 1 版　2024 年 7 月第 2 次印刷

书号　ISBN 978 - 7 - 80156 - 330 - 9

定价　38.00 元

网址　www.cptcm.com

服 务 热 线　010-64405510

购 书 热 线　010-89535836

维 权 打 假　010-64405753

微信服务号　**zgzyycbs**

微商城网址　**https://kdt.im/LIdUGr**

官 方 微 博　**http://e.weibo.com/cptcm**

天猫旗舰店网址　**https://zgzyycbs.tmall.com**

如有印装质量问题请与本社出版部联系（010-64405510）

出版者的话

祖国医学源远流长。昔岐黄、神农，医之源始；汉仲景、华佗，医之圣也。在祖国医学发展的长河中，临床名家辈出，促进了祖国医学的迅猛发展。中国中医药出版社为贯彻卫生部和国家中医药管理局关于继承发扬祖国医药学，继承不泥古、发扬不离宗的精神，在完成了《明清名医全书大成》出版的基础上，又策划了《中国百年百名中医临床家丛书》，以期反映近现代即 20 世纪，特别是新中国成立 50 年来中医药发展的历程。我们邀请卫生部张文康部长做本套丛书的主编，卫生部副部长兼国家中医药管理局局长佘靖同志、国家中医药管理局副局长李振吉同志任副主编，他们都欣然同意，并亲自组织几百名中医药专家进行整理。经过几年的艰苦努力，终于在 21 世纪初正式问世。

顾名思义，《中国百年百名中医临床家丛书》就是要总结在过去的 100 年历史中，为中医药事业做出过巨大贡献、受到广大群众爱戴的中医临床工作者的丰富经验，把他们的事业发扬光大，让他们优秀的医疗经验代代相传。百年轮回，世纪更替，今天，我们又一次站在世纪之巅，回顾历史，总结经验，为的是更好地发展，更快地创新，使中医药学这座伟大的宝库永远取之不尽、用之不竭，更好地服务于人类，服务于未来。

本套丛书第一批计划出版 140 种左右，所选医家均系在中医临床方面取得卓越成就，在全国享有崇高威望且具有较高学术造诣的中医临床大家，包括内、外、妇、儿、骨伤、针灸等各科的代表人物。

本套丛书以每位医家独立成册，每册按医家小传、专病论治、诊余漫话、年谱四部分进行编写。其中，医家小传简要介绍医家的生平及成才之路；专病论治意在以病统论、以论统案、以案统话，即将与某病相关的精彩医论、医案、医话加以系统整理，便于临床学习与借鉴；诊余漫话则系读书体会、札记，也可以是习医心得，等等；年谱部分则反映了名医一生中的重大事件或转折点。

本套丛书有两个特点是值得一提的：其一是文前部分，我们尽最大可能收集了医家的照片，包括一些珍贵的生活照、诊疗照，以及医家手迹、名家题字等，这些材料具有极高的文献价值，是历史的真实反映；其二，本套丛书始终强调，必须把笔墨的重点放在医家最擅长治疗的病种上面，而且要大篇幅详细介绍，把医家在用药、用方上的特点予以详尽淋漓地展示，务求写出临床真正有效的内容，也就是说，不是医家擅长的病种大可不写，而且要写出"干货"来，不要让人感觉什么都能治，什么都治不好。

有了以上两大特点，我们相信，《中国百年百名中医临床家丛书》会受到广大中医工作者的青睐，更会对中医事业的发展起到巨大的推动作用。同时，通过对百余位中医临床医家经验的总结，也使近百年中医药学的发展历程清晰地展现在人们面前，因此，本套丛书不仅具有较高的临床参考价值和学术价值，同时还具有前所未有的文献价值，这也是我们组织编写这套丛书的初衷所在。

中国中医药出版社

2000 年 10 月 28 日

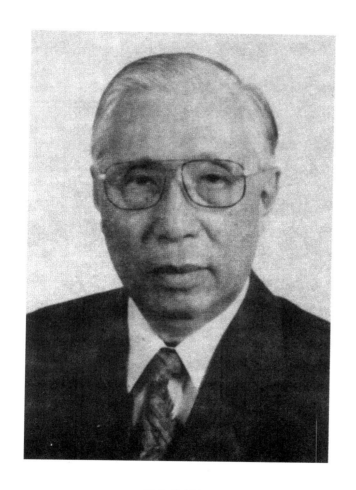

蔡小荪教授

内容提要

　　上海江湾蔡氏女科肇始于清代乾隆年间，迄今已传七世，历有二百余年，蜚声沪上，名闻遐迩。蔡氏女科七世蔡小荪教授结合现代医学理论，运用现代诊疗手段，继承和发扬了蔡氏女科的学术思想，主张气血为生身之本，治疗妇科病应顺应和建立女性的生理周期，强调调理冲任，以通为用，重视调理肝脾肾三脏的功能，处方轻灵，常应手而效。全书分为医家小传、专病论治、诊余漫话、年谱及附录五部分，系统介绍了蔡小荪教授的学术思想特点与临床治病经验。其中专病论治本着以病统论，以论统话，以话统案的宗旨，详细介绍了蔡小荪教授治疗妇产科常见病及疑难杂病的经验，列有经、带、胎、产和杂病等17个病种，每个病种都收集了若干验方和验案，全面反映了蔡氏强调审证求因、审因论治的思想及治疗女科病的思路。年谱详细介绍了蔡小荪教授的经历及成就。随书还收录部分蔡氏家族的事迹，以飨读者。

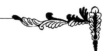

目 录

医家小传···（1）
专病论治···（5）
　月经失调··（5）
　　（一）治疗思想·······························（5）
　　（二）经验方·································（9）
　　（三）医案选录·······························（13）
　闭经···（18）
　　（一）治疗原则·······························（18）
　　（二）经验方·································（21）
　　（三）医案选录·······························（23）
　　　附：溢乳闭经（高泌乳素血症）·············（27）
　痛经···（30）
　　（一）常见病因·······························（31）
　　（二）辨治原则——求因为主，止痛为辅·······（31）
　　（三）经验方·································（33）
　　（四）医案选录·······························（36）
　崩漏···（40）
　　（一）辨治要点·······························（41）
　　（二）常用止血药物···························（45）
　　（三）常用中成药·····························（46）
　　（四）经验方·································（47）
　　（五）医案选录·······························（50）

经前期紧张综合征 ……………………………………（65）

（一）病因病机 …………………………………（65）

（二）辨证治疗 …………………………………（66）

（三）医案选录 …………………………………（68）

经行吐衄 ………………………………………………（71）

（一）病因病机 …………………………………（71）

（二）辨证治疗 …………………………………（72）

（三）经验方 ……………………………………（72）

（四）医案选录 …………………………………（73）

带下病 …………………………………………………（75）

（一）常见病因 …………………………………（75）

（二）辨证治疗 …………………………………（76）

（三）经验方 ……………………………………（77）

（四）医案选录 …………………………………（78）

妊娠恶阻 ………………………………………………（80）

（一）病因病机 …………………………………（81）

（二）辨证治疗 …………………………………（81）

（三）经验方 ……………………………………（82）

（四）医案选录 …………………………………（83）

先兆流产 ………………………………………………（86）

（一）病因病机 …………………………………（87）

（二）辨证治疗 …………………………………（87）

（三）医案选录 …………………………………（88）

习惯性流产 ……………………………………………（94）

（一）病因病机 …………………………………（94）

（二）辨证治疗 …………………………………（95）

（三）医案选录 …………………………………（96）

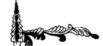

产后病…………………………………………（101）
　（一）产后恶露不绝 …………………………（102）
　（二）产后发热 ………………………………（103）
　（三）产后热疖 ………………………………（106）
　（四）产后癃闭（尿潴留） …………………（107）
　（五）产后下肢浮肿 …………………………（109）
　（六）耻骨联合分离症 ………………………（110）
　（七）产后大便难 ……………………………（111）
不孕症……………………………………………（113）
　（一）诊治不孕症的思路 ……………………（113）
　（二）辨证分型 ………………………………（114）
　（三）辅助检查 ………………………………（115）
　（四）方药的设计和运用 ……………………（116）
　（五）经验方 …………………………………（118）
　（六）治疗时必须注意的几个问题 …………（120）
　（七）治疗输卵管结核之不孕症的体会 ……（122）
　（八）医案选录 ………………………………（124）
　　附：治疗男子不育症之三步曲 ……………（144）
子宫内膜异位症…………………………………（147）
　（一）病因病机 ………………………………（148）
　（二）临床表现 ………………………………（148）
　（三）经验方 …………………………………（149）
　（四）治疗要点 ………………………………（152）
　（五）临证体会 ………………………………（154）
　（六）医案选录 ………………………………（157）
子宫肌瘤…………………………………………（162）
　（一）病因病机 ………………………………（163）

（二）辨证治疗 ……………………………………（163）

（三）经验方 ………………………………………（165）

（四）医案选录 ……………………………………（166）

盆腔炎 ……………………………………………………（168）

（一）病因分类 ……………………………………（169）

（二）主要症状的辨证 ……………………………（171）

（三）治疗原则 ……………………………………（172）

（四）临床分型治疗 ………………………………（172）

（五）药物治疗 ……………………………………（174）

（六）几种配伍药物的用义 ………………………（175）

（七）精神治疗 ……………………………………（176）

（八）癥瘕的成因 …………………………………（176）

（九）医案选录 ……………………………………（177）

更年期综合征 ……………………………………………（181）

（一）病因病机 ……………………………………（181）

（二）临床表现 ……………………………………（182）

（三）辨证治疗 ……………………………………（182）

（四）经验方 ………………………………………（184）

（五）临证注意要点 ………………………………（186）

（六）医案选录 ……………………………………（189）

外阴瘙痒症 ………………………………………………（198）

（一）常见病因 ……………………………………（199）

（二）辨证治疗 ……………………………………（200）

（三）医案选录 ……………………………………（200）

附：外阴白色病变 ………………………………（201）

诊余漫话 …………………………………………………（205）

读《金匮要略·妇人篇》有感 …………………………（205）

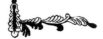

（一）妊娠 …………………………………………（205）

（二）妊娠癥瘕 ……………………………………（207）

（三）脏躁 …………………………………………（209）

（四）漏下 …………………………………………（211）

审时论治与妇科病 …………………………………（213）

（一）月经周期调治法 ……………………………（213）

（二）年节律调治法 ………………………………（215）

附：167例不孕症治验病例的年节律现象初探 …（217）

痛经辨证论治述异 …………………………………（223）

治法用药琐谈 ………………………………………（228）

（一）用药宜醇正，当简、轻、验 ……………………（228）

（二）益肾法在妇科中的应用 ……………………（236）

（三）通法在妇科中的应用 ………………………（242）

（四）活血化瘀法对崩漏的临床应用 ……………（246）

（五）止痛止血与妇科病 …………………………（251）

（六）黄芪在妇产科方面的应用 …………………（256）

（七）蒲黄在妇科中的应用 ………………………（262）

（八）炭药在妇科中的应用 ………………………（265）

年谱………………………………………………（269）

附录………………………………………………（273）

蔡氏女科学术思想及观点 …………………………（273）

（一）气血乃生身之本 ……………………………（274）

（二）调经当理气为先 ……………………………（274）

（三）审证求因，肝脾肾为要 ……………………（275）

（四）调理冲任，以通为用 ………………………（276）

（五）四诊审视，女别于男，贵乎精详 …………（276）

（六）痛证论治，须辨寒热虚实 …………………（278）

（七）血证崩漏，首辨阴阳 …………………………（279）

（八）闭经痼疾，尤分滞枯 …………………………（280）

（九）带下为病，须别虚损湿热 ……………………（281）

（十）治妊之要，宜清补平和 ………………………（282）

（十一）产后诸病，应扶虚消瘀 ……………………（282）

（十二）癥瘕为患，须祛瘀痰郁滞 …………………（283）

（十三）种子求嗣，须葆精养血、调经消征 ………（284）

小乐静斋随笔 ………………………………………（285）

（一）祖父蔡小香在《医学报》革新号发刊辞

（宣统二年正月上旬第一期）………………（285）

（二）清末妇科名医蔡小香创办医学会公牍 ………（288）

（三）蔡小香舍祠兴学 ………………………………（290）

（四）祖父蔡小香和弘一大师 ………………………（291）

（五）儒医蔡小香二三事 ……………………………（293）

（六）怀念父亲蔡香荪之一 …………………………（295）

（七）怀念父亲蔡香荪之二 …………………………（296）

（八）名医蔡香荪轶事 ………………………………（298）

（九）名医蔡香荪遇绑脱险 …………………………（300）

编后记…………………………………………………（303）

医家小传

　　江湾蔡氏儒医，久负盛名。上溯清乾隆间，始祖杏农公素有济世利民之愿，古人云：不为良相，亦为良医，勤习岐黄，亦儒亦医。子半耕、孙枕泉，克绍父业，为民解忧。四世砚香，名兆芝，同治癸亥科贡生，精妇科，尤擅绘事，文才医理，造诣湛深。五世蔡小香（1863—1912年），名钟骏，号轶侯，光绪甲申黄科廪，茂才，医名更著，济贫扶困，活人无算，誉满大江南北，门庭若市，妇孺皆知。蔡氏妇科，于斯尤盛。小香公并富爱国思想，清光绪三十年（1904年），帝国主义者奴视海外华工，小香公及时与海上名士李平书等，邀集医界名流三十余位，组织医务总会。当时入会医士200余人，小香公被举为总董，旋任中国医学会会长，积极声援，于是各方响应，侨工因而得以改善待遇。同时，资助创办《医学报》半月刊，为最早医学期刊之一。在抵制外货方面，尤见于"西洋参是美货""研究代用西洋参品"二文。爱国热忱，溢于言表。并主张中西医结合，在宣统二年

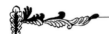

（1910年）正月上旬鼎革后《医学报》第一期发表发刊辞中，强调："今吾国当新旧交替之际，诚宜淬砺精神，冒险进取，纳西方之鸿宝，保东国之粹言……沟而通之，合而铸之。"又云："洋人在先后数十年间，凡属通都大邑，几无不遍设医院，隐操我黄人生命之权"，因而创立中国医院，自任院长。为广大民众服务，亦即争取租界华人卫生之自主。江苏巡抚程德全嘉其勇于为善，加札延聘焉。继成立医学会后，又禀奉苏抚宪程，批准刊用钤记，于医字下加一药字，以为研究药物之证，实即筹立中医药学会。又创办医学讲习所，招生以造就中医人才。以及上海中医专科训练班，蔡氏医学堂等，对清末民初中西医界影响颇大，功绩卓著，有不可泯没者。六世香荪公（1888—1943年），名章，字耀璋，曾肄业于同济大学第一期，秉承祖业，学贯中西，蜚声沪上，盛况勿衰，一生行善，口碑载道。爱国热忱尤显，早年参加孙中山先生同盟会，与当时革命志士常秘密聚会于蔡氏花园，谋广州起义，临期病足，未能成行，得免于黄花岗之难。因学医而悉化学知识，试制土炸弹，不慎轰然，致两耳失聪，遭清廷缉捕，避入租界，悉心行医。但仍热心公益，创办江湾救火会任会长，获消防奖章。日寇先后两次侵华，均及时组织救护队，"八一三"之役，抢救伤员达4000余众，为当时红十字会各救护队之冠，获红十字救护奖章。同时筹办难民收容所，并营救抗日志士、及中共地下党员。战争结束，组织掩埋队，捐款建造抗日阵亡将士墓。继又捐巨资创办江湾时疫医院任董事长，获当时政府内政部"热心捐资兴办卫生事业"一等金质奖章。曾任上海市国医公会委员、上海中国医学院副院长等职，爱国事迹，非笔墨所能尽述。1992年市政协文史资料委员会编辑出版《上海人物史料》中"爱

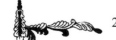

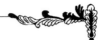

国爱民的蔡氏妇科世家"篇有所阐述。宝山县志及江湾里志均有不少记载。

蔡小荪，字一仁，号兰苑，蔡氏妇科第七世嫡系传人，小香公之孙，香荪公哲嗣，秉性敦厚，仁心仁术，父传师授，家学渊源。香荪公望子成器，自幼即聘昆山顾荫轩夫子（清秀才）来家教学国文。稍长，又聘峡石吴善庆师《药学大辞典》编者之一，讲习医学。继而聘海宁吴克潜师《吴氏儿科》《病源辞典》等编者，进一步深造。旋毕业于中国医学院十三届，即随父襄诊。先后延聘李又辛夫子（清举人）、沈瘦石夫子（文史馆员），教习诗书。1943年香荪公谢世，即独立应诊，秉承祖训，乐于为善，求诊者接踵。虽稍逊于先翁，然亦日诊百人左右，效多应手。前辈同道，咸誉为将门虎子，小辈英雄。勤习深研，师古不泥，博采众长，学以致用。于妇科经病，主张以调为主，养血为先，理气为要。闭则不尚攻伐，崩则不专止涩。具体用药，对崩漏强调"求因为主、止血为辅"。痛经亦然，"求因为主、止痛为辅"。某些医著，引誉为至理名言。更借鉴现代医学各种检验，以助诊断。力主辨症必须辨病，结合四诊，益显疗效。处方用药，以精、简、廉、验为特色。1952年响应号召，创办新成区联合诊所，放弃半天丰厚开业收入，不计酬劳，参加妇科门诊，1959年起受聘上海第二医科大学附属广慈医院（瑞金医院）、仁济医院、中国福利会国际和平妇幼保健院等顾问，参加查房会诊，并为全科医师讲授中医妇科。1980年转职上海市第一人民医院中医科副主任、中医妇科主任医师，并任上海医科大学市一教学医院中医学教学组副组长。临床教学并重。在学术方面，1950年后即兼任上海中医学会妇委会委员、后任副主委，1984年当选全国中医学会妇委会

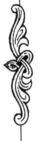

副主委，历任上海中医药大学等专家委员会名誉委员，兼职教授。40余年来，担任全国各进修班教学工作，及各院校学术讲座。先后带教主治级以上中西医师百数十位，对沟通中西学术方面作出努力。1986年任中医学国际学术会议学术委员兼妇儿科专题会议中方主席，发表"中医治愈170例不孕症的方法经验探讨"，获得与会者好评。1992年国家中医药管理局批准为全国继承老中医药专家学术经验导师，至今带教学员，造就中医妇科人才，不遗余力。自1981年起，直至目前，仍担任上海市高级科学技术专业干部技术职称评定委员会中医科评审组成员，秉公评审，谨慎负责。曾主编《经病手册》《中国中医秘方大全》《中华名中医治病囊秘·蔡小荪卷》《蔡小荪谈妇科病》，参与主编《中医妇科验方选》，编审《蔡氏妇科经验选集》，另《中国百年百名中医临床家丛书》亦将完稿付梓。1994年主要负责起草完成《中华人民共和国中医药行业标准》中医病证诊断疗效标准（妇产科部），并任编审委员。1995年市卫生局评为"上海市名中医"，兼任评委1995～1996年载入英国剑桥《国际医学名人大辞典》。1992年起享受国务院政府特殊津贴。蔡氏妇科学术造诣，医德医风，久为社会及同道推崇，历七世而不衰。尤以数代积善，实非一般空言浮夸辈所可比拟。小荪医师，从事临床近六十寒暑，虽至耄耋之年，犹兢兢业业，为继承发扬祖国医学，发挥余热。

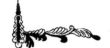

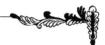

专病论治

月经失调

月经失调者，系月经的周期或经量发生异常的病症。《普济本事方》云："妇人病，多是月经乍多乍少或前或后。"月经先期、月经后期、月经过多、月经过少诸症，多因血热、肝郁、阴虚、肾亏、气虚、血瘀等病因所致，因此，治疗大法当以审因论治，先除其因。同时参考子宫内膜的消长周期变化用药，则收效更佳更速。具体方法为：经来宜疏宜导；经净宜补宜通；经前宜温宜补。慎用攻下，如桃仁、红花、三棱、莪术之峻猛之品，而以小剂之川芎、丹参、牛膝、香附缓缓疏导，以图久远之功。

（一）治疗思想

1. 调经主肝肾，理气为先

《女科要旨》云："女子血旺则阴盛而阳自足，元气由是

5

而恒充，血盛而经自调，胎孕因之而易成；阴血充盛则百病不生，阴血虚少，诸病作焉。况女子之血，经行则耗，产后则亏，更有带下崩漏诸疾，由是而大耗，故治女子以阴血为主。"女子以阴血为本，以气为用，血易耗而气易结，有"妇人血宜多而气宜少，则百病不生"之说。故调经治血，当先理气。而顺气应疏达，行血宜和化，滋血需通调，益气当柔润。调经尤重肝脾肾，因为肝藏血，脾统血，肾藏精，精化血。经血的期、量、色、质与肝、脾、肾息息相关。故临床调经用药常以理气养血、补肾和胃之品为要，而四物、香附不可缺少；女子以肝为先天，在理气调肝为主的治则下，香附确立著功，畅肝之郁，疏肝之气，配四物养血和血，以使气血调畅，经候如常，为妇科临床常用之方。香附用四制，效果更佳，即用米泔浸之以制其辛燥，并藉谷气以入胃；用酒炒后冀周行一身，通行三焦；再用醋炒以酸入肝，引入厥阴经；用童便浸炒，是藉童便之咸寒以下行。四制香附更有助于气机血液之调畅。

王子亨曰："经者常候也。故每月一至，太过不及皆为不调，阳太过则先期而至，阴不及则后时而来。"经期不调，总因寒热虚实之故。凡先期者与血热、肝旺、气虚有关；后期者与肾虚、血寒、气滞有关。

月经稀来，甚至闭经，历代医家常以血枯、血滞区分：血滞有余，血枯不足。因冷、气郁、血瘀、痰结是为血滞；因血虚、肾亏、脾弱、肝伤、心气不足是为血枯。虽然不足宜补，有余当泻，虽似简单，但临床上闭经一症，确是疑难顽疾，不能简单地分型。妇人月事不通，虽无实象，但也不能作纯虚而论。血枯不行，气亦为之虚，气虚妨碍行血，更易成为瘀滞。血不行则水不行，水湿凝聚而成痰。痰阻胞宫

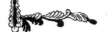

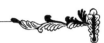

又加重气血的闭滞，以致痰、湿、瘀、郁交互为因，错杂互见。闭经患者通常是秉赋不足，而又虚实兼症，所以历代医家对闭经措手莫衷。胞宫为奇恒之腑，当是"腑以通为补"；又气血为病，当顺其气而调其血，培其本而资其源。故临床上拟用李东垣玉烛散加祛痰补肾药治疗高泌乳素血症。内中大黄苦寒攻下，以祛下焦积滞，却能祛痰生新，寓攻于补。元代罗天益血极膏，一味大黄治妇人干血经闭，称是妇人之仙药。取四物以养血调经；加胆星、菖蒲以祛痰化浊，开壅宣闭；加怀牛膝以引血下行，通达调经。

2. 调经重脾胃，以滋化源

蔡师治妇科病重视脾胃，观点源于家传，并深受许叔微、李东垣、薛立斋等医家的影响。脾胃为后天之本，水谷之海。五脏六腑非脾胃之气不能滋养，气血津液非脾胃之气不能生化，故东垣奉"脾胃为血气阴阳之根蒂"，立斋也尊"胃为五脏之本源，人身之根蒂"。故颇重脾胃对元气精血的滋生作用，认为元气精血虽然禀受于先天，由先天之肾精所化生，但必须依赖后天脾胃之气的不断滋养，才能更好地发挥作用，而两者之间，脾胃的作用至关重要。"盖人之始生，本乎精血之源，人之既生，由乎水谷之养。非精血，无以立形体之基；非水谷，无以成形体之壮。"（见《景岳全书》）故人之自生至老，凡先天不足者，但得后天精心培育，或可弥补先天之虚而强壮；而后天之不足，若不得重新恢复其运化、滋养之功，则非但脾胃之气日虚日衰，即使先天强盛之元气精血，也会因失于后天精微的调养、滋生、充实而告匮乏。故在临证治病中常善为运用健脾益气之法，以保证气血之源不竭，从而截断疾病进一步发展、变化。

妇人以气血为本，其经带胎产的过程往往数伤于血，数

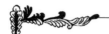

脱于气，使气血常处于相对不足状态。生理状态下，脾胃可代偿性地加快运化功能以弥补气血的不足，但是这种负荷运化时日渐久，就易损伤脾胃功能引起病理变化。如果一时大量或长期失血耗气，就削弱或影响了气血对五脏六腑的推动滋养作用，引起脏腑功能失调。脾胃为生化之源，两虚相合，形成恶性循环，导致疾病进一步发展变化。故而凡病者，必有气血不足，也必有不同程度的脾胃功能失调，治病当注重顾及脾胃，此其一也。妇人阴性偏执，易抑郁伤肝，肝失疏泄，就会影响脾胃升降运化功能，得病之后，心理上又多担忧、思虑、恐惧，而这又最易引起脾胃功能失调，使本已紊乱或不足的脾胃和气血不能修复，甚至进一步加剧，导致疾病向纵深发展。因此截断疾病的发展，关键是恢复脾胃功能，治病当注重顾及脾胃，此其二也。治疗疾病之药物通常首先入胃，除加重脾胃受纳运化负担外，药物偏胜之性及副作用也首当其冲地影响脾胃，如苦寒之品易败伤胃气，滋补之品易黏滞胃气，香燥之品易劫夺胃阴，温热之品易燥灼胃阴，不少西药也最易引起脾胃功能的紊乱等，所以，尽量在治疗过程中避免对脾胃的损伤，这对疾病的转归具重要意义，治病当注重顾及脾胃，此其三也。药物入于胃中，必须通过脾胃之受纳、运化、转输才能作用于整体，从而发挥治疗效能。若脾胃运化不佳，则其转输药物功能必会减弱，就要影响药物发挥正常作用。故凡病兼脾胃失调者，不论是病初、病中、病末，均当在治本却病同时，及时正确地调理脾胃，保证药物最大限度发挥治疗作用，治病当注重顾及脾胃，此其四也。凡此种种，可以李中梓一喻概之："胃气犹兵家之饷道，饷道一绝，万众立散，胃气一败，百药难施。"

　　本着治病当注重顾及脾胃的观点，蔡师在治病过程中，

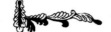

除了运用治疗疾病所需药物外，每多注意兼顾调治脾胃的运化功能。临床处方，习惯某些药物炒用，一则借以改善药性之偏，一则使其焦香，增进健脾之力。党参、白术、茯苓、甘草、半夏、石斛、谷芽、陈皮之属，为常用之品，旨在健脾和胃，以增生化之源。最常用茯苓，因茯苓味甘淡，甘则能补，淡则能渗，甘淡属土，具健脾和中、利水渗湿之功，其药性缓和，补而不峻，利而不猛，既能扶正，又可祛邪，为防治脾胃之虚要药也。此外，对腥臭烈气药物，如治瘀滞腹痛之五灵脂、治赤白带下之墓头回、破除癥积之阿魏等药，认为有碍脾胃，用时尤应审慎，对脾胃失健者则应注意避免使用。

（二）经验方

1. 清肝调经方

［组成］ 当归 9 克、大生地 12 克、地骨皮 9 克、丹皮 9 克、柴胡 4.5 克、制香附 9 克、白芍 9 克、条芩 9 克、泽泻 9 克、白术 9 克。

［功能］ 疏肝清热，滋阴养血。

［主治］ 月经先期，或经前淋漓，乳胀，郁闷不欢。脉细弦，舌质偏红。

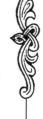

［方解］ 方中柴胡、黄芩、丹皮疏肝清热为主，苦寒入内，下通血室，以清冲任蕴热；当归、白芍柔肝养血为佐，以敛肝木阳刚之气；香附为理气调经之圣药，气调则血和；泽泻清泄下焦之火，火熄则血宁；生地、地骨皮滋阴凉血，清其骨热则肾气自清，使热去而阴不伤，水盛而火自平；配白术、茯苓培本资源，扶土则断木，以护胃气。全方正本清源，气顺血安，而经自调矣。

〔加减运用〕（1）阴虚烦热：柴胡改银柴胡，加炙龟板9克、炒知母6克、炒黄柏6克；（2）肝郁头痛：去柴胡，加白蒺藜9克、生石决明15克、怀牛膝9克；（3）经期延长：加煅牡蛎30克、旱莲草15克；（4）脘腹胀痛：加广木香3克、青陈皮各4.5克、金铃子9克；（5）先期量多：加白薇9克、旱莲草15克、侧柏叶9克、生地榆12克；（6）先期腹痛：加延胡索12克、金铃子9克、青陈皮各4.5克；（7）后期量多：去肉桂、牛膝。加炮姜炭3克、牛角鳃9克、海螵蛸12克；（8）后期腹痛：加小茴香3克、木香3克、艾叶3克；（9）腰脊酸楚：加狗脊12克、川断12克、桑寄生12克；（10）经前乳胀：加逍遥丸9克、金铃子10克、川郁金9克；（11）血虚眩晕：加女贞子9克、甘杞子9克、白蒺藜9克；（12）大便溏泻：加白术9克、补骨脂9克、煨诃子6克。

2. 温宫调经方

〔组成〕 炒当归10克、生熟地各10克、川芎10克、白芍10克、桂枝3克、淡吴萸2.5克、鹿角霜10克、怀牛膝10克、香附10克、熟女贞10克、艾叶5克。

〔功能〕 温宫逐寒，调理冲任。

〔主治〕 月经后期，经来量少，色淡或黯黑，畏冷肢清，或经来腹冷痛。舌淡苔薄，脉细。

〔加减运用〕 小腹胀痛加乌药，腰酸加川断、杜仲。

3. 化脂调经方

〔组成〕 全当归10克、川芎6克、苍术5克、制香附10克、云茯苓12克、制南星6克、焦枳壳5克、白芥子3克、青陈皮各5克、生山楂15克。

〔功能〕 理气消痰，化脂调经。

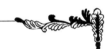

　　［主治］　因痰湿阻滞而引起的月经失调，或经量减少，甚至闭经。体形逐渐肥胖，喉间多痰，肢体倦怠，带下黏稠，胸闷脘胀，或不孕者。苔多白腻，或薄腻，脉弦滑，或濡，或缓。

　　［方解］　本方为佛手散加苍莎导痰汤加减而成。当归、川芎为血中之气药，辛香行血调经；苍术健脾燥湿；香附为气中之血药，助归、芎以利气调经；茯苓和中健脾渗湿，治腹中痰湿；南星燥湿化痰，散结攻积；枳壳理气化痰消积；白芥子温中利气豁痰；青陈皮疏肝破气，燥湿化痰；生山楂破气消积，化痰行瘀。

　　［加减运用］　痰涎多而欲呕者可加姜半夏；经前头晕如蒙，或语无伦次，或情绪异常者加菖蒲、郁金；大便不通者枳壳易枳实，或加全瓜蒌；经闭不行者可加牛膝、泽兰叶；痰湿壅滞、络道阻塞者可加皂角刺、路路通、山甲片、留行子等，随症酌用。

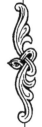

4. 加味八珍汤

　　［组成］　炒当归 10 克、生熟地各 10 克、川芎 6 克、白芍 10 克、炒潞党 12 克、炒白术 10 克、云茯苓 12 克、炙甘草 3 克、制香附 10 克、益母草 10 克、大枣 7 枚。

　　［功能］　养血益气，调理冲任。

　　［主治］　月经先后不定期。

5. 益气养阴汤

　　［组成］　炒潞党 12 克、炒白术 10 克、炒当归 10 克、大生地 10 克、丹参 6 克、白芍 10 克、炙龟板 10 克、熟女贞 10 克、旱莲草 12 克、仙鹤草 10 克。

　　［功能］　益气养阴，调理冲任。

　　［主治］　气阴不足，月经先期量多；或气虚不摄，阴虚

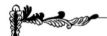

火旺，月经先期量多，口干喜饮，疲惫乏力，舌淡红苔少，脉细略数。

〔加减运用〕 腹胀甚加制香附，腰酸加杜仲、川断。

除运用上述方剂以外，蔡师常采用中药周期疗法，帮助建立正常的月经周期和经量，根据症状辨证加减，疗效也较显著。

1. 月经后期（卵泡期）：采用育肾通络方，促进排卵。药物用：云茯苓12克、生熟地各10克、路路通10克、公丁香2.5克、紫石英12克、仙灵脾12克、制黄精12克、怀牛膝10克。如果排卵功能不好，加麦冬12克、细辛1克；如果形体肥胖，脂膜壅滞，加白芥子3克、制胆星6克、焦枳壳5克；如果疲惫乏力，气虚者，加炒潞党12克、生黄芪10克。

2. 月经中期（排卵期）：采用育肾培元方，促进黄体形成。药物用：云茯苓12克、生熟地各10克、仙茅10克、仙灵脾12克、鹿角霜10克、川断12克、狗脊12克、制黄精12克、紫石英15克、胡芦巴10克、石楠叶10克。

3. 经行期：采用四物调冲汤调理冲任。药物有：炒当归10克、川芎6克、白芍10克、生地10克、制香附10克、丹参10克、柴胡5克、怀牛膝10克。

蔡师在治疗中如果碰到经行前期，量多属实热内盛者，在基本方的基础上添凉血止血药，如赤芍10克、丹皮10克、生蒲黄10～30克。如果经行前期，量偏少或偏多，经期延长者，属阴虚内热，加地骨皮、麦冬、熟女贞、旱莲草、桑寄生等。如果经量偏少，经行后期或小腹冷痛属寒凝气滞者，加艾叶、吴茱萸、桂枝、延胡索。如果经行量多，色淡质稀神疲体倦，气短懒言，四肢不温，面浮肢肿属于脾虚失摄，加生黄芪、炒潞党、云茯苓、怀山药、炒白术等。

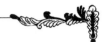

（三）医案选录

案一　严某　40岁　女　已婚　教师

1977年9月8日初诊曾育二胎，经行过多如注。妇科检查有慢性附件炎、宫颈糜烂Ⅱ度，屡经中西法治疗未效。致眩晕不能看书工作，据云自1968年产后贫血迄今，血色素8.5克，过去曾接触X射线及磷与毒气多年。经期尚准（最近经期8月28日），量多如注，次日下血块，第三天起淋漓约一周始止，临前烦躁，兹净后疲怠行方歇，带多黄臭，口气较重，脉微弦，苔白略厚边赤，血虚肝旺，湿热下注，姑先利湿泻火后再议补。

云茯苓12克　姜半夏4.5克　炒白术9克　黄芩9克　泽泻9克　生米仁30克　椿根皮12克　白槿花12克　白蒺藜9克　白芷3克　黑山栀9克　4帖

9月12日复诊　药后口气显差，舌苔亦淡，带多黄臭大减，症见好转，惟平素夜间溲频，受凉即易腹泻，脾肾不足由此可见，脉细微弦，苔薄白边红，宗前法参缩尿。

云茯苓12克　炒白术9克　黄芩9克　生米仁12克　泽泻9克　覆盆子9克　椿根皮12克　白蒺藜9克　熟女贞9克　海螵蛸9克　3帖

9月15日又复诊　带下续减，色白极少无臭，夜间溲频亦差，原每宵四次，现夜寐欠安，溲一次，满腹隐痛，由来已久，受寒即发，日来又作，脉微弦，苔薄白微腻尖光赤，再拟兼理肝肾佐温中。

云茯苓12克　大生地9克　枸杞子15克　炒怀山药9克　熟女贞9克　泽泻9克　覆盆子9克　益智仁4.5克　生米仁12克　淡吴茱萸2.4克　木香3克　5帖

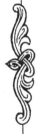

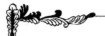

9月20日四诊　精神显振，体力亦增，带下不多，近劳累少寐，昨夜半送客车站，不免受凉，腹又隐痛，脉细，苔腻边尖赤，经水将临，当温中调经。

炒当归9克　丹参9克　赤白芍各9克　木香4.5克　小茴香3克　熟女贞9克　云茯苓12克　朱远志4.5克　夜交藤12克　姜半夏4.5克　生蒲黄（包煎）9克　3帖

9月23日五诊　过去变换工作或环境，经即先期，兹行超前一周，今甫三天（最近经期8月28日、9月20日）原过多如注，此次大减，血块亦少且小，第一天色微黑，旋红，脉细，苔白边红，情况显见好转，仍宗前法进退。

炒党参9克　炒白术9克　炒当归9克　丹参9克　熟女贞9克　旱莲草9克　制香附9克　云茯苓12克　姜半夏4.5克　远志4.5克　陈皮4.5克　2帖

9月26日六诊　经今净，量及血块显著减少，原经净疲惫似大病后，目前已无此感觉，寐欠安，看书即作，脉尚少力。苔薄微黄边略红，诸症虽瘥，体虚未复，再予和养。

孩儿参9克　炒党参9克　炒当归9克　熟女贞9克　旱莲草9克　白芍9克　制黄精12克　枸杞子15克　云茯苓12克　朱远志4.5克　夜交藤15克　7帖

10月5日七诊　经净辄头晕此次未作，夜寐已安，精神较振，并感有力，白带亦少，二年前挫伤腰部，近劳累后又痛，脉略虚，苔薄白腻质红，原法加减。

炒党参12克　炒白术9克　云茯苓12克　姜半夏9克　焦米仁15克　远志4.5克　夜交藤12克　枸杞子12克　熟女贞9克　陈皮4.5克　健腰丸9克　5帖

10月10日八诊　以往俯身洗涤过久，腰部即不能直起，昨晨大量洗衣，但觉微酸俯仰自如，惟接待宾朋，劳神逾

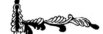

常，致夜寐多梦，脉细苔薄边尖赤，宿恙俱息，拟宁神益肾以资巩固。

云茯苓 12 克　大熟地 9 克　川续断肉 12 克　狗脊 12 克　桑寄生 9 克　远志 4.5 克　磁石（先煎）30 克　北五味子 2.1 克　麦冬 9 克　熟女贞 9 克　旱莲草 9 克　5 帖

按：目为肝之外候，肝藏血，血不充，两目眩晕。缘患者产后调摄失宜，贫血将甫十年，屡治未效。且曾接触 X 射线，及磷与毒气多年，益见亏损。血不养肝，脾肾交虚，由是藏统失司，经来始而过多如注，继则淋漓。肝阴不足，怒火内盛，经前烦躁，净后血海空虚，脾肾两亏，疲倦不堪，一如大病初愈，且素任教学职务，不免阅读过多，久视则致伤血，上述种种交互影响，缠绵年久，竟不能看书工作。血虚之体养血为先，似无不当，惟初诊适经行不净，带多黄臭。口气较重，当时矛盾，湿热下注为主，急则治标，因先利湿泻火，投剂后显效。由于平素夜间溲频，受凉即易腹泻及满腹隐痛，是以复诊宗前法，参健固脾肾，并佐以温中理气。症续轻减，精神显振，体力亦增。惟经期将届，过多堪虞，当预为调固，防患未然，鉴于每行有块，似不宜专事固摄，故用当归、丹参养血调经，祛瘀生新。赤芍白芍平肝敛阴，行血止血，女贞子养阴补肝肾。生蒲黄活血止血，药后经量大减，血块少而且小，5 天即止，情况显著好转。净后亦无头晕疲惫等现象，处方遂即着于和养补益，但腰部曾于二年前挫伤，劳累则痛，不能直起，原法增健腰丸，5 剂而腰痛显瘥，且洗涤大量衣服，但觉微酸俯仰自如，综观治疗过程，症势日见轻可，每方均效，然仍不能久阅书报，因在外地工作，急须离沪，治疗中辍，嘱仍须继续调理，以期全愈。

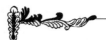

案二　胡某　41 岁　女　已婚　上海美术公司

1977 年 5 月 25 日初诊　曾育二胎，今春 3 月 7 日人工流产后，恶露淋漓二旬余始净，继而经行过多（最近经期 4 月 8 日，5 月 3 日），色鲜且稠，每入晡阵下如注，迄今将月，屡注各种针剂及服中西药十余剂均未效，头晕腰酸肢软，有时腹痛，脉象细软，苔薄微腻质红，阴虚血热，冲任失调，法当清营调固。

炒当归 9 克　丹参 9 克　生地炭 30 克　侧柏叶 9 克炒蒲黄 9 克　川续断肉 12 克　狗脊 12 克　丹皮炭 9 克　白芍 9 克　地榆炭 9 克　固经丸 9 克　3 帖

5 月 28 日复诊　药后经量已减，色红似冻，腰酸肢软，小腹微痛，脉细软，苔薄中尖腻边赤，症势见瘥，体虚未复，治宗原法，略参扶正。

炒当归 9 克　丹参 9 克　炒党参 12 克　生地炭 30 克侧柏叶 9 克　炒蒲黄 9 克　川续断肉 12 克　狗脊 12 克　丹参炭 9 克　白芍 9 克　地榆炭 9 克　固经丸 9 克　3 帖

5 月 31 日又复诊　淋漓已净，头晕腰酸，肢软乏力略有黄带，脉虚，苔薄质红。尖腻再予和养调理以资巩固。

炒党参 9 克　炒白术 9 克　云茯苓 12 克　炒当归 9 克大生地 9 克　白芍 9 克　炒杜仲 9 克　川续断肉 12 克　狗脊 12 克　枸杞子 12 克　桑寄生 12 克　泽泻 9 克　5 帖

按：正产如瓜熟蒂落，小产则生采硬摘，故前人有小产后之将养当十倍于正产之说，可见对小产重视之一斑。通常正产以后恶露持续 20 天左右净。小产则不然，特别是人流，往往术后未几即止。该病员恶露淋漓达二旬余，大致均由调摄失宜，瘀露未清，冲任不固所起，拖延日久体虚尤甚，净未数天，即满月经转。一般术后首次行经量难免过多，以后

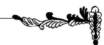

即趋正常,不期此次来潮,甚于前月,20余天不止,屡用催产素、安络血、红孩儿、维生素K、仙鹤草素片、肌肉及静脉注射各种针剂并中药十余贴均未效。且每值傍晚阵下如注,色鲜而稠。综上所述,显系阴虚血热,迫而下行,如柱事温补或单纯固涩,恐均难取效。血得热则行,得寒则止,热者清之,当逆其病而施治,故拟养血育阴,清热固经。鉴于有时腹痛,防其尚有残瘀,因予生地、白芍、侧柏叶、丹皮、地榆、固经丸清热养阴止血而外,参当归、丹参以祛瘀生新。川续断、狗脊补肾健腰,蒲黄祛瘀止血。药后经量即见减少,由于流产不免体虚,复诊从原方加党参以益气扶正,不三剂而完全净止,症状虽除,气血已耗,脾肾不足,且略有黄带,可见余热未净,再宗八珍汤加减。增杜仲、川续断、狗脊、杞子、桑寄生等,气血双疗,脾肾兼顾,参泽泻助茯苓以渗湿泻火,投剂后续趋康复。

案三　洪某　31岁　已婚

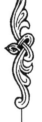

1992年4月25日初诊自1990年流产清宫后,经期愆后,每二三月一行,经量渐少。曾用西药人工周期治疗年半,停药后经闭八月。略有白带,偏头痛时作,喉间痰滞,大便间日一次,腰酸乏力,舌根腻质偏红苔薄,脉细。继发不孕两年。妇检子宫偏小,基础体温单相,血PRL(泌乳素)偏高,E_2(雌二醇)偏低,P(孕酮)偏低。西医诊断为高泌乳素血症。证属血虚肾亏,痰阻胞络。治拟养血培元,祛痰通络,活血调经。

当归9克　川芎4.5克　生地6克　制香附9克　怀牛膝9克　枳壳6克　川军5克　制胆星6克　石菖蒲4.5克仙灵脾12克　鹿角霜9克　云茯苓12克　7剂

患者按上法服药25剂后,月经来潮,量畅色鲜有块,

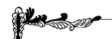

再宗原法加潼蒺藜续服 15 剂后，基础体温呈梯形上升；改服河车大造丸一周后，月经如期，经量中，头痛烦躁等症均瘥。三月后 PRL、E_2、P 均已恢复正常。

蔡师治疗妇科疑难病例的体会主要是：辨证须开扩视野，层层深入；静中有动，动中辨异；处方须标本兼顾，阴阳平调，虚实同辨，寒热并用，以求实效。

闭　　经

闭经属妇科病中的一个常见症状，一般以经停三月以上谓之闭经，原因复杂，较为难治。现代医学认为由下丘脑 – 垂体 – 卵巢 – 子宫轴的各个环节功能障碍均可引起闭经。中医对闭经的辨证，总的来说，不外虚实两大类；包括气虚、血虚、脾虚、肾虚、心气不足以及气滞、血瘀、寒凝、痰阻。症状繁多、旷日持久，不易取效。因此对本症的治疗，蔡师同意多数医家的看法，必须辨证与辨病相结合，师古而不泥古，融会中西学说，各取所长，互为应用，相对来说，较易奏功。

（一）治疗原则

1. 育肾调经，不专攻伐

对于闭经的治疗，不能急切图功、妄事攻伐。一般以调为主，养血为先、理气为要。尤其对年轻女性原发闭经，大致以育肾养血为主、参血肉有情之品，以冀肾气旺盛、冲任充盈、月事得以时下。通常用炒当归 9 克、生熟地各 9 克、川芎 9 克、熟女贞 9 克、制黄精 12 克、仙灵脾 12 克、苁

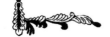

蓉9克、枸杞子12克、狗脊9克、巴戟肉9克，加河车大造丸（吞）9克。如大便不实者，可去生地、苁蓉，加炒怀山药、菟丝子各9克以健脾肾。前方每处10剂，一个月为一疗程，须观察三个月。最好能同时测量基础体温，以助诊断。此类闭经，大多基础体温单相。经过治疗后，如体温呈现双相者，即预示症情已有好转，继用调经方理气行血、通调冲任。药用：炒当归9克、大熟地9克、川芎9克、白芍9克、怀牛膝9克、丹参9克、制香附9克、桂枝3克、泽兰叶9克、红花4.5克，可望经水通行。但尚须继续治疗，直至停药三个月，经水仍能自行按时来潮，方称痊愈。

继发闭经属于肾虚不足、冲任失充者，大多基础体温也呈单相，蔡师在临床上运用周期疗法。首先予以育肾通络。药用：云茯苓12克、生地熟地各9克、仙灵脾12克、石楠叶9克、怀牛膝9克、公丁香2.5克、制黄精12克、路路通9克、桂枝2.5克、麦冬9克、细辛1克、乌鸡白凤丸（吞）1粒，每服7剂。继用：云茯苓12克、生地熟地各9克、仙茅9克、仙灵脾12克、石楠叶9克、紫石英（先煎）12克、鹿角霜9克、熟女贞9克、苁蓉9克、胡芦巴9克、河车大造丸（吞）10克，每服8剂，以育肾培元。如大便不实者，可去生地、苁蓉，加菟丝子9克；腰腹冷者，加熟附子9克、艾叶3克。按周期反复服用，如基础体温也现双相者，当属好转之象。然后用四物汤加理气活血催经剂，月事可下。一般短期内不易见功，须有一定过程，方能奏效。

2. 疏肝调经，注重精神

因情志抑郁，或环境改变不能适应，以致肝气郁结，影响冲任而致闭经者，自当疏肝解郁、理气调经。药用：炒当归9克、大生地9克、川芎4.5克、白芍9克、柴胡4.5克、

广郁金9克、丹参12克、制香附9克、怀牛膝9克、青陈皮各4.5克、红花4.5克。如烦躁不安、紧张易怒者，增淮小麦30克、合欢皮9克、生甘草3克，甘以缓急。蔡师曾治一妇女，年逾四十，原有二子一女，在一次意外事故中，二子当场被水泥平台压死，一女瘫痪。遭此突然严重打击，致成经闭。即宗前方调治，同时着重精神上安慰，善为开导，务使神志安定，鼓励振作情绪，化除消极，配合治疗。经过一段时期，经事逐渐通畅，继而应时而行。再用育肾法巩固，基础体温出现双相，竟一举得男。该病例如单凭药物而不注重精神治疗，则效果恐无如此显著。同时其女瘫痪，卧床不起，生活大小便均须照料，既劳累又不忍，对治疗上也有影响。后来病孩亡故，虽然精神上又受刺激，但实际上却免去一大累赘。

3. 化痰通经，益肾消脂

痰湿闭经是闭经中常见的一种证型。其特点为闭经后形体肥胖或肥胖后形成闭经。治疗上有其一定的难度，颇为棘手。中医学对肥胖致闭经论述较多，如《女科切要》云："肥人经闭必是痰湿与脂膜壅塞之故。"《丹溪心法·妇人八十八》谓："躯脂满，经闭者，以导痰汤加黄连、川芎。"其病因病机多与脾肾二脏关系密切。蔡师认为，肾阳虚是形成痰湿闭经主要因素。盖肾阳者，职司气化、主前后二阴，有调节水液的作用。阳虚气化不利，水液失调，停聚而致痰湿，痰湿内壅，闭塞子宫，胞脉不通致闭。此外，脾虚运化失职，水谷不能化生精血而生痰脂，湿聚脂凝，脉络受阻，胞脉闭塞，逐成闭经。蔡师指出，痰湿闭经，临诊辨治要点有二：一是多见于体质肥胖或素体痰湿之妇人，二是必兼有痰湿为患的证候。如咳嗽痰多，胸腹满，浑身倦怠，苔白

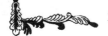

腻，脉滑。常用化脂调经方，理气消痰，化脂调经，并随证加减变通，每应手取效。

以上所述，在闭经中，还属比较单纯的疗法。临床上某些病例相当复杂，常虚实相间，变化丛生。在治疗上，也须阴阳并顾、寒热并用、气血双疗、攻补并施。

至于因环境改变、不能适应，而影响情绪以致经闭者，用疏肝理气之剂，有一定疗效。往往在回归原地，恢复原来生活习惯者，则效果更显，个别患者甚至勿药自愈。这类病例在闭经中，相对来说，比较易治。

（二）经验方

1. 化脂调经方

［组成］　全当归 10 克、川芎 6 克、苍术 5 克、制香附 10 克、云茯苓 12 克、制南星 6 克、焦枳壳 5 克、白芥子 3 克、青陈皮各 5 克、生山楂 15 克。

［功能］　理气消痰，化脂调经。

［主治］　因痰湿阻滞而引起的月经失调，或经量减少，甚至闭经；体形逐渐肥胖；喉间多痰，肢体倦怠，带下黏稠，胸闷脘胀，或不孕者。苔多白腻，或薄腻，脉弦滑，或濡，或缓。

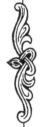

［方解］　本方为佛手散加苍莎导痰汤加减而成。当归、川芎为血中之气药，辛香行血调经；苍术健脾燥湿；香附为气中之血药，助归、芎以利气调经；茯苓和中健脾渗湿，南星燥湿化痰，散结攻积；枳壳理气化痰消积；白芥子温中利气豁痰；青陈皮疏肝破气，燥湿化痰；生山楂破气消积，化痰行瘀。

［加减运用］　痰涎多而欲呕者可加姜半夏；经前头晕如蒙，或语无伦次，或情绪异常者加菖蒲、郁金；大便不通者

枳壳易枳实，或加全瓜蒌；经闭不行者可加牛膝、泽兰叶；痰湿壅滞、络道阻塞者可加皂角刺、路路通、山甲片、留行子等，随症酌用。

2. 育肾通络方

［组成］ 云茯苓12克、大生地10克、怀牛膝10克、路路通10克、公丁香2.5克、制黄精12克、麦冬10克、仙灵脾12克、石楠叶10克、降香片3克。

［功能］ 育肾填精，助阳通络。

［主治］ 用于月经失调甚至闭经等症之周期调治。一般参考基础体温，如单相或双相不典型者在月经净后开始服用。苔薄，质微红，脉细。

［方解］ 方中用茯苓以入肾利水，补脾和中；大生地养血滋阴，益肾填精；黄精补中益气填精；牛膝下行补肾益精；路路通能通十二经，利水通络；麦冬配生地以强阴益精；丁香辛香入肾壮阳，配路路通以通络；仙灵脾、石楠叶补肾助阳益精；降香片辛温行血破滞。

［加减运用］ 如络道阻塞者加当归、川芎辛香活血，下通血海；增皂角刺、山甲片，前者辛温锐利，后者气腥走窜，贯通经络，透达关窍；寒滞者加桂枝，辛温香窜，通阳祛瘀、温经通络；痰湿阻滞者加制南星，下气散血，除痰攻积；白芥子辛温，利气豁痰；月季花佐上药以活血调经通络。

3. 育肾培元方

［组成］ 云茯苓12克、生熟地各10克、仙茅10克、仙灵脾12克、鹿角霜10克、女贞子10克、紫石英12克、巴戟肉10克、麦冬12克、山萸肉10克。

［功能］ 育肾培元，助阳益精。

［主治］ 可用于月经失调，甚至闭经等症之周期调治，

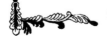

基础体温单相或双相不典型。一般用于月经中期，可根据各种伴有症状加减施治。苔薄或边有齿印、脉细或平。

［方解］本方从六味丸化裁，仅用其半，云茯苓、生熟地、山萸肉和中益脾肾，滋阴养血兴阳；仙灵脾、仙茅补肝肾，助阳益精；鹿角霜补肾益气，生精助阳，性较温和；巴戟肉温肾助阳；紫石英温宫；女贞子治肝肾阴亏，益肝肾，强腰膝；麦冬强阴益精，与女贞子相配以抑制诸阳药之偏温，以使阴阳平衡而相得益彰。

［加减运用］如兼气虚者加党参、黄芪；血虚者加黄芪、当归，兼阴虚者加炙龟板；腰酸者加杜仲、川断，狗脊择用；目眩者加枸杞子；大便不爽者可加苁蓉、麻仁；大便不实者加菟丝子；白带较多者加蛇床子、海螵蛸；肝肾虚损、下元衰惫者加紫河车。

（三）医案选录

案一　王某　30岁　已婚

闭经二年，伴潮热骨蒸，结婚4年未孕。三年前开始月经紊乱，周期20～40天，经量减少。继而出现头昏神倦，郁闷善怒，月经停闭，间有白带，经外院诊断为"女性生殖器结核"，经抗痨治疗未效。现经人介绍来我院就诊。精神欠佳，面红升火，午后低热，烦躁易怒，头昏耳鸣，纳食不佳，大便时溏，舌红而瘦小，无苔，脉虚数略弦。妇检：阴道壁呈枯萎现象，子宫萎缩，乳房萎缩。证属肝郁气滞，损伤心脾，血枯经闭。治则：先予养阴清热，柔肝解郁为治，继用调理脾胃，滋养肝肾，拟加减青蒿鳖甲汤。处方：青蒿9克、丹皮9克、杭白菊9克、麦冬9克、地骨皮9克、郁金9克、柴胡9克、制首乌9克、鳖甲9克、茯苓12克。6

剂，药后潮热大减，烦躁稍安，睡眠较好，脉细而数，苔剥，再拟养阴清热。上方加入山萸肉9克、干地黄12克。一月后精神见振，食欲大增，乳房及阴部萎缩现象有所改善，脉细苔薄，再拟滋补肝肾。河车大造丸90克，分10天服。连服二月，乳房萎缩全消失，阴道分泌物正常。脉细苔薄，再拟滋养肝肾，佐以行气和血之品。药物用熟地9克、甘杞子12克、山萸肉9克、菟丝子9克、香附9克、郁金9克、三棱9克、莪术9克、泽兰叶15克。10剂，服药后自觉小腹微胀痛，阴道有淡红分泌物排出，量少，脉细弦苔薄，再拟前方去萸肉，加川芎6克、白芍9克，5剂，经净后服河车大造丸。次日月经又转，量稍多，色鲜红，小腹微有胀痛，继服上方半年余，月经完全正常，身体恢复健康。

案二　丁某　21岁　未婚

1996年3月5日初诊　13岁初潮，经素不准，每逾期旬余至半年不等。兹又阻将四月，基础体温单相。妇检提示子宫小。经前乳胀，大便间3～4日，舌微光，质偏红，边有齿印，脉略细。证属肾气不足，冲任欠盈。拟育肾调经。

炒当归9克　生熟地各9克　川芎4.5克　白芍9克
熟女贞9克　麦冬12克　制香附9克　仙灵脾12克　石楠叶9克　苁蓉9克　全瓜蒌（打）12克　7剂

3月12日二诊　基础体温单相，经仍未行，乳痛又作，舌质偏红，边有齿印，脉细。宗原法出入。

炒当归9克　生熟地各9克　川芎4.5克　制香附9克
柴胡4.5克　白芍9克　全瓜蒌（打）12克　紫石英（先煎）12克　青陈皮各5克　生甘草3克　乌药9克　7剂

如法调治一月，于4月13日经转，行不畅，复予四物汤加怀牛膝、丹参、制香附等，经行正常。经净后治以育肾

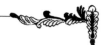

通络法。

云茯苓 12 克　生熟地各 9 克　桂枝 3 克　怀牛膝 9 克
路路通 9 克　公丁香 2.5 克　石楠叶 9 克　仙灵脾 12 克　巴
戟肉 9 克　泽泻 9 克　丹皮 9 克　　7 剂

月经中期治以育肾培元法。

云茯苓 12 克　生熟地各 9 克　仙茅 9 克　仙灵脾 12 克
石楠叶 9 克　巴戟肉 9 克　熟女贞 9 克　泽泻 9 克　全瓜蒌
（打）12 克　麦冬 12 克　河车大造丸（吞）9 克　　7 剂

服药后，患者于 5 月 25 日、6 月 22 日两次经行，周期
正常，基础体温亦均为双相。

按：月经产生的机理，主要是女子生长发育到一定阶
段，肾气盛，天癸至，任脉通，太冲脉盛，然后月事方能按
时而下。肾藏精气而生发天癸，肾中精气的盛衰与月经的潮
止有密切的关系。《医学正传》云："月经全借肾水施化，肾
水既乏，经血日益干涸。"室女闭经，多由先天肾气不足，
癸源匮乏，而致闭经。本例自初潮起经水每后期而行，甚则
经闭不潮。基础体温单相，妇科检查子宫小，先天肾中精气
虚少，冲任二脉不盈，经血衰少证因可据。治疗上若专事攻
伐，经水非但不能即通，精血反有为其所伤之虞。故在治疗
时本着"欲以通之，无如充之"的原则，注重补肾填精，充
养冲任，以冀生化之源充盛，经水自调。即使当患者来诊时
经水已闭阻四月未潮的情况下，也仅于调养，方中加入川
芎、香附少量活血通经药，而以当归、地黄、白芍养血填
冲，充盈血海。女贞子、仙灵脾、巴戟肉、石楠叶、紫石英
培本滋源，健旺癸水，但治一月则经水潮至。然则一次经
行，尚不能说明闭经已告治愈。待患者经净后，又于月经周
期不同阶段分而治之。月经始净予以育肾通路，加强经脉通

盛，促进排卵，基础体温由单相变为双相，则予育肾培元，蓄精养血，使经行具备物质基础。经前治疗当略寓活血之品。如法调治三月，月经便如期而至。

案三　杜某　21岁　未婚

1991年6月12日初诊　因高考紧张，志向未遂，郁闷不悦，经遂闭涩，由来四年，屡治未效。形瘦面色少华，头晕耳鸣心悸，头发易落，夜寐盗汗，苔薄质红，脉细。证属肾虚精亏，冲任失盈。治拟育肾培元，养血通经。

生熟地各9克　全当归9克　枸杞子9克　山萸肉9克麦冬12克　桑椹子9克　怀牛膝9克　制黄精9克　党参9克　黑芝麻（炒）15克　胡桃肉9克　大枣5枚　7剂

服上方7剂后，原方加红花4.5克、河车大造丸（吞服）9克，续服5剂后，经水来临。小腹隐痛，改服四制香附丸，净后仍服原方，再次转经，经期已准。

按：月经的正常与否，受脏腑、气血、经络的调节，同时人体的精神、情志等大脑活动亦直接影响着月经的期、量、色、质。本例因高考紧张，终未如愿，心情郁闷，经水随即闭阻不行，可见一斑。

祖国医学认为，肾与脑相通，共主月经的生理功能。情绪紧张或忧郁等精神因素，可使大脑受抑，以致肾中精气亏损、紊乱，冲任血海无以充养。闭经之症因之而产生。

本案患者经闭四年，体质日益衰弱。头晕耳鸣、脱发盗汗、形瘦心悸等肾精虚乏、冲任失盈之象由此而生。治以充养为先，培本润源，使精血旺盛，经水自至。方中生熟地、山萸肉、桑椹子、枸杞子、黑芝麻、胡桃肉配伍应用，益肾填精，滋养阴血。血海充盈，经满则溢。当归一味，即能补血，又能活血，擅长调经，为妇科要药。党参、黄精补

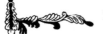

中益气。根据中医学的理论，气有温煦推动的作用，可推动血液的运行，气调血畅，经闭可治。怀牛膝引血下行，化瘀通经。二诊时加入红花、河车大造丸，既使补益作用更强，又使通下之力更专。5剂后经水来临，其后继服原方，经期恢复正常。以养为通，痼疾速瘳，正如《普济方》所云："就中不行以药行为害滋大，经水枯竭则无以滋养，其能行乎……但服以养血益气诸药，天癸自行。"

<h2>附：溢乳闭经（高泌乳素血症）</h2>

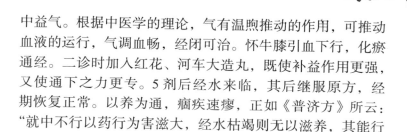

溢乳闭经，又称高泌乳素血症。患者常因闭经、不孕就诊检查而发现本病。本病是一种非生理状态下血清泌乳素（PRL）增高的下丘脑垂体疾病，其原因有：垂体腺瘤引起PRL过度分泌；或原发性甲状腺功能低下，促甲状腺释放激素（TRH）常偏高，刺激PRL分泌增高；部分病例因口服避孕药、雌激素后刺激PRL细胞增生肥大，促使其大量分泌，或口服灭吐灵、氯丙嗪等多巴胺受体抑制剂，导致PRL分泌过量。由于PRL增高，引起下丘脑–垂体–卵巢性腺轴的功能低下，临床血清内分泌激素测定，可发现促卵泡生长激素（FSH）和促黄体生成激素（LH）偏低，PRL增高，孕酮（P）和雌二醇（E_2）下降。中医认为经水与乳，皆冲任气血所化，上行为乳，下行为经，经乳同源。若如情志抑郁，过食辛辣，胃热壅滞，皆可使冲脉气机失于调畅而造成冲气上逆、血无下达之路，于是不化经而上逆为乳，溢乳闭经遂成。本病的病机多为阴虚肝旺、热结胞络、阻滞经隧，致血不下循，反逆行入乳而为溢乳闭经，为虚中夹实之证。

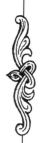

1. 临床表现

闭经、不随意的持续性乳汁分泌，常发生在产后。妇科

检查发现生殖器官萎缩。或伴有精神抑郁，胸闷胁痛，乳胀，经前为甚，下腹作胀，这多为肝郁气滞；如月经后期，量少渐闭，溢乳量少质清，乳房稍胀，神疲乏力，头晕耳鸣，腰酸膝软，尿频，性欲淡漠，这多为肾虚肝旺；如果月经量少后期，渐闭，形体肥胖，乳汁自溢，下肢浮肿，口淡纳呆，大便溏薄，胸闷腹胀，这多为脾虚痰湿；如果闭经溢乳，乳汁清稀，乳房松软，头晕目眩，腰酸，乏力，四肢不温，这多为脾肾两虚；如果闭经溢乳，乳房胀痛，下腹胀甚拒按，带下黏腻，头痛目糊伴脑部肿瘤，这多为痰瘀阻络。

2. 辨证治疗

乳头属肝，乳房属胃，肾经入乳内。因此治疗本病多从肝胃入手。清·王旭高谓："乳房属胃，乳汁血之所化，无孩子而乳房膨胀，亦下乳汁，非血之有余，乃不循其道为月水，反随肝气上入乳房，变为乳汁……然则顺其气，清其火，熄其风，而使之下行。"蔡师在临床上常用张子和玉烛散加减，即四物汤合调胃承气汤加减：当归、川芎、熟地、白芍、大黄、芒硝、甘草。全方养血泻火，清胞络结热；或用逍遥散加减：当归、白芍、白术、茯苓、怀牛膝、车前子、柴胡，疏肝利尿以泻肝胃郁热，临床上常获效满意。

3. 医案选录

案一　章某　32岁　已婚

1993年4月18日初诊　经闭年许，人工周期治疗则经至，停药复作，兹又阻半年，心悸烦躁，头痛口干，两乳作胀，乳汁自溢，便坚溲赤。外院化验，PRL增高，西医诊断为高泌乳素血症。苔薄质红，脉细弦。此乃肝胃郁热，结于胞络。治拟清热泻火，活血调经。

全当归9克　大生地9克　白芍9克　大川芎6克　生

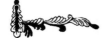

大黄（后下）6 克　玄明粉（冲服）4.5 克　怀牛膝 9 克　广郁金 9 克　鸡血藤 12 克　生麦芽 30 克　7 剂

4 月 26 日复诊　药后头痛烦躁轻减，溢乳亦少，阴道分泌物增多。苔薄，脉细弦。效不更方，再投原方 7 剂。

三诊：5 月 2 日。经已通，量中色鲜，溢乳、头痛已除。获效甚速，随访数次，溢乳已愈，经亦调，复查 PRL 两次，均已降为正常。

案二　张某，27 岁，未婚。

1991 年 7 月 18 日初诊　经来稀少，甚至数月一行，点滴即净，现阻五月，头晕烦躁，便艰口干，体形渐胖，一周前乳房略胀，挤之有白色分泌物。苔薄质红，脉细弦。嘱请西医妇科检查，血清 FSH、LH、PRL 测定。乃冲任蕴热，胞脉瘀阻。当清热通闭，活血调经。

全当归 9 克　大生地 9 克　白芍 9 克　怀牛膝 9 克　玉竹 9 克　川郁金 9 克　生大黄（后下）6 克　玄明粉（冲服）4.5 克　石菖蒲 4.5 克　鸡血藤 12 克　穿山甲 9 克　生麦芽 30 克　7 剂

8 月 16 日二诊　妇科肛查及 B 超显像认为子宫偏小，PRL 增高，西医诊断为高泌乳素血症。患者因有"慢迁肝"史，不愿接受西药，服中药后自觉烦躁、头痛等羔好转，泌乳已除，白带增多，大便亦畅，舌脉同前，仍以原方去玄明粉，改生大黄为酒炒大黄，加制香附 9 克、红花 4.5 克，续服 7 剂。

按：患者自服上方半月后，月经来潮，量显增且畅，色鲜有块，溢乳、头痛已除，再服上方去玄明粉，加红花 4.5 克，再次转经，经期已准，量中色暗红，5 天净，溢乳等症基本消除，PRL 复查亦已正常而告愈。

中医对溢乳闭经综合征论述不多，文献资料很少，惟清

代《王旭高医案》见有此类症的记载："乳房属胃，乳汁血之所化，无孩子而乳房膨胀，亦下乳汁，非血之余，乃不循其道为月水，反随肝气上入乳房变为乳汁……然则顺其气，清其火，息其风，而使之下行。"经水与乳皆冲任气血所化，上行为乳，下行为经，经乳同源。若如情志抑郁，过食辛辣，胃热壅滞，皆可使冲脉气机失于调畅而造成冲气上逆、血无下达之路，于是不化经而上逆为乳，溢乳闭经遂成。故溢乳闭经常可选用张子和的玉烛散加减以治疗。玉烛散是以四物汤合调胃承气汤而成，具有养血泻火、清胞络结热之功。李东垣称此方为"调血脉，除胞络中火邪，而经自行矣。"方用四物汤养血调经，惟川芎香燥上窜之弊，加牛膝活血下行，通利下焦；调胃承气汤泻胃肠实热，鸡血藤气清而香，补血和血，宣通经络；川郁金顺气开郁，活血调经；麦芽健脾下气，回乳消胀，具有抗泌乳素分泌的作用；菖蒲辛能散肝而香舒，通脑髓而利九窍，除痰湿而宁心神。全方养血活血，通脑利窍，顺气舒络，退乳行经。

痛　经

　　妇女在行经前后，或正值行经期间，小腹及腰部疼痛，甚至剧痛难忍，并随着月经周期发作，称为痛经。痛经可分为原发性和继发性两种。原发性痛经又称功能性痛经，就是生殖器官无明显器质性病变，这类痛经多见于未婚或未育妇女，大多数经生育后痛经缓解或消失；继发性痛经指生殖器官有器质性病变，如子宫内膜异位症、盆腔炎和子宫浆膜下

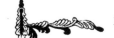

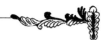

肌瘤等引起的经行腹痛，常发生在30～40岁、已婚或已育的妇女。但经期仅感小腹轻微隐痛不舒，腰酸不适者，是经期常有的生理现象，不作痛经论。

痛经一般都在月经来潮前1～2天或月经来潮后1～2天出现痉挛性小腹痛。当经血外流通畅后疼痛即消失。有一种叫膜样痛经的，一般在月经来潮后第3～4天排出内膜时腹痛剧烈，待一块完整的内膜排出后疼痛逐渐消失，这种疼痛严重时可放射至腰骶、外阴与肛门，有的腹痛可引向大腿内侧，出现阵发性绞痛，并伴有面色苍白，出冷汗，手足发凉，恶心，呕吐，甚至晕厥。子宫内膜异位症的痛经往往随着年龄有逐渐加重的趋势，腹痛可涉及直肠、腰骶部，一般从月经开始即出现疼痛，一直持续到月经期结束。经量越多，腹痛越甚。

（一）常见病因

引起痛经的原因主要是经血外流受阻，造成潴留，刺激子宫痉挛收缩。如子宫颈口或子宫颈管狭窄，子宫过度倾屈，都可使经血流通不畅，造成经血潴留，从而刺激子宫收缩而引起痛经；如经期受寒，洗冷水澡，或淋雨，或过食冷饮，或长期居住在阴湿寒冷的地方，都可导致寒邪凝滞，使经血凝涩，运行不畅，造成子宫收缩增强或痉挛性收缩引起痛经；另外心情抑郁不畅，肝气郁滞，气血不能畅行，经血排出困难而导致痛经；还有气血虚弱，肝肾亏损，血海空虚，子宫失于血液的滋养，也可引起痛经。

（二）辨治原则——求因为主，止痛为辅

痛经的治疗目的以止痛为主，但蔡师主张辨证求因，不

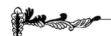

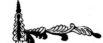

尚单纯止痛。处方用药强调"求因为主，止痛为辅"。痛经多数是经血排出困难，瘀滞不畅，引起疼痛，治法以通为主，药用：当归9克、川芎4.5克、牛膝9克、香附9克、元胡9克、丹参9克、红花4.5克、白芍9克，为基本方。如瘀滞较甚，加没药4.5克、失笑散12克；对于膜样痛经，一般腹痛较剧，上方用川牛膝或土牛膝，加花蕊石15克、没药6克、失笑散15克，另加桂心2.5克、桃仁9克，使所下整块内膜分碎，对祛除疼痛，有一定效果；子宫内膜异位症腹部进行性剧痛，甚至难以忍受者，在膜样痛经方中去花蕊石，加血竭3克、苏木9克，大多能达到止痛目的。一般痛经用药后瘀下即痛减，惟子宫内膜异位症部分病例常兼经血过多如注，且愈多愈痛。缘该症宿瘀内结，随化随下，经血虽多，瘀仍未清，故腹痛不减。治疗原则仍以化瘀为主，不能因下血过多而采用固涩法，否则下血更多，腹痛更剧。可宗基本方去川芎、红花，加血竭3克、花蕊石15克、生蒲黄30克、震灵丹12克，缓下血过多并止痛，必要时可加三七末2克吞服。因气滞血瘀的痛经，临床上胀痛较甚，原方可加乳香4.5克、乌药9克、苏木9克、金铃子9克；寒凝瘀滞者，往往形寒畏冷，小腹冷痛，或伴有便溏，甚则泛恶，原方去香附，加木香3克、小茴香3克、淡吴茱萸2.5克、肉桂3克、煨姜二片，也可用炮姜3克，效果较显。另如炎症引起腹痛，用当归9克、川芎4.5克、赤芍9克、牛膝9克、桂枝2.5克、丹皮9克、败酱草30克、柴胡梢4.5克、元胡9克、制香附9克、红藤30克、生甘草3克，行血清热止痛。至于禀体不足，气虚无力推动血行而经行腹痛者，当以八珍汤为主，加香附9克，补气养血。香附有理气调经并止痛作用，配八珍汤效果更显。成药乌鸡白凤丸亦可采用。

一般痛经的服药时间，应在行经前三天即开始服用，特别是疼痛剧烈的膜样痛经，及子宫内膜异位症等，否则较难取得预期结果。虚性痛经平时可常服八珍丸，或乌鸡白凤丸，经行时再改服汤剂。因体虚不足，临时服药，不可能立即奏功，故须经常调养，方能见效。

（三）经验方

1. 温经止痛方

〔组成〕　当归 10 克、大生地 10 克、川芎 6 克、白芍 10 克、制香附 10 克、小茴香 3 克、淡吴萸 2.5 克、桂枝 3 克、延胡索 12 克、煨姜 2 片、艾叶 3 克。

〔功能〕　温宫逐寒，调经止痛。

〔主治〕　经来偏少、小腹冷痛、畏寒肢清、大便欠实，腹部喜按喜暖者大都在经期受寒引起，如淋雨涉水或过饮生冷。苔薄白，脉细弦或紧。

〔方解〕　本方以四物汤为主，加温宫调经、理气止痛剂。桂枝、煨姜辛温通散；吴萸温中散寒；艾叶温中逐寒，调经止痛；香附理气调经止痛；小茴香祛寒理气止痛；延胡索活血散瘀，理气止痛。四物养血调经，生地虽然滋阴养血，但全方大多温燥理气，配白芍敛阴以为约制。

〔加减运用〕　腹胀者加乌药；无畏寒肢清者桂枝易肉桂；背冷者加鹿角霜；腹泻者煨姜易炮姜；脘宇胀满者香附易木香；经量偏少者加牛膝、红花，或桃仁、丹参等择用。

2. 化瘀定痛方

〔组成〕　炒当归 10 克、丹参 12 克、川牛膝 10 克、制香附 10 克、川芎 6 克、赤芍 10 克、制没药 6 克、延胡索 12 克、生蒲黄 12 克、五灵脂 10 克、血竭 3 克。

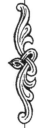

〔功能〕　活血化瘀，调经止痛。

〔主治〕　由瘀滞引起经行腹痛，翻滚不安，甚至痛剧拒按，不能忍受，以致晕厥；或经量不畅或过多，有下瘀块后腹痛稍减者，也有经量愈多愈痛者。本症多见于子宫内膜异位症，因宿瘀内结，积久不化。苔薄微腻，边有紫斑，脉沉弦或紧。

〔方解〕　本方以四物汤加减。当归、川芎辛香走散，养血调经止痛；赤芍清瘀活血止痛；丹参祛瘀生新；川牛膝引血下行，逐瘀破结；香附理气调经止痛；延胡、没药活血散瘀，理气止痛；生蒲黄、五灵脂通利血脉，行瘀止痛；血竭散瘀生新，活血止痛。

〔加减运用〕　经量过少、排出困难者可加红花、三棱；腹痛胀甚者加乳香、苏木；痛甚呕吐者加淡吴萸；痛甚畏冷肢清者加桂枝；每次经行伴有发热者，可加丹皮，与赤芍配合同用；口干者加天花粉；便秘者加生大黄。

3. 清瘀止痛方

〔组成〕　炒当归 10 克、大生地 10 克、川芎 6 克、赤芍 10 克、丹皮 10 克、怀牛膝 10 克、败酱草 30 克、红藤 20 克、桂枝 3 克、金铃子 10 克、延胡索 12 克。

〔功能〕　清热化瘀，调经止痛。

〔主治〕　经行色紫暗，少腹胀痛或刺痛，甚则拒按。或兼有腰酸。平素带下色黄，气秽，少腹隐痛或刺痛或掣痛。本症大都因瘀热内蕴，并有湿热。经行期间，腹痛较甚，多见于盆腔炎等症。苔黄腻，质偏红紫，脉弦略数，或细弦。

〔方解〕　本方为四物汤加味。白芍易赤芍，配丹皮以凉血化瘀热；怀牛膝引血下行，引诸药下达病所；败酱草、红藤清热解毒，破瘀活血，排脓止痛；金铃子、延胡索除湿

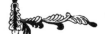

热，活血散瘀，理气止痛；桂枝辛温宣散，通络祛瘀，配合当归、川芎辛香走窜，以制约凉性药物，以杜寒凝瘀滞之弊，而更增清瘀调经止痛之效。

〔加减运用〕 如经量不畅可加丹参、红花；发热者加柴胡、连翘；大便不畅者加全瓜蒌；便秘腹胀者加大黄；胸闷者可加广郁金；湿热甚且舌苔厚腻者加生米仁，可增量至30克。

4. 逐瘀化膜方

〔组成〕 当归尾10克、川芎6克、土牛膝10克、桂枝3克、赤芍10克、延胡索12克、花蕊石15克、制香附10克、制没药6克、桃仁10克、失笑散12克。

〔功能〕 活血祛瘀，化膜定痛。

〔主治〕 主要用于膜样痛经。在经行期间，子宫内膜成管形或三角形，在未排出之前小腹剧痛，不亚于子宫内膜异位症，一般膜块排出后痛势即减。苔薄微腻，或边偏紫，脉弦或紧，或涩。

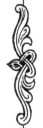

〔方解〕 本方为四物汤加减。用归尾、赤芍以化瘀调经，存川芎以辛散通调；去地黄，增土牛膝以下行逐瘀；花蕊石化瘀下膜；桂枝辛温通散以助行血作用；桃仁活血化瘀；失笑散活血化瘀定痛；制香附为气中血药，理气调经止痛，以助血行；延胡索、制没药化瘀止痛。务使瘀化膜碎，经血畅行，腹痛自然轻减或消失。

〔加减运用〕 如兼气虚少力者可加党参、白术；有气滞腹胀者加乌药，胀痛较甚者增乳香；腹冷者可加艾叶；经量尚畅者，当归尾可易全当归，以养血调经；经血极不畅者可增三棱；如下膜仍如块状而不碎者，可增益母草。以上诸药可酌情增减。

（四）医案选录

案一　虞某　26岁　女　未婚　公安人员

1977年7月5日初诊　18岁癸水初潮，第二次经转即每行腹痛，甚且昏厥，下瘀块后较舒，临前二天腰酸乏力，1975年左侧卵巢囊肿扭转曾施手术，右少腹时感吊痛，昨又值期（周期29天）量少不畅，近且外感寒热急诊后方退，余邪未清，腹部剧痛，又致昏厥纳呆泛恶，心悸便溏，脉细数，苔薄白质微红，寒凝瘀滞，法当温通。

炒当归9克　丹参9克　赤芍9克　制香附9克　淡吴茱萸2.4克　木香4.5克　小茴香3克　延胡索9克　五灵脂9克　制没药4.5克　炮姜2.4克　3帖

7月26日复诊　发热渐退，略有低热，经期将届，脉弦，苔属薄白，预为温通。

炒当归9克　川芎9克　赤芍9克　制香附9克　延胡索9克　川牛膝9克　红花4.5克　制没药4.5克　丹皮9克　淡吴茱萸2.4克　失笑散（包煎）12克　6帖

8月1日又复诊　今经行准期，量适中，腹痛较前轻减，略胀，腰酸，脉弦，苔薄，拟理气调治。

炒当归9克　白芍9克　丹参9克　川芎6克　制香附9克　川楝子9克　延胡索9克　川续断肉9克　狗脊9克　川牛膝9克　失笑散（包煎）12克　3帖

8月23日四诊　上次经痛见减，量不多无块，又将届期，大便不畅，脉细，苔薄质红，边有齿印，再为通调。

炒当归9克　川芎9克　赤芍9克　丹参9克　制香附9克　延胡索9克　川牛膝9克　红花9克　桃仁泥9克　失笑散（包煎）15克　5帖

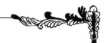

8月30日五诊　经水将临，略有腰酸，近有胃痛，大便色深，脉细，苔薄白，质红，仍宗前法出入，嘱验大便隐血，如阳性则暂停服。

炒当归9克　川芎9克　赤芍9克　川牛膝9克　制香附9克　乌药9克　制没药3克　丹参9克　延胡索9克　川续断肉12克　失笑散（包煎）12克　4帖

9月24日六诊　上月药后翌日经临，量较畅，下块色深且多，腹痛显减，兹感脘疼，通气较舒，脉细，苔薄白，又将临期，再当兼顾。

炒当归9克　川芎9克　川牛膝9克　赤芍9克　制香附9克　乌药9克　木香3克　延胡索9克　制没药6克　鸡血藤12克　失笑散（包煎）12克　4帖

9月29日七诊　调治以来，痛经月见好转，昨又临期，腹痛完全消失，纳食如常，便溏次多显见轻减，临前腰酸乏力、右腹吊痛均除，上月量畅，下块色紫，今犹未下，略感腰酸，脉细弦，苔薄质红，方虽应手，未许根治再从原议，以冀全效。

炒当归9克　川芎9克　川牛膝9克　赤芍9克　制香附9克　木香4.5克　淡吴茱萸2.4克　延胡索9克　川续断肉12克　狗脊12克　失笑散（包煎）12克　2帖

另八珍丸90克，分10日服。

按：患原发性痛经已甫8年，初潮较迟，1975年2月右侧卵巢囊肿扭转手术切除，并伴有肠粘连、肠炎、胃窦炎等症。体质虚羸，在所难免；经来瘀滞，排出困难，疼痛剧烈。体力不支，每致昏厥。加以脾阳不振，肠胃失健，平素易泻。经来辄溏，纳差泛恶，腰酸乏力，中气不足，诸症毕现，经期虽准，通运受阻，体虚症实，两者间杂，鉴于病

员每次来诊，均在经期前后，主要矛盾属瘀滞经痛，脾虚有寒，当予温通经脉。初诊因隔宵寒热达38.5℃，急诊后方退，余邪未清，故于祛瘀理气温中止痛方中，避川芎而用丹参；缘川芎下行血海，当时发热虽退未尽，恐引热入里，药后有所好转，复诊又值发热渐退已甫三天，略有低热是为体虚不足，营卫不和。经期将届，预为温通，拟四物汤去地黄，增牛膝、红花下行通经，延胡、没药、失笑散化瘀止痛，香附理气调经，吴茱萸温中止吐泻，丹皮助赤芍清热行血，因便溏见减，此次未用炮姜，经痛见轻，量不多无块，四诊又临经前，大便不通，宗前法增桃仁泥，以资通调，并润肠。五诊经犹未至，兼发胃痛，大便色深，恐有胃出血之变，故嘱注意大便，有隐血即暂停上药，诊后第二天即经转量畅，下块色深且多，腹痛显减，当从原法处理，调治后第三次经行，腹痛已完全消失，原每行纳差，泛恶，及临前腰酸乏力，右腹吊痛均除，便溏次多亦显瘥改善。宗前议另处八珍丸常服以巩固之。八年痛经基本治愈，惟体质尚未恢复，仍当继续调理，以杜反复。

案二　腾某　女　27岁　未婚　江湾医院　医务工作者

1976年12月30日初诊　患者18岁初潮，月经周期32天，约5天净，自1972年参加工作后，开始有痛经，初起可用针刺缓解，以后逐渐加重，1973年起每次需用可待因及杜冷丁，并必须休息二天，不能工作。月经来第一天极少，暗红，第二天有2cm×1cm大小之膜样物排出后，疼痛才减轻，平时带较多，色黄不痒，以往无特殊疾患。妇科检查：外阴发育正常，处女膜完整，肛查子宫前屈，正常大小，活动好，左附件（－），右侧宫旁颈体交界处有结节状增厚，如黄豆大小结节突起二个，轻度压痛，右侧卵巢约1.5cm大小，活动。

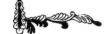

经期尚准，每经行腹部剧痛，喜暖喜按，甚且呕吐，肢清、里急感，大便不实，下血块及膜后痛较缓，脉细，苔白，寒凝瘀滞，拟予温通。

炒当归9克　川芎9克　川牛膝9克　赤芍9克　桂心2.1克　制香附9克　延胡索9克　苏木9克　淡吴茱萸2.4克　煨姜2片　熟附子9克　制乳香没药各4.5克　失笑散15克　经前4天左右，即开始连服7剂。

经净后服四物益母丸一周，每日0.9克，兹后由患者根据上法，断续处方治疗。

1977年5月19日二诊　经期4月23日，药后腹痛有所好转，已停用杜冷丁，由于过去腹痛剧烈，顾虑复发，仍自服可待因1片，腹冷显减，呕吐亦瘥，脉细，苔薄质红，从前法出入。

炒当归9克　川芎9克　川牛膝9克　赤芍9克　桂心2.1克　煨姜2片　延胡索9克　苏木9克　制香附9克桃仁泥9克　艾叶2.4克　失笑散（包煎）15克　7帖

1977年6月10日三诊　经期5月27日，此次经行第一天未痛，呕吐亦除，第二天痛势较前显减，下块及膜见少，脉细舌赤，再从前法进退。

炒当归9克　赤芍9克　川芎9克　川牛膝9克　延胡索9克　桂心2.1克　苏木9克　制香附9克　淡吴茱萸2.4克　制乳香没药各4.5克　红花4.5克　失笑散（包煎）15克　7帖

经后仍服四物益母丸10天，每日9克。

1977年7月12日四诊　经期7月2日，经行后期，尚畅，块少有膜，腹微痛极轻，症势显减，近有腰酸，掌心热，脉微弦，苔薄质红，边有齿印，肝肾不足，再拟调理，以资巩固。

炒当归9克　怀牛膝9克　大生地9克　赤芍9克　熟女贞4.5克　川续断肉9克　狗脊9克　云茯苓12克　泽

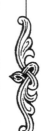

泻9克　丹皮9克　4帖

药后继服四物益母丸10天，每日9克。

1977年7月29日五诊　经期将届，纳差，余无所苦，脉微弦，苔薄，拟理气调经，化瘀止痛。

炒当归9克　川芎9克　川牛膝9克　淡吴茱萸2.4克　赤芍9克　延胡索9克　制香附9克　制没药4.5克　川桂枝0.9克　真血竭1.8克　失笑散（包煎）15克　5帖

按：经痛已甫5年，痛势逐月转剧，必须卧床休息，第二年起即每月需用杜冷丁及可待因。本症属瘀滞夹寒，故腹痛喜按喜暖，苔白，据一般规律，喜按属虚，拒按属实，上述喜按是有寒之故，不作虚痛论，因下块及膜后腹痛即缓，是为瘀滞现象，不通则痛，应予温宫逐残，活血化瘀，加重失笑散剂量，药后痛势逐减。四诊有肝肾阴虚现象，故暂拟养阴泻火并补肝肾，以后仍用四物益母丸巩固之。五诊根据妇检仍有结节，故方中增血竭以散瘀消结、桂枝以温经通络去瘀。由于该病员住在郊区及工作关系，来院不便，故每次治疗均未值经期，只能预先处方备用，虽然症状显著好转，已停用杜冷丁及可待因，并不须休息，可照常工作，患者主观上，认为已经治愈，可以勿药，但据妇科检查结节犹未全消，且治疗过程中，不够密切配合，故效果尚欠满意。

崩　漏

"妇女崩漏，最为大病"（《古今医统》），明·徐春甫对崩漏之症寄予重视，于此俱见一斑。崩漏为妇女常见病之一，包括血崩和经漏两症。巢元方《诸病源候论》说"妇人

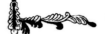

月经非时而下，淋漓不断，谓之漏下，忽然暴下，谓之崩中。"症状虽然有轻重缓急之别，如前人认为"漏者崩之渐，崩者漏之甚""崩漏之疾，本乎一证，轻者谓之漏下，甚者谓之崩中。"实则都属于反常的出血。而且可以相互转化，即"久崩不止，气血耗竭，必致成漏，久漏不止，病势日进，亦将成崩"。互为因果，关系密切，耗血损气，对妇女的身体健康影响很大。

历来文献中对于崩漏的辨证论治有不少阐述，在病因方面，大致都认为由气虚不摄、脾胃虚损、肝旺血热、肾虚失固、劳伤冲任、气郁血瘀等所引起。总的来说，离不开阴阳两个方面。陈自明《妇人大全良方》认为："经有常候也，皆因阴阳盛衰所致"。《素问·阴阳别论篇》又说："阴虚阳搏谓之崩"。女子属阴，以血为主，由于经带胎产等生理特点，阴血易耗，且女子以肝为先天，肝藏血，体阴而用阳，阴血不足，更易引起阳亢，阴虚阳盛，则迫血妄行，由于血得热则行，所以崩证属热者为多。因此临床诊断区分阴阳，首先区别阴证和阳证，是辨证的大纲。"审其阴阳，以别柔刚，阳病治阴，阴病治阳。""治病必求其本。"这对崩漏证之属于功能性病变的出血尤为重要。

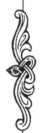

（一）辨治要点

1. 临证首别阴阳，塞流勿使留瘀

崩漏可简单地归纳为两种类型，即阴崩与阳崩。阴崩多寒证，阳崩多热证。从出血的色质来看，大致黯淡、质稀的属阴，赤紫、稠厚的属阳。故而阴崩是指出现阴性的症状，阳崩是指出现阳性的症状。阳亢者为阳崩，阴盛者为阴崩。阴崩大多阳虚，阳崩大多阴虚。所以，结合舌脉及全身症

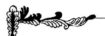

状，先别阴阳，就能执简驭繁，掌握疾病的本质，从而区分崩漏属于阴证、阳证、寒证、热证。

治疗崩证，文献所载有三个步骤：塞流、澄源、复旧。崩证来势较猛，前人有"先止血以塞其流"之说，这是应急措施，唯恐失血过多，以防虚脱，而采取单纯固涩止血的方法，对于一般的崩证，诚可取效一时，但在子宫功能性出血的患者，如果不辨证因，而采用单纯止血的方药，往往得不到预期的效果。本病病程常年累月，缠绵不愈，除有实质性病变外（如癥瘕等），先辨阴阳，非常必要，这样就能确立治疗方针，便于对证用药。

根据血得热则行，得寒则止原理，临床上以阳崩较为多见，齐仲甫《女科百问》说"受热而色赤者，谓之阳崩"。造成阳盛阴虚而致崩者有多方面的原因，由七情所引起的，如张洁古认为"悲哀忧思太甚，阳气内动，真阴虚不能镇守包络相火，故血走而崩"。是以治疗崩证的大法，多数以养阴清热，凉血止血为主。丹溪认为"阳常有余，阴常不足"，所以"补阴泻阳而崩自止"。但也有部分是属于阳虚暴崩，或崩久而致阳虚的病例，如萧慎斋《女科经纶》说"崩本为血病而有阳气之虚者，血脱气亦脱也"。血为气的物质基础，失血过多则亡血伤阴，阴血大亏，则气无所附，阳气不足，统摄无权，则致崩之不止，故阳虚致崩的病例，除素体阳虚以外，大致均由久崩所引起的为多。虽然在临床上，阳虚血崩相对来说为数较少，但也并不鲜见，且症势较为严重，必须予以重视。涉及阴虚或阳虚的崩漏之症，以青年及中年后期的妇女较为多见，大致均值肾气应盛未盛或将衰未衰之际，阴阳每多偏虚，故虚证崩漏相当于现代医学的青春期及更年期之有排卵或无排卵型功血。是以崩漏初起，须别

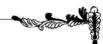

阴阳，久崩久漏，更必然涉及阴阳，故治崩漏如能从阴阳为主辨证论治，则疗效更显。

治崩漏虽首当"塞流"，但塞流并非不辨症因，单纯止血，否则愈塞流则崩愈甚，因之妄自固涩，似非良策。对崩漏的诊治，特别是屡治不效的病例，首先区分阴阳，即阴崩和阳崩，先别阴阳就能执简驭繁，对症用药。通过察月经的期量色质，辨明阴阳的偏盛偏衰，同时须详察有瘀无瘀。在具体用药方面，强调"求因为主，止血为辅"。尤其对于血瘀崩漏，则当活血化瘀。否则瘀血不去，新血不生，血不归经，致出血不止。此类崩漏，如不辨证因，单纯固涩，往往得不到预期效果，甚至崩愈甚，漏愈久，缠绵不愈。同时对一些虽非血瘀崩漏，在处方用药时，也可参用少量活血化瘀之剂，以防在使用止血法后，崩漏虽然暂止，而残瘀滞留，造成反复出血。如当归、丹参等为常用之品。有说当归川芎在出血期间不宜用，否则反使出血更多。张山雷在《沈氏女科辑要笺正》中云："当归一药，富有脂液，气味俱厚……其气最雄，走而不守，苟其阴不涵阳而为失血，则辛温助阳，实为大禁。"临证于养阴止血及凉血止血方中常参用炒当归，以其养血温通，借以避免瘀滞，并可约制寒凉药性。川芎则避用，因其辛温上达巅顶，下通血海，走而不守。不若丹参能祛瘀生新，配合止血之剂，能避免瘀滞之弊，但用量宜少。

2. 阳崩宜养阴凉血

《素问·阴阳别论》云："阴虚阳搏谓之崩"。显见阳崩之因乃阴虚阳盛所致。强调阳崩证以阴虚为本，火热为标。女子属阴，以血为本。由于经带胎产等生理特点，阴血易耗。女子以肝为先天，肝藏血，体阴而用阳，阴血不足，更易引起阳亢。此外又可因阳盛之体，邪热易伤冲任，损及肝

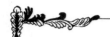

肾而致阴虚阳盛，迫血妄行。

血得热则行，得寒即止，故崩漏功血，以血热所致较多见，大都出血量多，色鲜红或紫，经来先期，质较浓或稠，属阳崩范畴。治法以清热凉血为主。药用：炒当归9克、丹皮炭9克、侧柏叶9克、白芍12克、炒地榆12克、旱莲草15克、生地炭30克。

热甚常出现阴虚现象，则可增龟板9克，或固经丸12克，吞服，则效果较显。此外阴虚伴肝旺时，有乳胀易怒等症状，可加柴胡4.5克、荆芥穗9克。崩漏日久，常导致气阴两虚，前方可加用太子参或党参12克、煅牡蛎30克、阿胶9克，疗效更佳。但阿胶的运用，须注意出血的色质，以血鲜红或稍淡，质较稀薄而无瘀块者为宜，说明并非瘀热实证。如血色紫黑，质稠厚成块而有秽气的则不宜用。一般阴虚的崩漏用龟板胶尤佳，如无龟板胶，以龟板与阿胶同用，效果亦显。

3. 阴崩宜温阳止血

齐仲甫《女科百问》说："受冷而色白者，谓之阴崩。"阴崩证多寒症，大多由于素体阳虚或崩久而致阳虚。盖血为气的物质，阴血与阳气，阴血之化全赖阳气以温运摄纳，阳气之用全赖于阴血以营养。若阴血大亏，气无所附，气随血衰，统摄无权，以致久崩不止。故阳虚而崩的病例以久崩引起较多。阳虚血崩虽为数较少，但亦不鲜见。临床上多见经来似崩，色较淡而稀为特点，面色苍白少华，畏冷肢清，出现阴亡而阳亦随之脱的险证。此类崩漏，大多绵延日久，一般止血剂效果不显。在临床上常用：

党参12克、生黄芪20克、炒当归9克、焦白术9克、牛角鰓9克、陈艾炭3克、仙鹤草30克、熟附子9克、炮姜3克、阿胶9克。

对久治不效的阴崩，如辨证正确，常可获得显著效果。如患者舌苔淡薄而舌质偏红的，上方可加生地炭、煅牡蛎各30克，以制约温阳药物的偏性，同时又可增加止血的作用。或用龟鹿二仙胶更佳，也可以龟板9克、鹿角霜9克、阿胶9克同用。一般血止以后，即去姜、附，因二药毕竟温燥，崩后失血，多用恐非所宜，故只须益气养血，自然阳生阴长，康复可期。如纯属气虚下陷，固摄无权的崩漏，可宗补中益气法重用黄芪30克，增生地炭至30克，炮姜3克，姜、地同用，可互制偏性，且又阴阳兼顾，止血效果较显。

4. 血瘀宜化瘀止血

血瘀引起的崩漏，用活血化瘀法，可得到止血效果。病因有气滞血瘀、寒凝血瘀及气虚不足、无力推动血行而造成血瘀，以致崩漏。一般血瘀崩漏，常伴有腹痛，血色紫黑有块，舌现瘀斑，面色紫黯或黯黄，脉涩，渴不欲饮等见症。特别是子宫内膜异位症，常用：炒当归9克、丹参6克、赤芍白芍各9克、生蒲黄（包煎）30克、血竭3克、花蕊石15克、熟大黄9克、益母草9克、仙鹤草20克、震灵丹（包煎）12克。

崩甚，加三七末2克，吞；气滞，加香附9克；腹痛，加醋炒延胡索12克；寒凝，加艾叶25克；气虚，加党参12克、生黄芪12克。

炭剂是治崩漏常用之品，在炮制方面，必须存性，若成焦炭，难免损耗药效。处方时也只须参用几味即可，以助固摄之力。如全部或大部用炭，则药力未必有原药显著，在临床上，对某些崩漏症并不用炭，特别是瘀血导致的崩漏，相反用化瘀调摄之剂，也同样取得预期效果。

（二）常用止血药物

1. 凉血止血：生地炭10～30克，白芍10～15克，侧柏

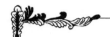

叶 10 克，黄柏炭 10 克，丹皮炭 6～10 克，地榆炭 10 克，小蓟 10～15 克，贯众炭 10 克，黄芩炭 5～10 克，槐花炭 10 克，茜草炭 10～15 克，鸡冠花 10～15 克，墓头回 10～15 克，龟板 10～24 克，龟板胶 10 克。

2. 温经止血： 鹿角胶 10 克，麋角胶 10 克，牛角鳃 6～12 克，伏龙肝 15～30 克，陈艾炭 3～10 克，炮姜炭 2.5～5 克。

3. 祛瘀止血： 参三七 1.5～6 克，花蕊石 10～30 克，益母草 10 克，延胡索（醋炒）10 克，蒲黄炭 10 克，牛膝炭 10 克，血余炭 10 克，山楂炭 10 克，熟军炭 5～10 克。

4. 补血止血： 阿胶 10～30 克，当归炭 10 克，仙鹤草 10～30 克，旱莲草 10～15 克，熟地炭 6～12 克。

5. 升提止血： 升麻炭 5 克，柴胡炭 5 克。

6. 祛风止血： 荆芥炭 10 克，防风炭 10 克。

7. 固涩止血： 龙骨 10～30 克，牡蛎 10～30 克，赤石脂 10～12 克，禹余粮 10～15 克，石榴皮 5 克，诃子 5～10 克，藕节炭 10～30 克，莲房炭 10～15 克，陈棕炭 10 克。

8. 理气止血： 香附炭 10 克，乌药炭 10 克。

（三）常用中成药

治疗崩漏根据症因常用丸剂有：气虚下陷用补中益气丸，气血不足用八珍丸，气血两虚用人参养荣丸，肝肾不足用二至丸，心脾两虚用归脾丸，肾阴不足用左归丸，肾阳不足用右归丸，阴虚血热用固经丸，肾虚血热用大补阴丸，阴虚内热用知柏地黄丸，肝旺实热用龙胆泻肝丸；肝郁气滞用逍遥丸，血瘀用四物益母丸，气滞用四制香附丸，血热崩漏用十灰丸。以上用量都是每日 10～20 克，吞服或包煎。血瘀崩漏用震灵丹，每日 6～12 克，吞服或包煎。

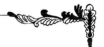

（四）经验方

1.养阴止崩方

〔组成〕 龟板 10 克、生地 12 克、煅牡蛎 30 克、旱莲草 20 克、生地榆 12 克、白芍 12 克、丹皮炭 10 克、丹参 6 克、地骨皮 10 克、生藕节 30 克、阿胶 10 克。

〔功能〕 养阴补血，调固止崩。

〔主治〕 青春期或更年期功能性子宫出血之属于阴虚血热者，谓崩漏。多见出血不止，或量多如注，色鲜红或紫，面赤升火，口干或苦，心烦低热，便干溲赤。舌质偏红，甚或光绛，脉细略数。

〔方解〕 本方以养阴止血为首要。以龟板、生地为主，滋阴养血；白芍敛阴止血；牡蛎滋阴潜阳，固涩止血；地骨皮凉血泻火；旱莲、地榆补肾阴，凉血止血；丹皮凉血散瘀，炒炭能止血；藕节祛瘀止血；阿胶养血止崩；丹参祛瘀生新，配合前药以杜留瘀之弊。阴虚常致血热，血得热则行，故以滋阴养营为主，佐清热凉血，调固兼备。

〔加减运用〕 如出血过多，生地可炒炭并加量至 30 克；疲惫少力者加党参或太子参；烦渴加石斛、麦冬、元参；便秘加麻仁；腰酸加杜仲、川断。

2.化瘀定崩方

〔组成〕 当归 10 克、生地 10 克、丹参 10 克、白芍 10 克、香附 10 克、生蒲黄（包煎）30 克、花蕊石 20 克、熟军炭 10 克、三七末（吞）2 克、震灵丹（包煎）12 克。

〔功能〕 活血调经，化瘀止崩。

〔主治〕 崩漏由瘀血导致，或由子宫肌瘤、子宫内膜异位症等引起经量过多。血色暗紫质稠，下瘀块较大。有小腹

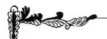

疼痛，甚或便秘，或出血淋漓不绝，舌暗红或紫，边有瘀斑，脉沉弦。

　　［方解］　本方以四物汤加减，养血调经。去川芎易丹参，取其祛瘀生新而无辛香走散之弊；香附理气调经，以助化瘀；生蒲黄、花蕊石化瘀止血；熟军炭凉血泻火，祛瘀止血；三七化瘀定痛止血；震灵丹化瘀定痛，镇摄止血。血崩而因瘀导致者，非单纯固涩止血所能奏效，甚至适得其反，愈止愈多，腹痛更甚。瘀血不去，新血不生，血不归经，则出血不止，非寓攻于止不为效。

　　［加减运用］　如出血过多而兼气虚者，可酌加党参、黄芪；腹痛甚者，加醋炒延胡索；大便溏薄者，去熟军炭加炮姜炭；胸闷不畅者加广郁金。

　　3. 温阳止血方

　　［组成］　党参12克、生黄芪20克、炒当归10克、熟附片10克、牛角鳃10克、生地炭20克、炮姜炭3克、白芍12克、煅牡蛎30克、仙鹤草30克、炒蒲黄10克、阿胶10克。

　　［功能］　益气养营，温阳止血。

　　［主治］　崩漏、青春期或更年期功能性子宫出血。凡阳虚暴崩，或久崩久漏，气血两亏，导致阳虚者。多见血色淡红质稀薄、面色㿠白、头晕气短、肢清畏冷、疲惫乏力、大便不实、舌苔淡薄、舌质淡或嫩红、脉细软或虚。

　　［方解］　本方由四物汤、当归补血汤化裁组成。原方去川芎，缘该药走而不守，有动血之弊。阳虚崩漏大都为久崩久漏导致，始则血虚，气亦随亏，久而阳虚，多数用养阴凉血剂无效。有形之血不能速生，无形之气所当急固，故以参芪益气，主要用熟附片、炮姜温阳，以助益气摄血之力；配当归以养血，为血中气药，可免留瘀之弊；牛角鳃苦温，能

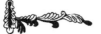

止血化瘀，仙鹤草止血补虚，两药佐当归则相得益彰；生地与炮姜同用，可互制偏胜，而炒炭存性，又能增强止血之功；崩漏色淡质稀，为气血两亏、阳虚无瘀之征，用牡蛎、白芍以敛阴固涩，与温阳之剂互为制约；蒲黄化瘀止血，配阿胶养血止崩，其效益显。

〔加减运用〕 本方对失血过甚者可酌加参、芪等用量，约每味 30 克，生地炭亦可增至 30 克；背寒者增鹿角霜；腰酸加杜仲、川断；眩晕者加升麻、甘杞子；大便溏薄者加菟丝子。

4. 益气升提方

〔组成〕 党参 15 克、生黄芪 20 克、炒白术 10 克、炒当归 10 克、大熟地 10 克、砂仁 3 克、白芍 12 克、升麻 5 克、柴胡 5 克、仙鹤草 20 克、旱莲草 20 克。

〔功能〕 益气升提，调摄冲任。

〔主治〕崩漏不止，色红或淡，气短少力，腰腿沉软，气随血亏，虚而下陷。苔薄或淡，质淡或嫩红，脉虚或缓，或细。

〔方解〕 本方由补中益气汤加减组成。方中以参、芪、术为主，益气补中；佐当归以养血理血；熟地滋肾养阴补血，以制当归之辛温，但本性腻滞，故配砂仁之辛香行气调中，以解熟地之稠黏；白芍配当归以养血敛阴，调经止血；仙鹤草、旱莲草补虚止血；升麻、柴胡为升提要药，佐参、芪、术以益气升提，摄血止崩。

〔加减运用〕 如出血过甚，气虚更亏者，可增加参、芪用量，每味至 30 克；腰酸者加杜仲、川断；大便溏薄者加炮姜炭；脘腹作胀者加木香；血仍不止者加阿胶。

5. 加味两地方

〔组成〕 元参 10 克、大生地 10 克、麦冬 10 克、地骨

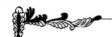

皮 10 克、白芍 10 克、女贞子 10 克、旱莲草 20 克、仙鹤草 20 克、陈阿胶 10 克。

［功能］ 滋阴清热，养血止漏。

［主治］ 少女经漏，长期不止。一般淋漓十余日，甚至二三月不等。血色鲜红或偏紫，或淡红。有时面赤升火，口干唇燥，或伴有低热，便坚间日，或感头晕，俯仰目黯，疲惫少力。舌质偏红，脉细或细数。

［方解］ 本方从傅青主两地汤加味。傅方原用于经行先期而量少者，有增液、清热、养血作用。本方为两地汤加二至丸法，再增仙鹤草。缘久漏阴血津液均致亏损，取元参补肾滋阴降火；配麦冬养胃生津，强阴益精；大生地补肾滋阴，养血止漏；地骨皮入肾，凉血泻火；白芍柔肝，养血敛阴，止崩漏；女贞子补肝肾，养阴清热；旱莲草补肾养阴止血；阿胶入肾，滋阴养血，止崩漏。少女肾气始盛，久漏必致耗血伤肾，故以补肾为先。

［加减运用］ 气虚明显者增党参、黄芪；腰酸者加杜仲、川断、狗脊择用；眩晕者加枸杞子；口干唇燥者加川石斛；大便干结者加麻仁、全瓜蒌。

（五）医案选录

案一 李某 43 岁 女 已婚 江湾公社镇南大队农民

1977 年 11 月 14 日初诊 曾育四胎。1964 年施直肠及乙状结肠部分切除术，左侧输卵管、卵巢切除（病理：良性畸胎瘤积脓，慢性输卵管炎）。1975 年因腹部不适经妇科检查诊断为右侧输卵管卵巢炎性肿块约 7 厘米 ×6 厘米 ×5 厘米，不活动，经期尚准（最近经期 10 月 15 日，11 月 11 日），此次突狂行如注，有块且大，色红或黑，腰酸腹痛，用中西

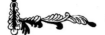

药均未效，脉略虚，苔薄质偏红，气虚夹瘀，冲任不固，拟益气调固，参祛瘀生新。

炒党参15克　炙黄芪15克　炒当归9克　生地炭30克　炮姜炭3克　生蒲黄（包煎）15克　花蕊石12克　焦白芍9克　地榆炭9克　大黄炭9克　陈棕炭9克　三七末（吞）3克　3帖

11月17日复诊　药后崩势立缓，未下块，今已净，腹痛亦止，惟目花乏力，腰腿酸软，肢冷，脉细，苔薄白，症势显减，体虚受损，拟和养调摄。

炒党参12克　炙黄芪12克　炒当归9克　炒杜仲9克　白芍9克　川续断肉12克　桑寄生9克　制黄精12克　仙鹤草15克　陈皮4.5克　大枣30克　4帖

11月21日三诊　腰酸见减，曾自服三七伤药片，幸血崩未见反复，纳呆乏力，大便易溏，脉濡，苔薄白，边有齿印，气虚不足，脾肾两亏，再当补气养血，健固脾肾。

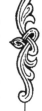

炒党参12克　炒黄芪12克　炒当归9克　制黄精12克　炒杜仲9克　川续断肉12克　炒白术9克　补骨脂9克　陈皮4.5克　炙谷芽15克　大枣15克　7帖

按：治疗血崩，以塞流，澄源，复旧为三个主要步骤，前人并有暴崩宜止，久崩宜补之说，阐明突然血崩，以止血为先，根据"急则治标，缓则治本"原则，补气止血，以防虚脱。患者突然大量出血，当属暴崩急症，由于在农村工作辛劳过甚，难免气虚不足，劳伤冲任，不能约制经血，以致大下不止，但间有血块且大，并伴腹痛，显见兼夹血瘀，症属虚中夹实，是以单纯止血塞流症势依然，未能收效，因拟益气调固，参祛瘀生新，用参芪补气摄血，当归、白芍养血调经，生地炭、炮姜炭，温凉并蓄，互制偏胜，止血固崩。

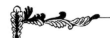

陈棕、地榆、熟大黄炭凉血止血并寓祛瘀，蒲黄、花蕊石、三七祛瘀生新止血，主要治则，寓攻于补，药后崩势立缓，血块即除，三天全止，症势显著好转，惟究因曾经手术，冲任不免受损，加以平素操劳过度，脾肾交虚，故目花乏力，腰腿酸软，大便易溏，复诊除祛瘀止血药，以益气健脾补肾为主治本复原，以资巩固。在治疗过程中不能拘于一法，必须辨别证因，按实际情况，温凉并用，攻补兼施，方可取得预期效果。

案二　黄某　女　31岁　未婚　油脂四厂　医务工作者

1977年2月25日初诊　经每先期（月经周期3月8日、3月22、3月23日），兹行过多如注，屡注各种止血剂未效，迄已二旬，色淡质稀，眩晕乏力，面色萎黄，有肾炎史，妇科肛检无异常，近自服益母膏，脉细，苔薄边光略红，气血两亏，冲任失调，拟益气养血调固为治。

炒党参15克　炙黄芪9克　炒当归9克　白芍9克　生地炭30克　炮姜炭4.5克　熟附子9克　炒蒲黄9克　仙鹤草30克　陈棕炭9克　阿胶珠（烊冲）9克　3帖

2月28日复诊　药后次日下午经量即少，第二日净，症势显减，惟仍有呕吐，昨起轻可，脉细重按微弱，苔薄边尖淡红，再拟益气养血，以固冲任。

炒党参15克　炙黄芪9克　炒当归9克　白芍9克　熟女贞9克　旱莲草15克　仙鹤草15克　炒白术9克　木香3克　陈皮4.5克　阿胶珠（烊冲）9克　3帖

3月4日三诊　气血大亏，体虚未复，腰酸乏力，面黄少华，脉细略数，苔淡薄，再拟益气养营。

炒党参15克　炙黄芪15克　炒当归9克　白芍9克　熟女贞9克　旱莲草15克　川续断肉9克　狗脊9克　大枣30克　陈阿胶（烊冲）9克　5帖

3月11日四诊　头晕较减，面黄少华，血常规有所好转，脉细，苔淡薄，再宗前法出入。

炒党参15克　炙黄芪15克　炒当归9克　白芍9克　熟女贞9克　旱莲草9克　大生地9克　川续断肉12克　狗脊12克　制黄精12克　陈阿胶（烊冲）9克　5帖

按：经崩二旬，血色素5克/升，屡用各种止血药，及注射针剂均未效。面黄似蜡，血色全无，气血大耗，显见一斑，缘去血过多，气亦随亏，统摄无权，冲任失固，故经色淡而质稀，说明并无瘀积之象，断为虚证，似无异议，且绵延日久，中气更趋衰陷，肾阳难免不充，若再贻误，虚脱堪虞，鉴于当时病势较重，有形之血不能速生，无形之气所当急固，因用参芪佐附子炮姜，以益气助阳为主，辅四物去川芎、陈阿胶、仙鹤草、陈棕炭、蒲黄以养血固冲任，一诊即应手取效，复诊从原法去姜附及陈棕、蒲黄，增二至丸法并和中理气药以巩固之，三诊后血常规亦趋好转，此后届期又转月经，血量如常，按一般崩症，血热较多，虚寒较少，本病例初起冲任失固，继致气血大亏，崩久肾阳不充而成虚寒之象，如单纯益气止血，而忽视助阳，则疗效自当改观，待血止之后即去姜附，因该药毕竟温燥，崩后失血，多用恐非所宜，故只须益气养血，自然阳生阴长，康复可期。

案三　藏某　22岁　未婚　杭州工作　段外273323

1976年6月25日初诊　经阻三月而崩（最近经期2月25日、5月31日），屡经治疗，服激素及中药并输血后，崩势较缓，犹未净止，迄今25天，色淡质稀，接触凉水即下血量多，面色萎黄（血色素6.2克/升，红血球249万/立方毫米），脉细苔淡白，边有齿印，营血亏耗，气虚不摄，血脱益气。宗斯为治，参助阳温涩。

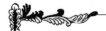

炒党参 12 克　炙黄芪 15 克　当归炭 9 克　熟附子 9 克　牛角鳃 9 克　炮姜炭 3 克　生地炭 12 克　焦白芍 9 克　煅牡蛎 30 克　仙鹤草 30 克　蒲黄炒阿胶（烊冲）9 克　3 帖

6 月 28 日复诊　药后经漏翌日即止，脉细，苔淡。气血大亏，再予补益，慎防反复。

炒党参 12 克　炙黄芪 12 克　炒白术 9 克　炒当归 9 克　大熟地 9 克　焦白芍 9 克　熟女贞 9 克　旱莲草 15 克　仙鹤草 15 克　陈皮 4.5 克　阿胶（烊冲）9 克　大枣 15 克　4 帖

7 月 13 日三诊　症势续减，体虚未复（血色素 7.8g、红血球 275 万、白血球 5400、血小板 137000），脉虚，苔淡白略润，气血仍亏，还须善为调补，以杜再崩。

移山参 9 克　炒党参 9 克　炒黄芪 9 克　炒白术 9 克　炒当归 9 克　制黄精 12 克　焦白芍 9 克　枸杞子 12 克　旱莲草 9 克　陈皮 4.5 克　阿胶珠（烊冲）9 克　大枣 15 克　7 帖

7 月 22 日四诊　今经行期尚可，量适中，腰酸不甚，腹微胀痛，脉微弦，苔薄腻，再予调补兼施。

炒党参 12 克　炒黄芪 9 克　炒白术 9 克　炒当归 9 克　川芎 3 克　白芍 9 克　云茯苓 12 克　川续断肉 9 克　桑寄生 9 克　制香附 9 克　乌药 9 克　3 帖

按：始则经闭，继而血崩，虽由中西法治疗，服激素及中药、输血后崩势较缓仍拖延将月未止，因此由浙来沪就医，当时面萎黄，血色素已增至 6.2 克/升、红血球 249 万/立方毫米，经色淡而质稀，脉细，苔淡白，气血大亏，显见无疑，且时值炎夏，如接触冷水即下血更多，血得热则行得寒即止，是为常理，今一反常态，脱血亡阳，特征可据，谅无异议，按一般规律际此霉雨季节，适当湿令，温热滋腻之剂，在所避用，但症因已然明确，上述药品，势所必需，经云："有

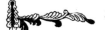

故无殒，亦无殒也。"有病则病当之。是以药后非但无碍胃助湿，热迫血崩之弊，反而漏止症瘥。复诊去温热助阳之剂，仍以滋补为主，病体缓见康复，惟较为缓慢，故三诊加移山人参以增疗效，旋经水又转，期尚准，量亦适中，然体质尚虚，短期内恐难复原仍须调补兼施，尤待今后善为摄养，冀收全效。

案四　周某　女　52岁　已婚　交通路小学　教师

1976年7月19日初诊　曾育五胎，1958年结扎输卵管，去年秋10月起经行过多，绵延至春节后住院治疗始净，越3月。今夏6月1日又行过多如注，再经原医院检治未效，认为子宫内膜增生过多，需截除子宫，目前已甫48天，腰酸似折，右少腹绷开感酸痛迄将五月，脉细弦略涩，苔薄紫暗，冲任失固，瘀滞未清，治当调固冲任，参祛瘀生新。

炒当归9克　丹参9克　生地炭30克　炮姜炭2.4克　焦白芍9克　炒蒲黄9克　川续断肉12克　狗脊12克　香附炭9克　熟大黄炭9克　仙鹤草30克　三七末（吞）0.9克　3帖

7月22日复诊　据云药后量见减少三分之一，腰酸亦瘥，脉细，苔薄略紫暗，再从原法出入。

炒当归9克　生地炭30克　炮姜炭2.4克　焦白芍9克　炒蒲黄9克　焦丹参9克　牛膝炭9克　仙鹤草30克　柴胡炭4.5克　川续断肉12克　丹皮炭9克　荆芥穗9克　三七末（吞）0.9克　3帖

7月26日三诊　症势续见轻可，经量又减大半，脉微弦，苔薄白微青，再拟前方加减。

炒当归9克　生地炭30克　炮姜炭2.4克　焦白芍9克　蒲黄炭9克　香附炭9克　丹皮炭9克　仙鹤草30克　牛膝炭9克　震灵丹（包煎）9克　三七末（吞）0.9克　3帖

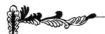

7月29日四诊 症显减，十去八九，经色鲜，脉细微弦，苔薄微暗，中略腻。仍宗前法增易，以冀全效。

炒党参9克 炒白术9克 炒当归9克 焦白芍9克 蒲黄炭9克 香附炭9克 丹皮炭9克 怀膝炭9克 仙鹤草15克 震灵丹（包煎）9克 三七末（吞）0.9克 3帖

8月7日五诊 淋漓已止，头晕乏力，主症虽除，体虚难免，脉细微弦，苔薄边有齿印，拟予和养调理，慎防反复。

炒党参9克 炒白术9克 炒当归9克 白芍9克 熟女贞9克 旱莲草9克 枸杞子12克 大生地9克 云茯苓12克 陈皮4.5克 4帖

另二至丸45克，分5日服。

按：年逾五旬，过去多产，又兼结扎输卵管，冲任受损不言可喻，际此期届绝经，月事本易紊乱，1975年10月起经行过多，缠绵达4月之久，住院治疗后虽止，冲任仍然欠固，兼宿瘀未清，因之舌现瘀斑，症减暂息，决口难免，果然越3月又崩达48天，再由原医院检查治疗，未能奏效，认为子宫内膜增生过长，需截除子宫。患者惧怕手术，来本院求治，根据上述症因，瘀象显然。恶血不去，新血不生，血不归经，徒止何益，故予调固冲任，参祛瘀生新，取当归、丹参养血活血，三七、熟大黄炭、蒲黄止血化瘀，川续断、狗脊补肝肾止崩漏，生地炭、炮姜炭二味相辅，温凉并蓄，止血固崩，白芍、仙鹤草养血止血，香附炭理气止血，一诊而症减三分之一，再诊又减大半，三诊病去十之八九，在治疗过程中，由于假期关系，未停止工作，所以效果较慢，因嘱卧床休息。四诊崩漏全止，缘缠绵日久，气血必然亏耗，旋用和养调理，兼益肝肾之剂，以资巩固，并于汤药之后，给二至丸以缓治之，20天后经转，量不多，6天即净，第二

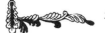

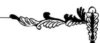

次经转，周期28天，量较多，8天净，舌部瘀斑消失。

案五　张某　31岁　女　已婚　福建漳州酒厂　职工

1977年11月2日初诊　婚八年未育，经素不准，今夏5月27日狂行如注，继而淋漓不止。7月11日，刮宫后较缓，但小便后下红少些，约两周又行，迄今未净，用克罗米酚三疗程未效。10月13日至18日大崩，目前下血色黑有小块，头晕心悸，乏力懒言，腰酸肢麻，脉细软，苔薄，崩漏缠绵逾五月之久，屡治不愈（妇检子宫内膜严重增生，复检系子宫内膜腺型增生过长，无排卵型功血），气血损耗，冲任失固，非补益不为功，治当益气滋血，固摄冲任，略寓理血化瘀，效否待证。

炒党参15克　炒黄芪24克　炒当归9克　生地炭30克　炮姜炭3克　焦白芍9克　炒蒲黄9克　煅牡蛎30克　赤石脂9克　阿胶（烊冲）9克　3帖

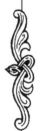

11月5日复诊　药后好转，量少减半，余症亦瘥，脉细软，苔薄边红有齿印，宗前法增易。

炒党参15克　炒黄芪24克　炒当归9克　生地炭30克　焦白芍9克　炒蒲黄9克　花蕊石12克　煅牡蛎30克　赤石脂9克　阿胶（烊冲）9克　三七末（吞）0.9克　3帖

11月9日三诊　淋漓已止二天，昨妇科检查后又下淡红微黄色液极少，情况显见好转，惟尚未根除，仍须善为调治，以期全效，脉细，苔薄质微红，边有齿印，再从原议进退。

炒党参15克　炒黄芪24克　炒当归9克　大生地12克　焦白芍9克　生蒲黄（包煎）12克　煅牡蛎30克　赤石脂9克　阿胶（烊冲）9克　三七末（吞）0.9克　3帖

按：崩漏反复不止逾五月之久，气血损耗，势所必然，冲任失固，似关隘之开而不闭，无力自主，非益气以复其能，滋血以增其质，固摄以锢其隙，恐难取效，虽然兼有头晕心悸，乏力懒言，腰酸肢麻等证。此皆病久体虚所致，当时矛盾崩漏为主，塞流为先，主症蠲除，余恙当不治自解，至血色黑而有块，似是瘀象，但并无腹痛等证，故虽滞不显，处方时略寓理血化瘀之意即可，务使漏下速止，再予调治，一诊而漏减其半，复诊即基本已净，三诊诸症俱瘥，综观三次方药，大致相同，第二方增花蕊石，三七末以加强化瘀止血之力，藉防残瘀滞留，而贻后患，尚未根治，还待善为调理，以冀全愈。

案六　1977年5月4日初诊　曾育三胎，过去有青光眼、肝炎、胆囊炎、肾炎史，结扎输卵管16年，1972年起经每过多，继则淋漓辄四旬余，注丙酸睾丸素等方止，平素常服安宫黄体酮，近均失效，此次3月20日经转，初色黑有块，迄今未净，甫一月半，头晕目干，烦躁易怒，腰微酸痛，有时便稀，脉沉细微弦，苔薄白，边有齿印，肝肾不足，脾虚失统，姑拟先理肝脾，以资统摄。

炒党参12克　炙黄芪9克　炒当归9克　柴胡4.5克白芍9克　炒白术9克　生地炭15克　炮姜炭4.5克　荆芥穗9克　炒蒲黄9克　枸杞子12克　仙鹤草30克　3帖

5月2日二诊　投剂后，第二天淋漓即净，头晕目花，心烦易怒，腰酸，脉细软，苔薄边有齿印，症势见瘥，从前法出入。

炒党参12克　炙黄芪9克　炒当归9克　白芍9克柴胡4.5克　荆芥穗9克　川续断肉9克　狗脊9克　枸杞子12克　淮小麦30克　二至丸（包）9克　5帖

5月12日三诊　诸症均见瘥减，脉细缓少力，苔淡边有齿印，方即应手，原法续进。

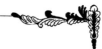

前方去荆芥穗　5帖

5月18日四诊　头晕较轻，精神见振，过去有尿路感染史，近二年情况尚可，但每次经后咳呛用力辄小便失禁，脉细，苔薄，边有齿印，仍宗前法参益肾固摄。

炒党参12克　炙黄芪9克　炒当归9克　炒白术9克　覆盆子9克　枸杞子12克　大生地9克　熟女贞9克　炒怀山药9克　云茯苓12克　益智仁4.5克　5帖

5月28日五诊　小便失禁减，近感疲乏，脉虚苔薄，尖微红，再予和养，经期将届当为兼顾。

炒党参12克　炙黄芪9克　炒当归9克　炒白术9克　大生地9克　白芍9克　云茯苓12克　炒怀山药9克　枸杞12克　覆盆子9克　熟女贞9克　旱莲草15克　5帖

6月3日六诊　据云症减大半，目花溲频，脉虚，苔薄白质红边有齿印，原法进退。

炒党参12克　炙黄芪9克　炒当归9克　炒白术9克　大生地9克　熟女贞9克　旱莲草15克　覆盆子9克　益智仁4.5克　枸杞子12克　炒怀山药9克　5帖

另杞菊地黄丸180克、缩泉丸180克，每日各服9克。

7月22日七诊　6月10日经行不多，2天即净，此次亦少，惟迄今8天，淋漓未止，小便失禁已愈，足微肿，余无所苦，脉细少神，苔薄，再予益气健脾。

炒党参12克　炒白术9克　云茯苓12克　炒当归9克　白芍9克　炒怀山药9克　菟丝子9克　覆盆子9克　木香4.5克　赤小豆15克　大枣15克　5帖

7月27日八诊　足肿较退，经犹未净，近3天过多如注，有黑块，头晕目干，腰酸足软，脉细软，苔薄边有齿印，脾肾不足，冲任失调，治拟和养调固。

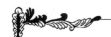

炒党参 15 克　炙黄芪 15 克　炒当归 9 克　焦白芍 9克　焦丹参 9 克　生地炭 30 克　炮姜炭 3 克　川续断肉 12克　桑寄生 12 克　炒蒲黄 9 克　枸杞子 15 克　仙鹤草 30克　3 帖

7 月 30 日九诊　药后经量略减，腰酸足软，脉细软，苔薄质红，症兼血热，当参清理固经。

炒党参 15 克　炙黄芪 15 克　炒当归 9 克　焦白芍 9 克生地炭 30 克　枸杞子 15 克　川续断肉 12 克　桑寄生 12 克炒蒲黄 12 克　熟大黄炭 9 克　丹参炭 9 克　固经丸（吞）9克　3 帖

8 月 11 日十诊　上次药后翌日即净，头晕目花且干均减，小便失禁约甫 3 年亦告痊愈，脉细，苔淡薄，尖略红，症虽好转，尚未根治，再拟益气养血，兼顾肝肾以冀全效。

炒党参 12 克　炒黄芪 9 克　炒白术 9 克　炒当归 9 克大生地 9 克　白芍 9 克　熟女贞 9 克　旱莲草 9 克　枸杞子15 克　覆盆子 9 克　益智仁 4.5 克　5 帖

另二至丸三两，药后每日服 9 克。

按：经来过多先崩后漏，屡次每须四五旬方止，由来 5年，血色素 8 克，妇科检查无器质性病变，初用丙睾等，并常服安宫黄体酮，尚能控制，旋即失效。按过去病史，曾患青光眼、肝炎、胆囊炎、肾炎等症，肝肾不足，昭然若揭，再兼年近绝经，肾气衰退。脾虚失健，肝木独旺，因之除出血而外，兼见头晕目干、烦躁易怒、腰酸乏力、大便不实等症。冲任之脉导源于肝肾，肝藏血，脾统血，肾司二阴，三者同病，藏统失职，冲任失固势所难免，致崩漏之症，多年不愈。由于苔脉虚象较显，故初诊处方，以补气健脾为主，疏肝益肾为辅，药后崩漏即止，旋从原方去止血药

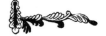

增川续断、狗脊、淮小麦、二至丸以益肝肾，并兼缓急，诸症续见轻减，此后佐覆盆子、益智仁等益肝肾缩小便，平时予杞菊地黄丸、缩泉丸以资巩固。症势更趋好转，越月许经转，期尚准量亦少，但经行期间，因故未治，致不能为下次经行打好基础，且第二次经行之前，亦未预为调治，直至经来8天淋漓不净，方始就诊，宗原法，经量略减，效果不显，且色黑有块，舌质转红，有血热之象，因去炮姜增丹皮炭、熟大黄炭、固经丸以清热固摄，三剂而漏止，眩晕见减，小便失禁全愈。本症初诊如只注意眩晕目干，烦躁易怒等现象，而作肝肾阴虚阳亢论治，则难免隔靴搔痒，主要矛盾在于脉象沉细微弦，舌苔薄白，边有齿印，便稀乏力，气血两亏，脾虚失统，故而投剂即效。此后，第二次经漏不净，转显热象，处方急去炮姜而增清热固摄，漏下遂止，目前功血近期疗效虽显，犹未完全解决，尚待今后继续治疗，观乎同一病证，前后情况各异，如能善为应变，庶可奏手取效。

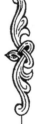

案七　某　37岁　女　已婚　医务工作者

1976年8月12日初诊　据云曾育三胎，流产及人流各一，自1957年怀孕时饮冰牛乳致腹泻，以后每啖冷食约半小时即作，始则脘疼，继而满腹俱痛，大便溏薄，日三至数次，甚至十次不等，平素从不成形，日二三次完谷不化，且似泡沫，经来尤甚，11年前结扎输卵管后经期虽准，辄淋漓二周许始净，色鲜，昨又临期，俯仰眩晕，加以腰酸。脉细，苔薄，根腻，质微红，脾肾两亏，冲任失固，拟益气、健脾固肾，以理冲任。

炒党参15克　炒白术9克　炒黄芪9克　淡吴茱萸2.4克　炮姜炭4.5克　姜半夏4.5克　云茯苓12克　炒当归

9克 川断12克 焦白芍9克 菟丝子9克 熟女贞9克
旱莲草15克 5帖

另附子理中丸90克，分10日服。

8月19日复诊 此次经行四天即止，大便日二次欠实，
得食不化，脉细微弦，苔薄质红，再拟健脾胃助消化。

炒党参12克 炒白术9克 云茯苓12克 淡吴茱萸2.4
克 炮姜炭3克 菟丝子9克 炒怀山药9克 焦米仁15克
桔梗4.5克 山楂炭9克 焦六曲9克 大枣15克 7帖

8月26日三诊 大便情况好转，日一次，脉细苔薄，从
前法出入。

炒党参9克 炒白术9克 云茯苓12克 炒怀山药9
克 炒扁豆9克 莲肉9克 菟丝子9克 焦米仁12克
陈皮4.5克 楂炭9克 焦六曲9克 大枣15克 7帖

9月2日四诊 十数年来大便从未正常，药后成形，四
天前纳食不慎，啖炒面等又致腹泻，惟一天即瘥，头重足
软，溲频脉细，苔薄根白质红，再拟益气健脾为主。

炒党参12克 炒白术9克 云茯苓12克 炒怀山药9
克 煨木香3克 炒扁豆9克 淡吴茱萸2.4克 炮姜炭3
克 菟丝子9克 覆盆子9克 焦楂曲各9克 4帖

9月9日五诊 腰酸带多色白而稠，大便成形，今略软，
经期将届，脉细苔薄，宗前议，参调经。

炒党参9克 炒白术9克 云茯苓12克 丹参9克
川芎4.5克 白芍9克 炒怀山药9克 煨木香3克 补骨
脂9克 菟丝子9克 炙诃子4.5克 5帖

10月14日六诊 经行准期，六天即净，腰酸疲惫，形
寒喜暖，脉虚，苔薄，脾肾不足，再当温调。

炒杜仲9克 川续断肉12克 狗脊12克 炒牛膝9克

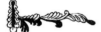

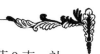

桑寄生9克　鹿角霜9克　川桂枝2.4克炒　怀山药9克　补骨脂9克　炒白术9克　云茯苓12克　焦六曲9克　7帖

10月12日七诊　一周来大便成形，日一次，余无所苦，症续好转，脉略虚，苔薄中微腻，予健脾和中。

炒党参9克　炒白术9克　云茯苓12克　淡吴茱萸2.4克　炒怀山药9克　炒扁豆9克　焦米仁12克　陈皮4.5克　炙甘草2.4克　大枣15克　5帖

10月28日八诊　经期将临，大便正常，略感腰酸，脉细左微，弦，苔薄，预为调理冲任。

炒党参9克　炒白术9克　炒当归9克　焦白芍9克　川续断12克　狗脊12克　云茯苓12克　炒怀山药9克　木香3克　菟丝子9克　大枣15克　7帖

11月28日九诊　经行准期，一周方净，大便成形，时或间日，近夜班劳累，足跟疼痛，且有口疮，脉细苔薄，质微红，脾胃尚欠健固，加以虚火上炎，仍当兼顾脾肾，并佐育阴泻火，另拟丸剂，以资巩固。

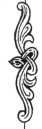

炒党参9克　炒白术9克　云茯苓12克　大生地9克　熟女贞9克　泽泻9克　炒怀山药9克　炒扁豆9克　陈皮3克　黄精丹（吞）2粒　5帖

另参苓白术丸90克，分10天服。

按：曾育三胎，加以流产及人工流产，体质难免亏耗，且于1963年春人流后患盆腔炎，1964年及1965年二年最为严重，每三月必发高热达40℃，平时体温亦在37.5℃以上，腰酸腹痛时作，经中西医治疗好转，1965年春产后检查盆腔静腔曲张，同时结扎输卵管后，经来周期尚准，必二周许始净，临期前后三数天，腹胀痛甚，时发热。1975年后发热已瘥，经期仍延长，在1957年怀孕时饮冰牛奶致

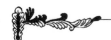

腹泻，兹后每食冷物及肉类，一般过20～30分钟即泻，日3～10次不等，初拟水样，四五次后即感里急后重，有黏液和脓样便，经化验，脱落肠黏膜内含红血球+++，每发始则胃疼，继而满腹均痛，渐致平素从不成形，似泡沫状不消化大便，日二三次，经来时次数尤多，曾验多次未找到阿米巴细菌。肾盂造影：肾下垂，胃肠道拍片：胃下垂，慢性结肠炎。直肠镜检查：肠中度水肿充血，过敏性肠炎。上述二种症候绵延十余年，屡治未效。鉴于多产，并扎输卵管，难免气血两虚，冲任受损，加以盆腔炎时发高热，更见亏耗后虽炎症及发热均瘥，冲任仍然欠固，且兼腹泻年久，初则脾虚，久必伤肾，脾肾不足，健固失职。病愈久，损愈甚，气血更耗，运化无权，久必中气下陷，脾肾阳虚，徒增营养，仍然于事无济，故初诊，即以参术芪补气健脾，半夏、茯苓、吴茱萸、炮姜，化湿温中；川续断、菟丝子，温补肾经；当归、白芍、女贞子、旱莲养血调经，防漏，并另处附子理中丸，温中健脾止泻。药后经来4天即止，症势显见好转，惟大便仍然欠实，复诊去归芍、女贞子等，增怀山药、米仁、山楂、六曲、大枣，并上述丸剂同服，大便日一次，情况转佳。三诊后大便成形，为十数年来未有现象，但因纳食不慎，啖炒面等又泻，惟一天即瘥，续予益气，健脾固肾。五诊将值经期，缘当时便虽成形，但较软，且临经每大便次数增多，恐当归、女贞子对腹泻不妥，故易丹参、川芎以调经，增诃子、补骨脂以固摄。投剂后经仍准期，6天即净，大便正常，因感腰酸疲倦，形寒喜暖，肾虚较显，故拟补肾助阳为主，以杜仲、川续断、狗脊、怀牛膝、补骨脂、桑寄生补肾健腰，鹿角霜温补肾督，桂枝温散通络，症势续见瘥可。八诊后经来一周净，大便成形，由于夜班劳累致足

跟痛，并发口疮，舌质微红，显然肾虚尚存，虚火上炎，因慢性肠炎已愈多时，可从前方略参育阴泻火，故增生地、女贞子、泽泻三味，服后诸恙俱息，另处参苓白术丸三两常服以巩固之。经过三月许治疗，经漏腹泻均告全愈，今受冷饮且啖肥肉，大便仍然正常，每次经行不超过8天，原不断增加营养，体重104斤，现增至114斤，十数年宿疾，一举咸除。盖上述二症均缘气虚不摄，脾肾失健，症虽不同，其论则一，治病求源，当可事半功倍。

经前期紧张综合征

凡经前期7～14天开始出现乳房胀痛、头痛眩晕、烦躁不安、浮肿泄泻、小腹不适等症候群，称为经前期紧张综合征。中医称之为"月经前后诸证"。临床常见有"经行乳胀""经行头痛""经行泄泻"等。本病是妇科常见病证之一，常以20～40岁青壮年妇女为多见，多发生于经前、经期或经后，与月经有关，有规律、有周期反复发作，少数严重者，影响工作和生活。

（一）病因病机

有关本病的病因、病机，现代医学尚无统一的学说。中医学典籍对该病缺乏系统论述，依据对临床主症的辨证，汇集各家之见，多数医家认为肾水不足、肝郁气滞是本病发生的根本原因。冲任隶属于肝肾，由于水不涵木，肝木失养，肝气上逆而为头痛头晕；肝郁气滞，乳络阻滞则乳房胀

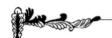

痛；肝气横逆犯脾，运化失职，则为纳呆或泄泻；水谷精微不化，泛滥为湿，而致浮肿；聚湿成痰，痰热夹相火上蒙清窍，则精神情绪异常；肝郁化火，灼伤血络，则便血等。各种症状好发在经行之前，是因为经前肝血旺盛，下注冲任，气易滞而血易郁，内有积郁之火，伺机而发，遂易于诱发上述各种症状。而月经一来潮，积郁之火得以疏泄，冲任气血通调，症状自除，如此反复而呈周期性发作。

蔡师认为本病的病因病机为气多血少，疏肝健脾、育肾宁心是其主要治疗方法。根据临床主症，辨证遣药。一般经行头痛、烦躁以水不涵木、虚阳上扰为多见，用滋水泻木法；经行乳胀以木失疏泄、肝气郁结较多见，用疏木消胀法；经行泄泻多因木横侮土、升降失常，用抑木扶土法。

（二）辨证治疗

1. 经行头痛

每逢月经来潮前或来潮后，或行经时，出现头痛，并且有规律、有周期反复发作，多见于中年妇女。头痛部位可在头顶、前额、偏头痛或左或右，眼眶部、眉棱部、后脑部或整个头部。头痛的性质可以是胀痛、重痛、针刺样痛，严重的还伴有血压升高，或头晕、呕吐、恶心等。

经行头痛可由各种原因所致，有气血两亏，或肾虚不足，肝阳上亢等。如果由于肝阳上亢，一般来说治疗以滋阴潜阳，息风泻火为主。药物用：生地 12 克、山茱萸 9 克、滁菊花 6 克、生石决 30 克、僵蚕 9 克、白蒺藜 9 克、怀牛膝 9 克、泽泻 9 克。如头痛偏于两侧，加天麻 10 克、钩藤（后下）10 克、黄芩 6 克；痛偏巅顶，头皮麻木，加全蝎 4.5 克、藁本 6 克、羚羊角粉（吞服）0.5 克；痛偏前额，眉痛

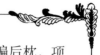

目胀，加葛根 5 克、白芷 3 克、蔓荆子 9 克；痛偏后枕，项背掣痛，加羌活 3 克、独活 3 克、葛根 5 克、赤芍 9 克；痛时昏重，呕恶痰涎，去山茱萸、生地，加半夏 6 克、天麻 9 克、苍术 6 克、制胆星 4.5 克；痛时畏风，头冷欲裹，去生地，加当归 9 克、吴萸 3 克、细辛 1 克、鹿角片 9 克或肉桂 2 克。待头痛诸恙缓解后，宜用归芍地黄汤之类养血柔肝以治本。

2. 经行乳胀

每次月经来潮前后，或经行期间出现乳房胀痛，经后消失，与月经周期有关，大多伴有乳腺小叶增生等症。古人谓"胀由乎气"，由于肝郁气滞，气血不畅，经脉壅滞而出现经前乳胀，胸闷胀痛，常常伴有头痛眩晕，口苦烦躁，经行不畅等。对于此病的治疗一般以逍遥散为主。药物有：炒当归 10 克、白芍 10 克、柴胡 4.5 克、炒白术 10 克、云茯苓 12 克、青陈皮各 5 克、丝瓜络 10 克、广郁金 10 克、焦山栀 4.5 克、路路通 10 克。如果经前乳胀有块者，可加夏枯草 20 克、皂角刺 30 克、穿山甲 9 克；乳头疼痛者，加留行子 10 克、金铃子 10 克；胸膺胀闷者，酌加全瓜蒌 12 克、枳壳 5 克、制香附 10 克。

3. 经行泄泻与浮肿

每次月经来潮时大便溏薄或泄泻，次数增多，或出现肢体肿胀，经后症状消失。现代医学认为，这是由于体内雌激素水平增高而造成钠水潴留，在胃肠道引起胃黏膜水肿，出现软便或腹泻；在肌肤则出现脸面肢体浮肿。中医认为这是由于脾肾虚弱，又值经期，血气下注冲任，这使脾肾更虚，水湿运化不良，而水泄不畅，而发生泄泻；或水湿泛滥肌肤而致水肿。治法主要为益气健脾利水。经行泄泻药物用：炒党参 10 克、炒白术 10 克、云茯苓 12 克、扁豆 10 克、莲肉 10 克、怀山药 10 克、米仁 12 克、砂仁 3 克、桔梗 5 克、甘草 3 克、大枣 10 克。浮

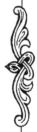

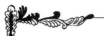

肿可加大腹皮 10 克、陈皮 5 克、五加皮 10 克、姜皮 3 克。

（三）医案选录

1. 经行头痛

案一　俞某　35 岁　未婚

1991 年 4 月 10 日初诊　上次月经 3 月 17 日。每经前一周头痛，逐日加重，痛甚如裂，待经净渐止。常用西药止痛，稍得片刻缓解，由来两年许。西医各种检查均未见异常。又将届期，头痛偏于两侧，眩晕少寐，烦躁易怒，口干且苦，纳少脘闷，大便间日，乳房作胀。苔薄舌边尖殷红，脉细略弦。乃营阴不足，肝失柔养，虚阳上扰。治宜滋水涵木，平肝潜阳。

生地 9 克　丹参 9 克　怀牛膝 9 克　炒当归 9 克　柴胡 5 克　白芍 9 克　淮小麦 30 克　白蒺藜 9 克　云茯苓 12 克　生石决（先煎）30 克　生甘草 3 克　5 剂

4 月 17 日二诊　此次月经 4 月 14 日，药后头痛略减，未服西药止痛片，烦躁口苦失眠亦见好转。经行准期，量畅色暗红，小腹微胀，腰脊酸楚，便艰纳差。脉弦略数，苔薄微黄质红。再宗前法，柔肝平木，养血调经。

炒当归 9 克　白芍 9 克　生石决（先煎）30 克　怀牛膝 9 克　白蒺藜 9 克　女贞子 9 克　全瓜蒌（打）12 克　甘杞子 9 克　双钩藤（后下）9 克　杜仲 9 克　狗脊 9 克　5 剂

5 月 7 日三诊　此次经前头痛轻微，乳胀烦躁亦减，苔薄质红。再拟育肾平肝，和调气血。

生地 9 克　当归 9 克　白芍 9 克　滁菊 6 克　生石决（先煎）30 克　白蒺藜 9 克　怀牛膝 9 克　广郁金 9 克　条芩 4.5 克　泽泻 9 克　淮小麦 30 克　生甘草 3 克　7 剂

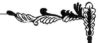

按：药后头痛、乳胀、烦躁等症轻微发作，待5月11日经行即瘥，后改服杞菊地黄丸滋水涵木治本。再次经行，头痛等症已基本消除。

《内经》曰："头痛巅极，下虚上实。"清代吴云峰谓"肝阴久耗，内风日旋，厥阳无一息之宁也。"方用生地、女贞子滋水育阴，养血治风，所谓"痛久则为头风""治风必先养血"；滁菊花秋生，得金水之精，能制火而平木；石决明平肝清热，镇摄浮越之阳；白蒺藜疏泄肝郁；牛膝补肾固下，活血祛风，所谓"上实者下折之""治风必先活血，活血即能散风"。全方滋水而利水，养血而活血，清上而镇下，祛风以泄热。

2. 经行乳胀

案二　王某　34岁　已婚

1996年4月8日初诊　末次月经4月6日。经期尚准，量中色鲜，每行前乳房胀痛，小腹不适，烦躁易怒，口苦纳少，便艰，三日一解，婚四年未孕。妇检正常，基础体温双相不典型。子宫输卵管碘油造影：右侧输卵管伞端粘连不通，左侧通而欠畅。脉弦少力，舌边尖红。此乃肝郁气滞，络脉受阻。姑先养血理气，疏肝通络。

全当归9克　白芍9克　制香附9克　广郁金9克　路路通9克　留行子9克　白蒺藜9克　穿山甲9克　皂角刺9克　青陈皮各6克　柴胡4.5克　5剂

5月6日二诊　末次月经5月3日，经行准期，乳胀头痛均减，小腹酸胀。舌红少苔，脉略弦。再以养血柔肝，理气通络。

全当归9克　白芍9克　制香附9克　广地龙9克　广郁金9克　路路通9克　留行子9克　青陈皮各4.5克　穿

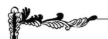

山甲9克　乌药4.5克　5剂

按：三诊转经，量畅期准，乳胀、头痛、烦躁、腹疼等恙均除。随后基础体温持续上升26天未降，脉滑数，尿HCG阳性，诸疾告愈，身已怀麟。古人谓"胀由乎气"，肝郁气滞，气血不畅，经脉壅滞，而见经前乳胀，胸闷胀痛；气郁化火，上攻头目，而见头痛眩晕，口苦烦躁。临床上常可选用逍遥散加味来治疗此症。方中当归、白芍养血柔肝，敛阴以平肝；白术、云茯苓健脾渗湿，培土以抑木；柴胡、郁金疏肝散热，理气解郁，使木得条达；青陈皮通经络痰滞，消厥阴气结；路路通、广地龙活血通络，以消乳胀痛，调和气血。方义理血搜络，散热解郁，疏肝和中，诸胀自消。

3. 经行泄泻

案三　顾某　37岁　已婚

1992年6月18日初诊　末次月经6月15日，月经先期周许，量多色淡，质稀无块，行前大便溏泻如水，一日数次，临圊腹痛，泄后痛减，乳房胀痛，眩晕纳呆。苔薄腻，脉虚。证属肝失疏泄，脾虚湿阻，肝脾失洽，冲任失司。拟疏肝健脾，化湿调经。

党参12克　炒当归9克　炒白芍9克　柴胡4.5克　防风9克　焦白术9克　煨木香3克　青陈皮各4.5克　淡吴萸3克　焦米仁12克　云茯苓12克　焦楂炭12克　5剂

7月16日二诊　末次月经7月11日，经行准期，量中色淡，大便溏泻显减，日2次，乳胀未作，苔薄，脉缓。再拟健脾和中，调理冲任。

炒白术9克　白芍9克　炒当归9克　柴胡4.5克　防风9克　怀山药9克　青陈皮各4.5克　焦米仁12克　云茯苓12克　白扁豆9克　5剂

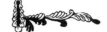

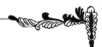

按：药后大便已实，再次转经，泄泻、乳胀均除，经量亦减，纳谷稍增。惟小腹隐痛，腰酸乏力，改用健脾丸。以后两次门诊随访，再未出现经前泄泻、乳胀、腹疼等现象，月经正常。《内经》云："湿盛则濡泄。"又云："治湿不利小便，非其治也。"泄因于湿，湿本脾虚，虚而不培，湿淫转甚。故常选用痛泻要方合参苓白术散加减化裁治疗此症，方中白术、怀山药、党参、云茯苓培补中州，益气扶土，健运而止泻；土虚则木贼乘之，白芍酸敛柔肝，缓急止痛；防风疏肝脾，祛风胜湿，为理脾引经要药；青陈皮理气燥湿而醒脾；苡米仁健脾化湿而降浊；积虚者必夹痰，脾虚者必补火，少火生气，火为土母，故加淡吴萸温脾散寒，敛肝固肾，使肝木条达，脾旺健运，泄泻自止。

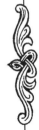

经行吐衄

每次月经来潮前或正值经期，便出现吐血或衄血（鼻血）或眼耳出血者，称"经行吐衄"。吐血、衄血发作时，月经量明显减少，甚至无月经。经后便逐渐停止，下次行经又再复发。这种现象又叫"倒经""逆经"，与西医的"代偿性月经"相似。临床上也有少数在经后吐衄者。常伴有口干、咽燥等血热症状。常因为吐血、衄血而致月经量少，甚至无月经。

（一）病因病机

经行吐血、衄血的主要病因是血热而冲气上逆，迫血妄行所致。如由于素性抑郁，或暴怒伤肝，肝郁化火移热于冲

脉，当经期血海充盈，血海之血随冲气逆上而为吐血、衄血；如果平素嗜食辛辣，致使胃火炽盛，于经期血海满盈之时，胃热夹冲气逆上而为吐血、衄血。如果素体阴虚，经行时冲气旺盛，冲气夹虚火上逆，灼肺伤络，络损血溢，以致吐衄。

（二）辨证治疗

经行吐衄，其原因是木火升腾，血热伤络。经前1～2天出现吐衄者多为实证，经后出现吐衄者多为虚证。实证大多为肝胃郁热，吐血衄血量多，色鲜红，月经提前，量多。伴有心烦易怒，两胁胀痛，口苦咽干，溲黄便结；虚证大多为肺肾阴虚，表现为经期或经净时吐血、咯血或衄血，量少，色鲜红，月经量少或先期，伴有头晕耳鸣，手足心热，颧红，潮热，干咳少痰，咽干口渴。朱丹溪云："凡血越上窍，皆阳盛阴虚，有升无降，但宜补阴抑阳，火清气降而血自归经。"治疗当以"热者清之""逆者平之"的原则，以清热降逆、引血下行为主，但不可过用苦寒克伐之剂，以免耗伤气血。由于本病大多为血热而肺胃之火上逆之实证，所以治疗一般宜平逆清肝，滋水安冲，引血下行。药物可用：生地10克、炒当归10克、南北沙参各10克、白芍10克、丹皮10克、条芩5克、怀牛膝10克、焦山栀5克、煅代赭石15克、决明子10克。如果鼻衄量多，加山茶花10克、白茅根30克；如果吐血量多，加旱莲草12克、茜草10克；头痛目眩加山羊角12克、蔓荆子10克、滁菊花6克；烦躁易怒加磁石15克、淮小麦30克、石菖蒲6克；大便燥结加大黄10克，并酌加决明子用量。

（三）经验方

止衄顺经方

［组成］ 当归10克、大生地10克、白芍10克、怀牛

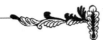

膝 10 克、茜草 10 克、南北沙参（各）10 克、条芩 10 克、丹皮 10 克、黑芥穗 10 克、山茶花 10 克、泽泻 10 克。

〔功能〕 引血下行，止衄顺经。

〔主治〕 每届经期，鼻衄吐血（为代偿性出血，亦名倒经），而经量减少，并伴有面赤咽干、心烦易怒、便结溲红等症。本症大都由心阴不足、肝火上逆、肺胃郁热等所致。舌质红或光绛，或苔黄而干，脉弦数或细数。

〔方解〕 本方以顺经汤加味组成。取四物汤去川芎辛香上窜之弊，用以养血调经；牛膝引血下行；泽泻以泻火；南北沙参清肺胃之火兼养阴；茜草凉血止吐血，并祛瘀生新，下血调经；条芩清肺胃泻火；丹皮凉血活血散瘀，治吐衄；山茶花凉血散瘀，亦止吐衄；黑芥穗清热散瘀，炒黑止吐衄。本方主要清热泻火，止血行瘀，引血下行，不妄事止涩，否则经行不下而反致上逆。

〔加减运用〕 经量过少可加丹参；吐血较甚者加旱莲草；鼻衄较甚者加茅根肉；热甚者可加黄连；口渴者加川石斛；溲赤不畅者加车前子；大便不畅者加全瓜蒌；便秘腹胀者加生大黄。

（四）医案选录

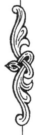

案一 范某 21 岁 学生

1996 年 9 月 26 日初诊 末次月经 9 月 12 日。经素提前一旬，行则量中色暗，经前鼻衄齿衄，头痛眩晕，乳房胀痛，心烦易怒。平素带多。苔薄质红，脉弦略数。乃血虚肝旺，灼伤阳络，上犯清窍，下扰冲任。治宜滋阴平肝，清热调经。

大生地 12 克 炒黄芩 4.5 克 炒当归 9 克 白芍 9 克
云茯苓 12 克 怀牛膝 9 克 地骨皮 9 克 炒丹皮 6 克 焦山

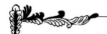

栀 4.5 克　煅赭石 15 克　白茅根 30 克　山茶花 9 克　5 剂

按：药后于 10 月 7 日月经来潮，未见鼻衄倒经，头痛、乳胀亦减，经期基本正常。惟经后带多黄白，改服愈带丸，继而再服上方 5 剂，月经准期而行，头痛、鼻衄、乳胀、烦躁等恙均除。

案二　李某　32 岁

1997 年 5 月 18 日初诊　平素嗜辛辣厚味，自以为能活血舒筋，不期年来经虽尚准，但量少色紫，而多吐衄。频服止血通经药，收效不显，抑或反甚。皆因辛温积久，热蕴脾胃，肺火上逆，致现倒经之象。兹又值经期，苔薄黄腻边尖偏红，脉弦微数。法当顺经下引，效否待证。

炒当归 9 克　大生地 9 克　赤芍 9 克　怀牛膝 9 克　茜草根 12 克　丹皮 9 克　南北沙参各 9 克　条芩 10 克　黑芥穗 9 克　山茶花 9 克　茅根肉 30 克　3 剂

5 月 21 日复诊　5 月 19 日经行，药后经行，期尚准，量稍畅，吐衄均除。苔薄质偏红，脉微弦。症势显瘥，再拟调经泻火。

炒当归 9 克　大生地 9 克　赤白芍各 9 克　怀牛膝 9 克　茜草根 12 克　丹皮 9 克　丹参 9 克　泽泻 9 克　泽兰叶 9克　3 剂

按：本例患者嗜辛辣厚味及酒，皆阳烈燥热之物，日久脾胃蕴热，肺火上逆，热伤阳络，血随气升，而致经行吐衄。逆行之血妄行，故经血量少而紫。虽频服止血通经药，效不显。方用傅青主顺经汤加减。生地、赤芍、丹皮、茜草根、茅根肉、黑芥穗凉血止血；当归养血和血，以调其经；南北沙参清肺热，补肺阴；山茶花清热止衄。四物汤去川芎，因川芎为血中之气药，香燥升散，其性走窜，凡经行吐

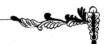

衄及其他出血之症均忌川芎。主张用黄芩，如属肝火旺者用条芩，肺火旺者用枯芩，今因药房难求枯芩，故本案方中仍用条芩以降肺火，更加怀牛膝，苦泄下降，引血下行，以降上炎之火。服药翌日，经血下行，吐衄亦除，但舌质偏红。症势显瘥，再宗前法出入，再次行经，吐衄之症已愈。

带 下 病

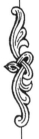

女子在发育成熟期，经期前后，排卵期或妊娠期白带稍多，这是正常的生理现象。如带下量多，色、质、气味异常并伴有局部瘙痒灼痛或腰酸腹痛等症状者，称为带下病。

古人将带下分为五种类型：白带、黄带、赤带、黑带、五色带。临床上常见带下色白或白如米泔，或白如痰浊；色黄或黄绿如脓；或赤白相兼，或杂色混浊。带质或清稀，或稠黏，或无臭，或腥臭，或秽臭，或腐败恶臭。常伴有不同的全身或局部症状，如小腹痛、腰骶痛、发热，局部发痒或坠痛，肿胀等。黑带、五色带较少见。

（一）常见病因

在内为情志之动，劳役过度，房事不节，贪食生冷；在外为淫邪犯及胞脉，损伤冲任督带。其中最主要的是因湿邪影响任、带，以致带脉失约，任脉不固所形成。湿邪有内外之别，外湿，指外感湿邪；内湿，一般指脾虚失运，肾虚失固，湿浊内蓄，因而带脉失约，冲任不固，带下为病。一般来说，色深（如黄带、赤带、青绿带）质黏稠，有臭秽者多

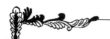

属实，属热，当清热泻火，利湿解毒；色淡（淡白、淡黄）、质稀，或有腥气者多属虚、属寒，当温补渗湿。

（二）辨证治疗

1. 白带

阴道中不断流出如涕如唾，色白之物。带下量多色白，质黏稠，无臭气，绵绵不断，面色白，或萎黄，四肢不温，面浮肢肿，纳少便溏，腰酸体倦。多因劳倦过度，饮食失节，中气不化，湿浊内聚，或肾阳不足，命火不能温煦脾土，水湿伤及带脉，冲任不固所致。此多属脾肾阳虚，治疗拟健脾益气，升阳除湿。用《傅青主女科》完带汤，药物有：炒白术 10 克、怀山药 10 克、党参 10 克、白芍 12 克、苍术 10 克、甘草 6 克、陈皮 10 克、黑芥穗 6 克、柴胡 10 克、车前子 10 克。如肾虚腰痛者，加杜仲 12 克、菟丝子 10 克；寒凝腹痛者，加香附 10 克、艾叶 3 克；若带下日久，滑脱不止者，可选加固涩止带药，如金樱子、龙骨、芡实、乌贼骨之类。

2. 黄带

带下黄糜稠黏臭秽，或如脓，或夹血液。阴道灼热，阴部瘙痒，小腹作痛，心中烦热，口苦咽干，渴欲冷饮，大便秘结，小便短赤。此多由性躁多怒，肝失条达，脾气受制，运化失常，湿浊不化，郁久化热，湿热下注而相搏，带脉失约，冲任不固而生。如湿热为主，宜清利湿热，药物用：猪苓、茯苓、车前子、泽泻、茵陈、赤芍、丹皮、黄柏、栀子、牛膝。或用龙胆泻肝汤：龙胆草、山栀、黄芩、车前子、木通、泽泻、生地、当归、甘草、柴胡；如热毒为主，宜清热解毒，药物用：蒲公英、败酱草、鸭跖草、红藤、金银花、野菊花、紫花地丁、天葵子。

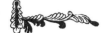

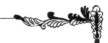

3. 赤带

不在行经期间，阴道内流出赤色或赤白相间的黏液。临床上出现带多色赤或赤白，或有臭味，阴部灼热瘙痒，心烦易怒，口苦溲赤，便艰。此多由肝郁化火，心肝火炽，注于任带二脉，或年老体衰，肾阴亏损，阴虚生内热，热注冲任而致冲任带脉失约而致赤带下。治疗宜清肝泻火止带，药物用：龙胆草 10 克、生山栀 10 克、黄芩 10 克、柴胡 5 克、当归 10 克、大生地 12 克、车前子 12 克、丹皮 10 克、生甘草 3 克、贯众炭 10 克。如兼血虚者加熟地 12 克、阿胶（烊冲）9 克；便秘加瓜蒌仁 10 克；如果赤带质稀，阴部灼热刺痛，头晕耳鸣、腰酸盗汗、口干，这多为肾阴虚，治疗拟滋阴益肾，降火止带。药物用：生地 10 克、知母 6 克、川柏 6 克、当归 10 克、白芍 10 克、炒丹皮 5 克、鸡冠花 10 克、车前子（包煎）12 克、椿根皮 10 克、泽泻 10 克、炒子芩 5 克、云茯苓 12 克。

（三）经验方

健脾化湿方

［组成］　云茯苓 12 克、炒白术 10 克、怀山药 10 克、生米仁 12 克、海螵蛸 10 克、杭白芍 10 克、香白芷 3 克。

［功能］　健脾扶土，化湿止带。

［主治］　带下色白，无臭秽，或略带有腥气、绵绵不绝；或偏多，甚或劳累即下，久则伴有头晕、疲惫少力，或伴有腰酸。如月经中期，带下略多无秽气者为生理性，当属例外。苔薄白，脉濡或缓。

［方解］　本方以健脾化湿为主。白术健脾和中，燥湿利水，兼有益气之功；云茯苓兼补脾胃，和中益气，利水渗湿；怀山药益肾气，健脾胃，治带下，助白术、茯苓更增益

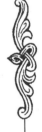

气补中之力；生米仁健脾益胃，清热渗湿；海螵蛸入肝肾，具止血及赤白带下之功；白芍入肝脾，养血敛阴，止崩带；香白芷祛风胜湿，辛温略燥，治赤白带下，主要治脾虚有湿之白带。

　　［加减运用］　如兼气虚疲惫者加党参、黄芪；有腰酸者可加杜仲、川断，狗脊择用；兼头晕者加枸杞子；有溲频遗尿者加覆盆子、金樱子；兼大便不实者加菟丝子、陈芡实；伴溲热不畅、白带微黄者加黑山栀、车前子；带黄而气秽者加椿根皮、鸡冠花、黄柏。

　　（四）医案选录

　　案一　赵某　38岁　已婚

　　1997年1月7日初诊　经期尚准，偶尔愆后约35日，量偏多，腰酸疲惫，头晕耳鸣，大便欠实，平素白带绵绵。苔薄，质略淡，脉濡。证属脾肾不足，藏统失司。拟健脾肾，以资统摄。

　　炒党参12克　炒白术9克　云茯苓12克　白芍9克海螵蛸9克　菟丝子9克　焦米仁12克　怀山药9克　炒杜仲12克　川断12克　乌鸡白凤丸2粒　5剂

　　1月14日复诊　药后带下显减，头晕腰酸亦瘥，精力稍振，大便成形。苔薄，脉略细。情况好转，再为巩固。

　　炒党参12克　炒白术9克　云茯苓12克　炒杜仲12克　川断12克　怀山药9克　炒扁豆9克　白芍9克　海螵蛸9克　焦米仁12克　乌鸡白凤丸2粒　5剂

　　按：中医学将白带视为人体的一种阴液，由脾运化，肾闭藏，任带二脉司约。正常情况下的白带无色、质黏、无异味，其量不多。王孟英谓："带下女子生而即有，津津常润，本非病也。"当脾虚不运，肾虚不固，水湿之气浸淫下

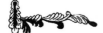

注，致成带下之患。本例经量素多，疲惫少力，大便欠实乃脾虚不足，统运失权。腰酸、头晕、耳鸣乃肾气亏乏，封藏失职，带脉因此而弛缓，约束无力，阴液滑脱而下，绵绵不断。对此脾肾两虚之带下，蔡师每以扶正收涩为法而获效。

方中党参、白术、茯苓、怀山药补助脾元，升化水湿；米仁一味健脾而不滋腻，为清补利湿之剂，与苓、术配伍功效尤佳；海螵蛸收敛固涩，止带力专；菟丝子补肾固泄，益脾止带，于脾肾不足带下常选用之；川断、杜仲补肾强腰、统摄精窍而固托带脉。此外，在用汤剂的同时还配以乌鸡白凤丸补气养血，调经止带，增强疗效，使带下之患速瘳，余症亦均见瘥减。

案二　徐某　37岁　已婚

1995年7月4日初诊　去冬11月起，带下增多，色黄白相兼，下体气秽如足臭。经前烦躁，乳胀及背，大便间2～3日。苔薄腻，质偏红，脉细。此乃肝经郁热。治拟疏肝解郁，清热泻火。

柴胡4.5克　赤芍9克　丹皮9克　生地9克　云茯苓12克　女贞子9克　川柏9克　全瓜蒌（打）12克　泽泻9克　鱼腥草9克　生甘草3克　7剂

熏洗方：椿根皮15克　野菊花12克　野蔷薇12克荆芥穗12克　藿香叶12克　川柏12克　细辛3克　7剂

7月11日复诊　带下明显减少，下体气秽基本消失，大便已爽。苔薄腻、脉细。方既应手，原法进退。

柴胡5克　赤芍9克　丹皮9克　云茯苓12克　生米仁20克　全瓜蒌12克　川柏9克　泽泻9克　鱼腥草9克蛇床子9克　生草3克　7剂

熏洗方同上，7剂。

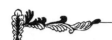

按：带下之病，因湿而起，病位在任带二脉及相关脏腑；主要与肝、脾、肾三脏关系密切。患者素有经前烦躁、乳房胀痛之症候，属肝气郁结之征象。肝郁化火，疏泄失常，下克脾土，脾失健运，故而湿热之气蕴积于下，任脉失司，带脉失约，见带色黄白，量多，其气秽臭。《傅青主女科》谓："脾气之虚，肝气之郁，湿气之侵，热气之逼，安得不成带下之病哉！"本案所患，源于肝经郁热，治疗以疏理清解主之。柴胡既疏肝气，又散肝热；泽泻利水渗湿，清泄里热，以使郁火得解，湿热得消；肝郁犯脾，脾虚湿气下陷，故以云茯苓健脾渗湿，扶正祛邪；甘草补中益气，调和诸药。湿热蕴郁，日久不愈，可以成毒，致使下体秽臭难当，黄柏性走下焦，清热燥湿解毒，配合鱼腥草、赤芍、丹皮清热解毒，效果更佳，共图止带除臭之功；肝肾同司下焦，女贞、地黄柔肝滋肾，以杜水不涵木之弊。对于此类带下病的治疗，可于内服药的同时辅以熏洗方同用。方中所用细辛，药性为温，似与清泄肝热有悖，然细辛具有外行孔窍、穿透肌肤之力，用之非但无碍疗效，反能引诸药行经，药效显著。内服外治，相得益彰，应效速捷。

妊娠恶阻

妊娠早期出现恶心呕吐、饮食受阻、头晕乏力，甚或食入即吐，称为恶阻，又称妊娠剧吐，古人也称"子病""阻病"，为多数孕妇在妊娠早期常有的反应，经过一段时间，即可自然恢复。但少数孕妇症状严重，甚则持续至妊娠后

期，损耗体力，导致气阴俱虚，影响胎儿发育，或发展为妊娠中毒症。

（一）病因病机

产生恶阻的主要机理是肝胃不和，脾气虚弱或痰湿阻滞引起胃失和降、冲脉之气上逆。如恶阻日久，则必重伤胃阴，耗损阴津而使症情更重，病程更长。

蔡师认为：一由胃虚宿有痰饮；二为冲任上壅，气不下行；三为肝胃不和，冲气上逆。

（二）辨证治疗

1. 脾胃虚弱，痰食停滞

症状可见呕吐清水，不思饮食，食则即出，神疲乏力，口淡无味，嗜睡等，一般常用化浊健中法。药物有：焦白术10克、炒潞党10克、云茯苓12克、青陈皮各5克、砂仁（后下）3克、姜半夏5克、苏梗6克、姜竹茹6克、伏龙肝（煎水代饮）12克。如果呕吐甚，服药前先以生姜汁点于舌上，然后服药。

2. 肝气上逆，胃失和降

呕吐频繁，吐出酸水或黄水，胸闷脘胀，嗳气叹息，烦渴，头胀且晕，心烦易怒。用平逆清胃法，药物有：炒白术10克、淡子芩10克、青陈皮各5克、姜半夏5克、姜竹茹6克、苏梗10克、云茯苓12克、旋覆花（包煎）10克、白芍10克，全方立足平泄和降，清热安胎。

3. 胞络火炽，气阴两虚

症状可见呕吐频繁日久，口干欲饮，饮而即吐，心烦嘈杂，面色潮红，小溲红赤。宜用清养止呕法，药物有：太子

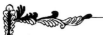

参 10 克、麦门冬 10 克、川连 2.5 克、淡子芩 6 克、姜竹茹 6 克、青陈皮各 5 克、川石斛 10 克、乌梅肉 3 克。若肺胃火盛，唇燥咽干，可加沙参 10 克、知母 6 克、苎麻根 10 克；若脘宇疼痛，加白芍 10 克、砂仁（后下）3 克、木香 3 克；若大便艰难，加麻仁 10 克、柏子仁 10 克。若低热，四肢烦热，加生地 10 克、地骨皮 10 克。

蔡师根据长期的临床实践认为治疗恶阻需注意三点：①用药以清淡为旨，气味辛烈之品当慎用禁用，防因药碍病或致坠胎。甘腻之品如甘草也不能多用，甘令中满，于病不利。②必须指导病人采取少食多餐方法，若大量汤剂顿服，势必饮入即吐，可先用醋点舌"味酸抑肝"，或点生姜汁少许，继之将浓煎的汤药频服，可避免药入即吐的现象，从而增强疗效。③嘱患者如无必要，应忌服红参、龙眼及酒。

（三）经验方

本病的治疗原则以调气和中，降逆止呕为主，用自拟"和中保孕方"加减治疗。

［组成］ 云茯苓 12 克、姜半夏 5 克、姜竹茹 6 克、桑寄生 10 克、炒白术 10 克、淡子芩 10 克、苏梗 10 克、陈皮 5 克、苎麻根 10 克。

［功能］ 健脾和中，止恶安胎。

［主治］ 妊娠恶阻。妊娠初期泛恶纳呆，或食入即吐，阻碍饮食，甚则口吐黄水，严重者间有血液。择食厌食，恶闻异味，或形寒口淡，头晕目眩，倦怠嗜卧，小便稍频，或食欲反常，或伴有胸闷。苔薄或略腻，脉弦滑或较数。一般仅有轻微泛恶和纳少者属正常妊娠生理反应，可不必治疗。

［方解］ 本方由小半夏汤与二陈汤化裁而成。方中半夏和胃健脾，降逆止呕，姜制则能解半夏毒，且更增止呕作

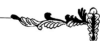

用；姜竹茹清热止呕安胎；云茯苓配以上两药以和中止呕；白术、子芩即芩术散，为传统安胎祖方，健脾和中，清热安胎；桑寄生补肝肾安胎；苎麻根清热安胎；陈皮健脾理气，化痰止呕，兼能开胃；苏梗能理气宽胸，化痰安胎。

［加减运用］ 如呕吐较甚，并吐酸水者，加姜川连、淡吴萸，或加伏龙肝煎汤代水；腰酸者加杜仲、川断；胸闷脘胀者加砂仁；腹胀大便欠实者加煨木香。

（四）医案选录

案一 郑某 25岁 工人

1985年9月11日初诊 经居七旬，泛恶吞酸，晨起剧吐，甚至涎中带血，口苦且腻，头晕心悸，面色少华，腰背酸楚，脘腹欠舒。舌苔白腻，质红，脉弦滑数。尿妊娠试验阳性，尿醋酮阳性，乃恶阻之象。此乃肝胃不和，胎气上逆。姑拟平肝降逆，和中安胎。

焦白术4.5克 炒黄芩4.5克 旋覆花（包煎）6克 姜半夏4.5克 姜竹茹9克 老苏梗6克 云茯苓9克 陈皮4.5克 炒杜仲9克 桑寄生9克 乌梅肉3克 左金丸（包煎）4.5克 3剂

浓煎，先用醋点舌，继之少量汤药频服。

9月16日二诊 呕吐见减，纳食稍进，胸脘已舒，便艰口干。舌红，苔薄腻，脉弦滑。再宗原法加减。

上方减乌梅，加光杏仁9克，3剂。服法同前。

药后呕吐已除，晨起略有泛恶，纳谷已馨，诸症告愈。

按：本案为肝胃不和、胎气上逆之症。方中用白术、黄芩健脾清热，为安胎圣药；半夏、云茯苓、陈皮健脾和胃降逆；姜竹茹、老苏梗、旋覆花行气宽中，降逆止呕；左金丸辛开苦降，一寒一热以泻肝火，止呕吐；杜仲、桑寄生补肾

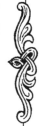

安胎；妙用乌梅肉酸收敛阴，抑肝开胃，使肝胃得和，逆气得降，则呕自平。《胎产心法》云："恶阻吐泻作渴，致在乌梅矣。"全方平肝降逆，和中安胎，配伍严谨，致获良效。

案二　崔某　31岁　教师

1992年6月3日初诊　停经二月余，呕恶频作，胸脘胀闷，不思饮食，腰脊酸楚，神疲眩晕，大便不实。尿妊娠试验阳性。曾于二周前漏红少许，服药后即止。苔薄舌淡边有齿印，脉滑少力。证属中州不健，胃失和降。治宜健脾和胃，降逆止呕。

炒党参9克　炒白术9克　云茯苓12克　姜半夏4.5克　姜竹茹6克　广陈皮4.5克　藿苏梗各9克　砂仁（后下）3克　怀山药9克　煨木香3克　炒杜仲9克　4剂

浓煎频服。

6月7日二诊　药后呕吐即止，饮食能进，惟恶闻油味及药气，带多腰酸，恐再次漏红，嘱卧床休息，饮食调养，并服香砂六君丸5天，诸症均减轻。

按：本案为中州不健，胃失和降。处方以香砂六君子汤加减化裁：党参、白术、云茯苓、山药、陈皮健脾养胃，鼓舞中州；砂仁、半夏、竹茹开胃醒脾，降逆止呕；木香、藿苏梗理气宽中，降逆止呕；杜仲补肾安胎。全方重在培补中州，药虽简而取效速。正如前人所言："恶阻恶食责之脾虚。""有胎而恶心呕吐，不思饮食，唯养血安胎、理气健脾为第一要素。"

案三　韩某　30岁

1991年9月10日初诊　患者于孕50天后呕吐频作，匝月未止，近来加剧，食入即吐，泛恶黄水，并带咖啡色黏液。形瘦头晕，持续低热（体温37.8℃），尿HCG＞5000单位，尿醋酮阳性，肝功能正常。西医诊断妊娠剧吐，留院

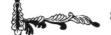

治疗。经用西药输液两天，呕吐不止，兹孕3月，精神萎顿，唇燥口苦，小便短赤，体重明显减轻10余斤，舌红苔燥中剥，脉形细而弦数。证属胎热内盛，营阴损伤，冲气上逆，胃失和降。治宜养阴清热，和胃降逆。

　　太子参9克　生地9克　条芩4.5克　川连2克　姜竹茹6克　姜半夏4.5克　麦冬12克　石斛9克　陈皮4.5克云茯苓9克　乌梅肉3克　3剂

　　煎浓汁，先点生姜汁少许，后少量多次冷服。

　　9月13日二诊　投剂后当天呕吐明显减轻，渐思饮食，每餐能食粥半碗及鸡汤，均未吐出，现已能起床行走，精神好转，继续服用原方3剂。

　　9月17日随访呕吐已止两天，西药输液停止，尿醋酮已转阴，低热亦退，饥而思食，食量渐增，症情好转，可以出院。

　　按：本例患者胎热内盛，气阴两伤，为恶阻之重症，虽经西药输液，但症不减。当投予养阴益气、清热和胃之汤剂后，立见转机。方中太子参、生地、麦冬、石斛益气补虚，养阴生津；竹茹、半夏、陈皮、云茯苓清热和胃，理气止呕；黄芩、黄连清胃热，降胃气；乌梅肉味酸敛阴；生姜汁开胃，为止呕之要药。全方用药甘酸苦寒相配，共建清热养阴、和胃降逆之功。

　　案四　李某　27岁　教师

　　1993年8月6日初诊　孕将2月，3周来泛恶呕吐时作，饮食难进，食欲不振。近5天来症势加剧，呕吐频频，进食饮水均阻，甚则呕吐黄水间血，口干喜冷饮，神疲乏力，目陷面赤。尿酮体（++），苔少舌光微绛，脉细弦数。此乃中气不足，阴虚津少，液涸血耗何以养胎？殒堕堪虞。拟先增液生津，清胃安胎为治。

　　南沙参9克　玄参9克　大生地9克　麦冬12克　姜

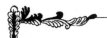

川连 2.5 克　姜竹茹 9 克　淡子芩 9 克　桑寄生 12 克　炒白术 9 克　川石斛 9 克　鲜芦根（去节）30 克　7 剂

　　8 月 13 日二诊　呕吐大减，已无黄水及间血，能频频少量进食，口干亦轻，尿酮体（－）。神疲乏力仍著。苔薄白，质偏红，脉细弦数。方既应手，原法进退。

　　上方加党参 12 克，再进 7 剂

　　按：恶阻为妊娠早期常见症状。症见呕吐清水、痰涎、食欲不振，甚则食入即吐，神疲乏力，倦怠嗜卧等。因脾胃素虚，胎气上逆，胃失和降所致。治以健脾和胃，降逆止呕为主。笔者常用姜半夏、砂仁、姜竹茹、炒白术、淡子芩、姜汁为基本方，酌情加减，用于恶阻疗效颇佳。兼痰湿者加陈皮、苏子理气化痰，乃善治痰者不治痰而治气之义；脾虚者加党参、云茯苓健脾益气；脾胃虚寒加淡吴萸温中止呕；呕吐甚者加伏龙肝、旋覆花降逆止呕；吐甚伤阴者加芦根、麦冬、石斛等养阴和胃。本案为呕吐日久，饮食难进，耗气血伤津液，导致气阴两亏之恶阻重症。故蔡师以大剂清润之品元参、生地、麦冬养阴增液，急缓伤阴之热。配姜川连、姜竹茹清热止呕，淡子芩清热，白术健脾益气，两药合用乃芩术散，为传统安胎佳方。因恶阻重症，有伤胎之虞，故先安未病之地，同时安固胎元，药证相合，取效较捷。

先兆流产

　　妊娠早期出现阴道少量出血，轻度下腹坠痛等症，但早孕反应尚存，妇科检查子宫口未开，子宫增大与妊娠月份相符、妊娠能继续进行者，称为先兆流产。如果仅有少量阴

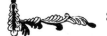

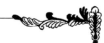

道出血者称"胎漏"或"漏胎"，如果有少量阴道出血，并伴腰酸或腹痛，或少腹坠胀者，在祖国医学中称"胎漏"或"胎动不安"。

（一）病因病机

《诸病源候论》指出："漏胞者……冲任气虚，则胞内泄漏""胎动不安者，多因劳役气力或触冒冷热，或饮食不适，或居处失宜"。中医认为产生此病的主要原因是由气血虚、肾虚、脾虚、肝郁、血热等原因引起，因为妇女妊娠后，经血聚以养胎，冲为血海，任主胞胎，冲任充盈，胎赖血养而有所载。如果气虚血弱则冲任不固，不能摄血荫胎；脾虚则不能运化水谷精微而生血，致使冲任虚损，胎失所养；素体肾虚，或孕后房事不慎，肾气耗伤，胎失固系而不得安；肝郁而致气机不畅，胎气受阻导致胎动不安；血热灼伤胎元，则胎漏下血。蔡师认为本病有母体和胎元两方面原因，如胎元方面的原因有：胎元不固，胎气不坚，以致胎漏、胎动不安；母体方面的原因有：母体素虚，肾气不足，或因房劳不节，耗损肾精，或由气血虚弱，或因邪热动胎，或七情失宜，或跌仆损伤，或受孕之后兼患他疾，均可致冲任之气不固，胎失所养而胎漏，胎动不安。治疗以安胎为主，拟固肾、调气养血、清热等法，《经效产宝》曰"安胎有二法，因母病以动胎，但疗母疾，其胎自安；又缘胎有不坚，故致动以病母，但疗胎则母瘥。"

（二）辨证治疗

本病在临床上以脾肾虚衰为多，如属于脾气虚衰，偏于气虚，营血不足者，当益之养营，以固胎元，药物用：炒潞

党 12 克、炒白术 10 克、炒归身 10 克、条芩炭 10 克、生地炭 10 克、砂仁（后下）3 克、白芍 10 克、阿胶（烊冲）9 克、炒川断 12 克、陈皮 5 克、云茯苓 12 克；如果偏于气虚而脾阳衰惫，当益气健脾，摄血安胎，药物用：炒潞党 10 克、炒白术 10 克、怀山药 10 克、云茯苓 12 克、陈皮 5 克、条芩炭 10 克、炒杜仲 12 克、升麻炭 5 克、仙鹤草 12 克。如果偏重于肾虚者，宜补肾益任以固系胞胎，药物用：炒杜仲 12 克、川断 12 克、桑寄生 12 克、菟丝子 10 克、生地炭 10 克、海螵蛸 10 克、条芩 10 克、陈阿胶（烊冲）9 克、苎麻根 12 克、炒潞党 12 克、炒白术 10 克；如果气滞火盛，胞脉受损，宜清热止血，安胎，药物用：生地炭 12 克、怀山药 10 克、地榆炭 10 克、淡子芩 6 克、旱莲草 12 克、川柏炭 6 克、陈阿胶（烊冲）9 克、桑寄生 12 克、苎麻根 12 克。

（三）医案选录

案一　吴某　23 岁

1991 年 11 月 4 日初诊　经居五旬，近一周阴道出血少许，色暗，小腹不适，下坠感，腰脊酸楚，背冷形寒，小便频数，纳少微恶。曾流产两次，均在孕二月左右，末次流产清宫迄今一年。孕前测基础体温呈双相不典型；染色体检查双方正常；尿 HCG > 5000 单位；B 超示宫内有孕囊，偶见心管搏动。舌苔薄白，脉形细滑。乃肾气不固，胎失所系，姑拟补肾安胎。

党参 9 克　生地炭 15 克　炒白术 9 克　炒杜仲 12 克　桑寄生 9 克　炒川断 9 克　炙狗脊 9 克　菟丝子 9 克　条芩炭 9 克　艾叶炭 5 克　大白芍 9 克　陈阿胶（烊冲）9 克　5 剂

11 月 8 日二诊　出血减少，仅在晨起便后略有淡红色血点，腰酸亦减，宗原法出入。

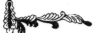

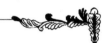

生地炭 9 克　砂仁（后下）3 克　炒白术 9 克　条芩炭 9 克　炒杜仲 12 克　桑寄生 12 克　川续断 12 克　菟丝子 9 克　地榆炭 12 克　云茯苓 12 克　南瓜蒂 3 克　陈阿胶（烊冲）9 克　5 剂

11 月 15 日三诊　漏红已止 5 天，腹坠腰酸等恙显著好转，惟泛恶呕吐清涎，头晕纳少，舌苔淡薄，脉滑少力。再拟补肾健脾，和胃止呕。

炒白术 9 克　炒子芩 9 克　云茯苓 12 克　姜竹茹 6 克　陈皮 4.5 克　炒杜仲 12 克　炒川断 12 克　桑寄生 12 克　姜半夏 4.5 克　砂仁（后下）3 克　苎麻根 12 克　5 剂

按：本例素体脾肾不足，以致卵巢黄体功能不健，孕后易堕。患者曾流产两次，此次漏红一周，腹坠、腰酸、B 超见胎心搏动微弱。患者思想紧张，当日出血甚多。此为素体肾气不固，胎失所系。《景岳全书》曰："妇人肾以系胎，而腰为肾之府，故胎孕之妇最虑腰痛，痛甚则堕，不可不防"。治以补肾安胎，方中杜仲、寄生、川断、狗脊、菟丝子补肾壮腰以系胎；生地炭、陈阿胶、白芍滋水益精，养血止漏；党参、白术健脾益气安胎；条芩炭、艾叶炭止血安胎，平调寒热。服中药头剂后，翌日出血即显著减少，症见瘥减。二诊后出血基本已除，腹坠、腰楚、溲勤、形寒等症均好转。一周后泛恶呕吐明显，表明肾气已固，胎气已盛，改以健脾补肾，理气安胎，药后即好转停药。孕五月后，送院产科预检，示胎儿发育正常。

案二　曹某　34 岁

1992 年 3 月 20 日初诊　经停二月半，末次月经 1 月 1 日，妊娠试验阳性。两周不断续下血，色黯，量不多。腰脊酸楚，站立则腹部下坠感。微恶，头晕，夜不安寐。已用西

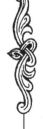

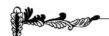

药"促绒"及"黄体酮"等治疗一旬，未见效。患者有血小板减少、贫血、甲肝史，曾于1990年6月流产一次。苔薄质红，脉象细数。嘱验血常规、血小板、出凝血时间和肝功能。患者乃气血两亏，胎元失养，姑先和养安胎。

党参9克　炒白术9克　条芩炭9克　炒归身9克　大白芍9克　生地炭9克　旱莲草15克　陈阿胶（烊冲）9克　炒杜仲12克　炒川断12克　苎麻根12克　陈皮4.5克　5剂

3月27日二诊　出血已少，每晨起仍下血点滴，腰酸、腹坠等均见减轻。化验检查血色素、红细胞、血小板均偏低；出凝血时间和肝功能正常。苔薄边尖红，脉细略滑。再拟前法出入。

生地炭12克　条芩炭9克　炒白术9克　大白芍9克旱莲草15克　地榆炭12克　菟丝子9克　炒杜仲12克炒川断12克　桑寄生12克　苎麻根12克　7剂

按：患者素体气血虚弱，胎气不足，曾流产一次。今孕后又下红，腰脊酸楚，头晕，夜不安寐，一派气血不足之象。气以摄胎，血以养胎，气血虚弱，濡养不足，胎元不固，故胎动不安。叶天士指出："气虚则提摄不固，血虚则灌溉不固，是以胎堕，故善保胎者，必当专补气血。"方中白术、党参补中益气，摄血固胎；归身、白芍、生地炭、旱莲草养血止血安胎，使气血俱旺，胎有所养；阿胶、川断、杜仲补益肝肾，养血止血；陈皮、苎麻根顺气清热安胎。投剂后出血逐渐减少，至3月29日完全停止，腹坠已瘥，腰酸头晕等症亦见好转。4月6日B超示宫内胎儿存活，胎儿发育与胎龄相符。胎漏告愈。

案三　郭某　26岁

1992年5月8日初诊　停经2个月，末次月经3月6日。

曾因长途旅行，纳食不慎致腹泻呕吐，腹痛，发热，服药后热退痛除，呕恶已减。近因劳累又致腹泻，腰酸似折，今晨阴道下红少量，色黯、小腹不适，畏寒喜暖，嗜卧懒言，头晕神疲，苔薄脉濡，妊尿试验阳性。患者为肝肾不足，胞脉失养，姑先健脾补肾，温中安胎。

炒党参 12 克　炒白术 9 克　怀山药 9 克　云茯苓 12 克　仙鹤草 15 克　煨木香 3 克　菟丝子 9 克　炒杜仲 12 克　炒川断 12 克　炒白芍 9 克　淡芩炭 9 克　3 剂

5 月 11 日二诊　漏红已少，未止，腰酸腹坠，大便欠实，再宗原法出入。

炒党参 12 克　炒白术 9 克　怀山药 9 克　炒杜仲 12 克　川断 12 克　桑寄生 12 克　升麻炭 4.5 克　炒白芍 9 克　菟丝子 9 克　南瓜蒂 3 只　云茯苓 9 克　艾叶炭 3 克　3 剂

按：患者早孕期间长途旅行，劳累过度，加之纳食不慎而致腹泻，腰酸似折，下红。此乃脾肾不足，胞脉失养。拟健脾补肾，温中安胎。方中党参、白术、怀山药、云茯苓健脾益气固胎；白芍养血柔肝；菟丝子、杜仲、川断补肾壮腰固摄；仙鹤草止血；姜夏温中止呕，安胎。药后漏红已止，腹疼下坠感及腰酸腹泻等羔均见好转，惟不思饮食，泛恶频作。三诊改服香砂六君加杜仲、寄生、川断、姜半夏、姜竹茹，5 剂后泛恶亦减，纳食已增。孕 3 个月后 B 超示宫内胎儿发育符合孕月，胎心胎动正常。

案四　陈某　29 岁

1991 年 7 月 22 日初诊　孕将 2 个月，阴道出血 3 天，缘周前母病告危，心急烦恼所致。用西药止血保胎，出血今反有增，小腹隐痛，纳少作恶。曾于去冬流产一次。苔薄质红，脉弦滑。此乃气郁火盛，胞脉受损。姑拟清热止血，理

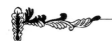

气安胎。

生地炭 12 克　炒子芩 10 克　侧柏叶 10 克　旱莲草 15 克　广木香 3 克　苏梗 9 克　陈皮 4.5 克　白芍 9 克　阿胶（烊冲）9 克　炒杜仲 12 克　川断 12 克　苎麻根 15 克　5 剂

7 月 26 日二诊　阴道漏红减少，腹痛已除，惟带多黄白间赤，腰酸泛恶，舌脉同前。宗原法进退。

生地炭 12 克　川柏炭 5 克　炒白术 10 克　炒子芩 10 克　椿根皮 12 克　云茯苓 10 克　地榆炭 12 克　苎麻根 12 克　炒杜仲 12 克　桑寄生 12 克　苏梗 9 克　姜竹茹 6 克　5 剂

按：本案病出有因，因母病告急，心急烦乱以致肝郁化火，邪热动胎。叶天士云：“气调则胎安，气逆则胎病。”治当清热止血，理气安胎。生地炭、子芩、侧柏叶、旱莲草清热止血；苏梗、陈皮、木香解郁，顺气安胎；白术、阿胶滋养阴血，血气调和而胎气平安。药后漏红止，腹痛除，腰酸瘥，带已少。B 超示：宫内胎儿胎心搏动良好。停药后再未出血。1992 年 2 月因低置胎盘行剖腹产，生一健康女婴。

案五　姚某　32 岁

1996 年 3 月 27 日初诊　结婚一年，去秋孕 2 月许因自然流产刮宫。末次月经 2 月 16 日，尿 HCG 阳性，兹孕 6 周许。周前下红少许，色如咖啡，旋净。昨又见少量阴道出血，色如咖啡，时有时无，至今未止。伴下腹轻度坠胀疼痛，微恶、腰酸楚，未作诊治。刻下下腹隐痛且胀，腰酸楚，内裤见少量咖啡色血。精神欠振，面色无华，情绪欠舒。苔薄中根微腻，舌质微红，脉弦略滑。证属肾虚肝郁，胎元不固，不足之象显露，慎防堕胎。治拟健肾安胎止漏为先，以观动静。

炒党参 12 克　炒白术 9 克　淡子芩 9 克　白芍 9 克

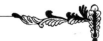

桑寄生 12 克　炒杜仲 12 克　川断 12 克　地榆炭 12 克　生地炭 12 克　苏梗 9 克　木香 3 克　苎麻根 12 克　7 剂

　　嘱绝对卧床休息，注意起居、饮食调养，暂禁性生活。若腹痛剧烈或阴道出血量多即赴医院急诊。

　　4 月 3 日二诊　间日下红极少，色如咖啡，腹痛见减，脘胀嗳气，苔薄白，质微红，脉弦滑。方既应手，守法再进。嘱 B 超检查。

　　炒党参 12 克　炒白术 9 克　木香 3 克　砂仁（后下）3 克　桑寄生 12 克　炒杜仲 12 克　川断 12 克　白芍 12 克　生地炭 12 克　淡芩炭 9 克　苎麻根 12 克　苏梗 9 克　7 剂

　　4 月 10 日三诊（家属代诊）　阴道出血一周已止。腹痛腰酸均除。日前 B 超检查示子宫增大，宫内见孕囊 36 毫米 × 21 毫米，内见胚胎及原始搏动；孕囊右前方见 16 毫米 × 11 毫米似孕囊样回声，未见明显胚芽。提示双胎妊娠，一胎 8 周余，一胎已停止发育。刻下稍见黄带，纳差，要求转方。再守前意。

　　炒党参 12 克　炒白术 9 克　姜竹茹 9 克　砂仁（后下）3 克　白芍 12 克　生地炭 12 克　桑寄生 12 克　炒杜仲 12 克　川断 12 克　苏梗 9 克　苎麻根 9 克　陈皮 4.5 克　7 剂

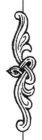

　　按：因胎系胞，主在脾肾两脏。脾为后天之本，气血生化之源；肾为先天之根，生殖生长之根本。古人曾喻胎孕如"寄生之托于苞桑，茑与女萝之旋于松柏"。若脾肾虚弱则犹寄生、松柏之下固也。而胎无所附，漏坠难免。故胎漏、胎动不安之治，当重于补脾益肾，肾固脾健自无漏动之虞。临证常以党参、炒白术、淡子芩、桑寄生、炒杜仲、川断、苎麻根为基础方，根据患者具体症情，再佐择清热、化湿、解郁、疏理、温养、滋润、止血诸法，每得良效。益中气系胎

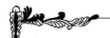
元以党参、炒白术为最佳；补肾气固冲任以寄生、杜仲、川断为首选；子芩苦寒清热，止血安胎；苎麻根加强系固之力。众药相辅，具有较好的安胎作用。

本案前次妊娠时不慎因外伤导致坠胎，行清宫术，致肾气受损，复加调养失当再伤脾胃。间隔 5 月许又孕，肾气未盛，脾气未复，脾肾失系乃成胎漏之证。恐于再度殒坠，心情忧郁，又致木失条达之性。谨守病机，蔡师在安胎基础方中，佐白芍养血柔肝，和里缓急；木香、苏梗疏调气机；生地炭、地榆凉血止血。二诊漏下极少，然其色仍如咖啡，嘱服药同时行 B 超检查。胎漏者漏下淡红或鲜红者，多属现代医学"先兆流产"之列，中药安胎往往能获良效；凡下血色如咖啡，甚则酱色者，必当 B 超检查，排除"过期流产"。若已胎死腹中，已非药力所能挽，应及时清宫，防止暴崩休克，造成亡血脱气危证。本案经 B 超检查，果一胎已殒，幸双胎妊娠，另一胎发育正常。继以安胎法治疗将月，经观察症情稳定，翌年剖腹产一女婴，母女皆安。

习惯性流产

习惯性流产在中医学中称"滑胎"，一般指自然流产 3 次以上，屡孕屡堕或数堕胎，且应期而堕。《叶天士女科全书》云：有屡孕屡堕者，由于气血不充，名曰滑胎。

（一）病因病机

习惯性流产多因禀质虚弱，以致胎不成实；或母体先天不充，后天受损，以致女精不健，或父体先、后天原因，以致男精不壮；或近亲婚配，影响胎元发育，不能成实。其病机主要为肾薄受胎不实，冲任不固；或气血亏损，源流不继，以致发生殒堕。本病治疗重在孕前调理，宜补肾、健脾、养血、固冲调治，受孕以后予以补肾益脾，调冲任胎元。

蔡师认为导致滑胎的主要原因是肾气不足，或由于先天不足，复损于肾气，以致不能荫胎系胞，或脾虚中气亏损，化源匮乏，以致不能摄养胎元，或阴虚之质，相火偏盛，热伤胞络，损及胎元等。因此冲任失于封藏，气血失于温煦，胞脉失于濡养，胎元为之不固，又加之肝逆动火、湿郁生热、血瘀阻胞等内外诸因损伤胎元，以致屡孕屡堕。

（二）辨证治疗

对于本病的治疗应当标本同治。孕前宜调经祛病，以消除瘀、湿、郁、火、胞寒等各种病因。孕期则重视补肾健腰，益气养血以固胎，还需注意起居饮食、房事、情感的调节。蔡师认为习惯性流产乃脾肾两虚所致，对此类病人孕前宜培补脾肾，犹如播种先培土，土壤肥沃，利于种子生长发育；孕后育肾固胎为主，健脾为辅，防蹈复辙。药用自拟育肾健脾安胎汤：菟丝子 10 克、炒杜仲 12 克、桑寄生 10 克、川断 12 克、苎麻根 12 克、炒党参 12 克、云茯苓 12 克、大生地 10 克、炒白术 10 克、苏梗 10 克。本方是由《医学衷中参西录》寿胎丸合四君子汤发展而来。方中菟丝子为君，补肾益精固胎，川断为补肾安胎之要药，有抗维生素 E 缺乏症的作用，而利于孕卵的发育，配杜仲乃宗千金保孕丸法，则相得益彰；桑寄生除补肾外，兼有养血安胎之功效；党参、白术、茯苓四君子汤以补后天，又能渗泄胎热；苏梗顺

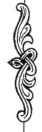

气和中安胎。全方功专补肾健脾，温而不燥，滋而不腻，气血和畅而能寿胎保产。

（三）医案选录

案一　王某　33岁

1992年4月2日初诊　婚7年流产4胎（均在50～60天），末次流产1990年1月）。兹经停四旬（末次月经2月22日）。微恶饮食、腰脊酸楚，小腹不适，平卧较安，稍行走登梯则有腰酸坠感，并且带多，苔薄脉细，尿HCG阳性，染色体正常，IgG偏高，基础体温呈梯形上升。乃肾气不足，胎失安固，姑拟补肾安胎。

炒杜仲12克　炒川断12克　桑寄生12克　炙狗脊12克　炒白术9克　云茯苓12克　菟丝子9克　大生地（以砂仁末3克拌炒）9克　苏梗9克　制黄精12克　山萸肉9克　参蒂5只　5剂

4月9日二诊　腰酸显减，带多清稀，晨起呕恶，苔薄腻，脉微滑。再以原法出入。

炒白术9克　炒子芩9克　云茯苓12克　炒杜仲12克　炒川断12克　桑寄生12克　菟丝子9克　苏梗9克　姜竹茹6克　生地（以砂仁末3克　拌炒）9克　5剂

按：患者屡孕屡堕。今经停四旬，腰脊酸楚，小腹不适，基础体温呈梯形上升，此乃肾气不足，胎元受损之象。胞系于肾，胎成于精，精由血化，禀承元气，保精始能保胎，精亏难以妊育。滑胎之因或为先天不足，受损于肾气，以致不能荫胎系胞；或脾虚中气亏损，化源匮乏，以致不能摄养胎元。治疗方面宗傅山"安胎重脾肾，补其气不足，泄其火有余"授以补肾安胎之剂。杜仲、川断、寄生、狗脊、

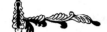

菟丝子、山萸肉大队补肾之药以强肾健腰，涩精培元；参蒂、白术、云茯苓健脾益气，生精化血；生地、黄精滋阴养血，清泻胎火；砂仁、苏梗顺气和中安胎。患者用补肾健腰、益精固胎法参理气化湿、和中清热法治疗二月后，腰痛、尿多、带下、便艰等羔均减，IgM 降至正常，B 超示宫内胎儿胎心胎动好。当年 11 月中旬剖腹产得一健康女婴。

案二　孔某　30 岁　职工

1995 年 6 月 2 日初诊　患者 4 年前结婚，旋孕，至 2 月余自堕。此后一年余间，又自然流产两次，均行清宫术。末次流产 1993 年 2 月，迄今两年余，夫妻同居，性生活正常，未能再孕。经每逾期，量多色黯，临前乳胀头痛。妇检及 B 超未发现异常，输卵管碘油造影示两侧输卵管通畅，基础体温双相欠典型。末次月经 5 月 24 日。兹月经初净，无不适。苔薄白，质偏红，脉弦细。男方精液常规检查正常。此乃肾虚肝郁，化热夹瘀。治宜育肾疏肝。

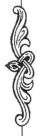

云茯苓 12 克　大生地 9 克　路路通 9 克　女贞子 9 克仙灵脾 12 克　石楠叶 9 克　公丁香 2.5 克　泽泻 9 克　麦冬 12 克　细辛 1 克　制黄精 12 克　丹皮 9 克　7 剂

6 月 9 日二诊　时届中期，基础体温未升，兹无所苦，惟精神欠佳。苔薄白，质偏红，脉弦细。治拟育肾培元。

云茯苓 12 克　大熟地 9 克　仙灵脾 12 克　石楠叶 9 克熟地 9 克　巴戟肉 9 克　苁蓉 9 克　鹿角霜 9 克　狗脊 12 克　紫石英（先煎）12 克　14 剂

另河车大造丸每次 6 克，每日两次，温开水吞服。

6 月 23 日三诊　经期将届，基础体温双相显佳，过多堪虞。苔薄白，质淡红，脉细。拟固冲任，四物汤加减，经来时服。

炒当归9克　大生地9克　丹参6克　白芍9克　制香附9克　熟女贞9克　旱莲草21克　生蒲黄（包煎）9克　黑芥穗9克　侧柏叶9克　怀牛膝9克　7剂

7月7日四诊　月事值期未行，基础体温持续高相22天未降，尿HCG阳性，泛恶时作，恶闻油腻，乳胀尿频。苔薄白，质偏红，脉滑。患者肾气素虚，恐有再堕之虞，当注意休息，调畅情志，禁性事，治拟安和。

炒杜仲12克　川断9克　姜半夏4.5克　姜竹茹4.5克　桑寄生12克　炒白术9克　淡子芩9克　苏梗9克　白芍9克　陈皮4.5克　苎麻根12克　7剂

7月14日五诊　泛恶时作，倦怠嗜睡。苔薄白，边有齿印，脉弦滑。再拟安和。

炒杜仲12克　川断12克　炒白术9克　淡子芩9克　桑寄生12克　姜半夏4.5克　姜竹茹6克　藿苏梗各9克　白芍9克　陈皮4.5克　荷蒂5枚　7剂

9月20日六诊　循安固之法随证加减调治至今，孕三月余。今B超检查提示胎儿宫内发育正常。兹胃纳欠佳，余无所苦。苔薄白，边微红，脉弦滑。再守前意，嘱无特殊情况可停药观察。

炒杜仲9克　川断9克　桑寄生9克　淡子芩9克　姜半夏4.5克　炒白术9克　云茯苓12克　藿苏梗各9克　荷蒂5枚　5剂

停药后产前检查均正常，翌年2月剖腹产一男婴，重3800克。

案三　陈某　38岁　技术员

1995年6月28日初诊　结婚10余年，先后自然流产6次，每孕均于2月许胎死腹中，继行清宫术。屡经中西医治

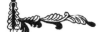

疗，均未成功。末次流产 1994 年 1 月。双方染色体检查无阳性发现。3 月前带下渐多，色黄秽臭，时伴小腹坠胀不舒，经期尚准。末次月经 6 月 12 日，经行量少，色黯，两天即净。兹带多阵下，色黄或白，清稀，有秽臭味。西医妇检未发现明显异常。大便间日，成形偏干。半年来无任何避孕措施。欲孕又恐于流产，情绪抑郁焦虑。面色㿠白，精神欠佳。苔薄白，质偏红，脉细软。此乃肾虚肝郁，瘀热互结，正虚邪实，拟扶正祛邪并举。姑先益气扶正，清热化瘀为治。

生黄芪 12 克　党参 9 克　炒白术 9 克　云茯苓 12 克椿根皮 12 克　鸡冠花 12 克　泽泻 9 克　白芍 9 克　黑山栀 9 克　车前子（包煎）9 克　川柏 6 克　全瓜蒌（打）12 克红藤 30 克　7 剂

7 月 5 日二诊　药后带下显减，秽味已除，少腹两侧坠胀感亦消失，精神略振，经期将届，基础体温单相。苔薄白，质偏红，边有齿印，脉细软。再为兼顾。

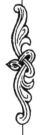

炒当归 9 克　大生地 9 克　川芎 4.5 克　白芍 9 克　云茯苓 12 克　制香附 9 克　乌药 9 克　败酱草 20 克　泽泻 9 克　炒怀膝 9 克　7 剂

7 月 13 日三诊　末次月经 7 月 5 日，经来尚畅，量稍增，色红，5 天净。兹略有带下，色淡黄，秽味不著，余无所苦。苔薄白，质红，脉细。再拟育肾调理。

云茯苓 12 克　大生地 9 克　石楠叶 9 克　路路通 9 克公丁香 2.5 克　川桂枝 3 克　泽泻 9 克　川柏 12 克　败酱草 20 克　椿根皮 12 克　丹皮 9 克　麦冬 12 克　7 剂

7 月 19 日四诊　时届中期，基础体温已升，带下已除，兹无所苦。苔薄白，质淡红，脉细。瘀热渐消，故以育肾培元为主。

云茯苓 12 克　生熟地各 9 克　石楠叶 9 克　仙灵脾 12 克　巴戟肉 9 克　鹿角霜 9 克　熟女贞 9 克　怀牛膝 9 克　制黄精 12 克　怀山药 9 克　8 剂

另河车大造丸每次 6 克，每日 2 次，温开水吞服。

8 月 2 日五诊　基温双相较佳，上升 14 天未降。将届经期，乳胀明显。苔薄白，质淡红，脉略滑。拟调冲任，经来时服。

四制香附丸每次 6 克，每日 2 次。目前观察。

8 月 9 日六诊　经水未行，基础体温上升 21 天未降，尿HCG 阳性，神疲乏力，腰微酸，恐于胎殒，情绪紧张。苔薄白，质微红，脉细滑数。精卵相搏，合而成形。刻下症脉均佳，未见明显不足之象，然有 6 次坠胎史，当慎防之。拟予安固，防患未然。

炒党参 12 克　黄芪 12 克　炒白术 9 克　淡子芩 9 克藿苏梗各 9 克　砂仁（后下）3 克　川断 12 克　狗脊 12 克炒杜仲 12 克　桑寄生 12 克　苎麻根 12 克　7 剂

嘱绝对卧床休息，注意饮食调养，调畅情志，3 月内禁止性生活。

8 月 16 日七诊　（家属代诊）据云目前情况良好，无明显不适，稍有泛恶，胃纳欠馨。再从原法出入。

炒党参 12 克　生黄芪 12 克　炒白术 9 克　淡子芩 9 克藿苏梗各 9 克　陈皮 4.5 克　姜半夏 5 克　川断 12 克　狗脊 12 克　炒杜仲 12 克　桑寄生 12 克　苎麻根 12 克　7 剂

遵此法调治至今四月许，产前检查及 B 超均提示胎儿发育正常，遂停药观察，未见异常情况。1996 年 4 月 1 日剖腹产一女婴，重 3400 克，阿普加评分 10 分。

按：《妇婴至宝》云："凡妊娠之数见堕胎者……或禀质

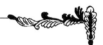

素弱或年力就衰，或暴怒劳苦而暗损精气，或色欲太过而
泄胎元……胎以堕焉。"滑胎者，始于胎漏、堕胎或人工流
产之后，由于调养不及、再次妊娠过密或孕期调护失当，遂
成再堕、数堕之证。其病因虽然同于胎漏，亦因脾肾气血不
足使然，但因屡孕屡堕，脏腑气血也屡伤屡损，故其正气虚
损程度远远过于胎漏、堕胎，部分患者滑胎之后常可并发继
发不孕，乃肾气大衰故也。所以治疗上当重视"预培其源"，
即在再次妊娠之前，预先培补脾肾气血以充其源，渐臻脾健
肾裕气旺血充，则孕后系固充养有权，而滑胎可治。

产　后　病

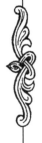

　　产妇在新产后至产褥期中所发生与分娩或产褥有关的疾
病，称为产后病。

　　因为产时疲劳、出血导致产妇在产后气血受损，抗病能
力下降，容易引起各种疾病，常见的有产后发热、产后腹
痛，产后恶露不绝、产后大便难，产后身痛等。引起产后病
的病因病机，可归纳为三个方面：一是亡血伤津。由于分娩
用力，出汗和产伤或失血过多，使阴血暴亡，而产生其他疾
病；二是瘀血内阻，产后余血浊液易生瘀滞，或胞衣残留或
感染热毒，均可导致瘀血内阻，败血为病；三是外感六淫或
饮食房劳所伤。产后气血俱伤，元气受损，抵抗力减弱，所
谓"产后百节空虚"，稍有感触或生活失慎，即可能导致产
后诸病。产后病的病理特点是"多虚多瘀"，即气血虚弱及
瘀血内阻。因此，治疗产后病的原则是以辨证论治为根本，

还须审视"虚与瘀"的情况进行论治。

（一）产后恶露不绝

妇女生产后的阴道出血称为恶露，属正常生理现象。当其淋漓不断，逾4周以上，遂成病态，属祖国医学"产后恶露不绝"范畴。常由产后虚损、血热、瘀阻所致。治疗上当以虚则补之、瘀则化之、热则清之为原则。

案　金某　29岁

1979年2月18日初诊　产后迄将3月，断乳月许，恶露持续未净，色鲜红，疲惫少力，B超示无异常。苔薄微腻，边尖偏红，脉细。证属气血不足，冲任欠固，拟扶正调摄。

炒党参12克　生黄芪9克　炒当归9克　大生地9克败酱草20克　赤白芍各9克　生蒲黄（包煎）9克　益母草9克　仙鹤草20克　制黄精12克　怀膝炭9克　7剂

2月25日复诊　药后恶露即止，精力亦振，大便欠实，苔薄腻，质偏红，脉细。拟和中调理。

炒党参9克　炒白术9克　云茯苓12克　炒淮药9克川断9克　狗脊9克　焦米仁12克　椿根皮12克　赤白芍各9克　焦六曲9克　5剂

按：妇女产后恶露不绝，病因病机在《胎产心法》中有较全面论述："产时伤其经血，虚损不足，不能收摄，或恶血不去，则好血难安，相并而下，日久不止。"妇女新产之后，体力亏耗，百脉空虚，元气耗损，更由于恶露淋漓，久则气血愈虚，收摄无权，冲任失固，血难以止，交互影响，形成不尽之势。

本例恶露持续3月未净，气血两者俱虚，治以止血为

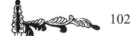

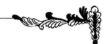

主，补益为先。予党参、黄芪、黄精益气固摄，健复体质；当归、白芍、生地、仙鹤草养血止血，增加补摄之力；再寓化瘀之蒲黄、赤芍、益母草、牛膝祛瘀生新，加速胞宫复原，使疗效更著。恶露淋漓数月，恐有邪热内蕴之虞，加用败酱草一味，清热解毒，意于防治热毒滞留所致恶露不止。《本草从新》有败酱草"解毒……疗产后诸病"之说。全方扶正调摄，佐化瘀清解，仅以一诊而药到病除，恶露即净。二诊时去除活血、止血药，重投补养，以固其效。

（二）产后发热

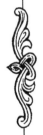

产褥期内出现发热持续不退，或突然高热寒战，并伴有其他症状者，称为产后发热。究其原因，有因失血过多，阳无所附，浮越于外，荣卫失调而发热者；有因恶露不下，瘀血内停，气机郁滞而发热者；有因新产亡血，气血不足，荣卫不和，腠理不密，外感风寒而发热者；有因产后脾虚胃弱，又过食肥腻厚味损伤脾胃，运化失常，宿食不分而发热者。产后发热原因虽多，但不外虚实两类，必须考虑到病在产后，体属血虚。祛邪之时，兼顾其本，切不可妄投发散，不可过于滋腻，宜以调气血、和营卫为主。

案一　马某　34岁

1981年5月20日初诊　剖腹产十朝，发热未退，日来渐增，恶露不多，口淡无味，乳汁稀少，余均如常。苔白满腻，边有齿印，脉略弦数。术后体虚，卫气失固，外邪易袭，致缠绵多日。姑先治表，后再固本。

炒当归9克　赤芍9克　益母草9克　炒荆芥4.5克　云茯苓12克　姜半夏4.5克　陈皮4.5克　丹皮9克　败酱草

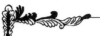

15 克　焦米仁 12 克　葱白 3 个　2 剂

2 剂后发热已退，精神亦佳。

按：本例患者因产后感受风寒之邪致病。由于产后气血俱虚，腠理不密，风邪乘虚而入，正邪相争，而致发热。时值初夏 5 月，湿邪入侵，加之产后脾虚失运，湿邪中阻，故见苔白满腻，发热缠绵多日。患者气血不足，故乳汁稀少。证属邪盛正虚，故以当归、芍药养血和营；加炒荆芥、葱白，取葱白通阳发汗，辛温而不燥热，炒荆芥祛风解表，使热退而不伤正；另加云茯苓、姜半夏、米仁、陈皮健脾助运，化湿和中；益母草、败酱草活血行瘀；赤芍、丹皮清热散瘀。本方养血解表，2 剂即热退身凉。

案二　程某　30 岁

1982 年 7 月 29 日会诊　剖腹产 2 周，恶露已净，自乳不多，突发高热，迄今未退，头胀少汗，苔白腻尖边红，脉软略数。此乃暑湿内滞，热蕴不化，拟清宣化湿。

淡豆豉 9 克　香薷 4.5 克　制川朴 3 克　黑山栀 9 克 青蒿 9 克　赤芍 9 克　焦米仁 30 克　川连 2 克　云茯苓 12 克　鲜藿佩各 9 克　连翘 9 克　鲜荷叶梗各 30 克　2 剂

按：产后感受时邪，高热持续不退，屡用抗生素等未效。兹值盛暑，气阴不足，又经剖腹产术，气血骤伤，最易感邪。患者高热头胀无汗，脉软略数，苔白腻，尖边红，可见暑湿留恋，未能通达。历代妇科医家对产后发热曾谆谆告诫"多属虚寒"，"一切病多是血虚，皆不可发表。"然暑热鸱张，湿郁肺胃，若大补气必恋邪助火，若大剂清热亦难免湿遏热伏，贻误病机，治当清宣肺胃，解暑化湿，畅达气分，迫邪外解。可见先哲之言也不可偏信，是当"随证随人，辨其虚实以常法治疗"。方用栀豉汤清气透卫；合黄连

香薷散加青蒿、藿佩、荷叶梗清热解暑和中；米仁、云茯苓健脾化湿，所谓"湿去则热无以依"；加赤芍、连翘以清泄里热，亦防产后伏热夹瘀之变。药后热退病愈。

案三　肖某　27岁

1996年7月29日会诊　剖腹产十朝，恶露未尽，日来较多，身热渐高，咽痛泛恶，腹疼拒按，苔厚腻，边尖暗红，脉略数。证属瘀热内蕴。拟清热化瘀。

炒当归9克　赤芍9克　丹皮9克　益母草9克　败酱草20克　焦楂肉9克　鲜藿佩各9克　广郁金9克　川牛膝9克　荆芥穗4.5克　桔梗4.5克　鲜荷叶梗各30克　2剂

按：患者产后瘀滞湿阻，复感时邪暑热与瘀热相搏则化火动血，症属邪实。产后虽然体虚，亦当祛邪治标为应急之法，所谓邪去则正安。方用当归、赤芍、益母草、败酱草、川牛膝祛瘀生新，搜剔瘀热；加荆芥、楂肉引血引经而兼散邪健运；配藿佩、荷叶梗芳香化湿，解暑清热；桔梗、郁金宣通肺气，宽胸利咽，使气机畅通，血循如常，上焦宣开，中焦健运，湿浊能休，瘀热能清，发热即退。

案四　贾某　32岁

1995年8月12日会诊　剖腹产后八朝，恶露未尽，自乳较多，无肿块，二便如常，高热4天，面色苍黄，汗多恶风。苔满白厚腻，脉细略数。乃属气血不足，湿邪互阻。姑拟疏化达邪。

当归9克　益母草9克　赤芍9克　云茯苓12克　姜半夏4.5克　焦米仁15克　炒荆芥4.5克　桔梗4.5克　陈皮4.5克　葱白3个　2剂

按：暑乃无形之气，湿系重浊之邪，相搏化热，互扰气营，是以高热，虽汗不解，暑热无以清泄，则血不得宁静，故当祛邪为先。前人有"温病忌汗，又喜汗解"之说，本例以葱白通阳解肌，透表达邪；配桔梗、荆芥以增强疏散宣透之力；加二陈、米仁以和中化湿；当归、益母草以祛瘀生新；赤芍清泄瘀热。一剂而热降。2剂后热清体安，即去葱白、荆芥，再二服而痊愈。

（三）产后热疖

产后热疖是指发生在产后的毛囊及其周围的急性化脓性炎症。疖以夏秋季节发病为多，好发于头、面、颈、前臂和臀部，临床表现为以毛囊为中心的炎症结节，局部红肿热痛。其病机为产后体虚，内蕴湿热，外感热毒之邪。治疗可按不同阶段分别治之：早期宜清热解毒散结，脓成后宜解毒透脓，脓净后宜调补气血。因病发产后，故调理气血应贯穿始终，但应审慎勿拘泥产后宜温之常规。

案　黄某　26岁

1982年7月28日初诊　新产十日，恶露未绝，值兹炎夏，身处斗室，热疖满额，难忍不堪。苔黄厚腻质红，脉微洪。乃热蕴血分，须清瘀解毒。

当归9克　桃仁泥9克　赤芍12克　丹皮12克　生米仁30克　败酱草30克　益母草20克　银花9克　绿豆衣9克　红藤20克　西瓜翠衣9克　玉泉散（包）12克　3剂

7月31日复诊　投剂后热疖显隐，恶露亦畅，情绪渐安。苔黄腻质红，脉微弦。方既应手，原法进退。

当归9克　桃仁泥9克　赤芍12克　丹皮12克　生米仁20克　败酱草30克　益母草20克　绿豆衣9克　红藤20克　西瓜翠衣9克　泽泻9克　3剂

按：热疖在暑天为最多，临床上以小儿、产妇、病后体

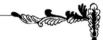

弱者多见。本案为产后，时值暑令，气候干燥酷热，加之产后多服温热食物，以致暑邪外感，湿热血热内蕴，阻于肌肤之间发为本病。苔黄厚腻质红，脉微洪。热蕴血分无疑，故清瘀解毒为先，药到病除。俗有"胎前宜凉""产后宜温"之说，但临床诊治必须牢牢掌握辨证施治这一原则，对产后之病尤宜审慎，注意气血恢复，必须审证求因，分别治之，血病治血，气病治气，热者清之，凝者行之，虚者补之，实者泻之。此即《内经》"有故无殒、亦无殒也"之意。

（四）产后癃闭（尿潴留）

新产之后，小便闭而不通，甚或小腹胀急疼痛。皆因临盆分娩时努气劳乏，而致气虚，并肾虚不足，或气滞失畅，胞脉受损，膀胱气化不利，致排尿功能受到影响，引起小便不通，亦称尿潴留。"中气不足，二便为之变"，治法宜补气为主，相应养血祛瘀，温通膀胱，以利排尿。

案　胥某　33岁

1993年3月24日初诊　患者因妊娠高血压综合征于孕35周入院治疗。3月19日预产期到，施行催产素引产，徒手剥膜，婴儿评分良好。产后血压平稳，伤口愈合亦佳。兹已五朝，恶露不多，惟小便癃闭不通，已导尿5天，大便不畅，素有便秘。苔白胖略有齿印，脉数。证属气虚不足，膀胱气化不利。拟益气养血佐通利。

炒当归9克　杭川芎6克　益母草9克　生黄芪9克云茯苓12克　炒白术9克　泽泻9克　桂枝3克　通草3克　猪苓9克　车前子（包煎）12克　2剂

3月26日复诊　药后小便已通，精神见振，情绪亦爽，大便较软，昨起两次。惟纳呆、盗汗、乳胀。苔厚腻，脉细

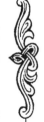

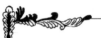

软略弦数。症势好转，原法进退。

炒当归9克　川芎6克　益母草9克　生黄芪9克　云茯苓12克　焦米仁12克　玫瑰花1克　泽泻9克　桔梗6克　炒怀牛膝9克　柏子仁丸（包煎）9克　3剂

服上方后，患者于3月28日病愈出院。

按：经云："阴虚则小便难。"患者产前头痛眩晕，血压偏高，已是水不涵木，肝阳亢盛，临盆滞产，而行徒手剥膜，更伤及气阴。叶天士认为："阴虚者阳必凑之，盖因膀胱受热，故小便涩而不能流利。"朱丹溪谓"热则不通，冷则不禁"亦是此理。患者消瘦，脉细，素有习惯性便秘，系属秉赋阴虚，下焦有热。总因产时骤伤气血，营血尤亏，阴虚及阳，气亦随脱，而现舌苔白胖，边有齿印，呈气虚之象。症见癃闭，病势紧急。小便不通，其病变虽在膀胱，但小便出于气化，决渎由于三焦。根据"腑以通为补"原则，癃闭治疗着重在利，拟用五苓散方通阳利水，运旋脾土；加通草、车前子通利水道；黄芪、当归补气益血，滋其化源。有谓"中气不足，二便为之变"，故中气充实则二便亦通。产后五朝，尚有瘀滞，加川芎、益母草祛瘀生新，血行通畅，使"血行水亦行"（《血证论》），方义既有分利，又有补中；既祛瘀滞，又滋化源，使清浊分而升降宜，中气足而二便利。服药2剂，小便自通，症势大减。复诊再宗原意，取佛手散加黄芪、益母草、怀牛膝养血化瘀生新；云茯苓、泽泻、米仁健脾利水，分清化浊；佐玫瑰花以芳香醒胃，理气开郁；柏子仁丸滋阴滑肠，润通下焦；桔梗开宣上焦，以取"提壶揭盖"之意，所谓"上窍闭，下窍亦塞"，宜通肺气，则二便自利。本例病案属实中夹虚，虚为本，实为标。急则治标，故用化瘀通泄法，佐以补气益血，寓补于攻。方

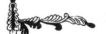

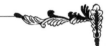

切病体，乃显大效。

（五）产后下肢浮肿

产后气血两亏，阳气先伤，脾虚失健，正气不能运行湿邪，致水湿泛滥，蔓延于肌肤之间，而面目四肢先受其患。下肢肿者，大多为脾肾交虚，水湿下注，间或伴有中气不足而气滞不行。故益气有轻重，利水有峻缓，并须辅以行气消滞，则事半功倍矣。

案　尤某　35岁　已婚

1996年8月27日初诊　1996年4月27日剖腹产一男婴，产后至今双下肢肿满且胀，按之凹陷，尿常规正常，食欲不振，疲惫少力，曾于外院服中药一月未效。苔薄腻，脉细。要皆脾虚气滞，拟健脾行滞利水。

茯苓皮9克　大腹皮9克　青陈皮各4.5克　姜皮3克五加皮9克　天仙藤12克　怀牛膝9克　炒当归9克　炒白术9克　乌药9克　木瓜4.5克　7剂

9月4日复诊　药后肢肿显减，纳增，精力亦振，苔薄脉细。继以前法出入。

茯苓皮9克　青陈皮各6克　五加皮9克　大腹皮9克姜皮3克　天仙藤12克　乌药9克　炒白术9克　生米仁12克　怀牛膝9克　木瓜4.5克　7剂

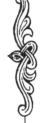

按：产后之体，阳气耗损，脾阳不足则运化失司。土不制水，泛溢停聚于四肢，肌肤乃成水肿。《素问·至真要大论》云："诸湿肿满，皆属于脾。"本例产后周身疲惫无力，食欲不振，脾虚之征显然，阳气虚弱，温煦推动无力，以致气机升降失司，清阳不升，浊阴下滞，故腿足肿胀，按之凹陷。五皮散功在温中健脾，利湿消肿，脾运正常则积水尽

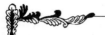

退。患者产后肢肿越4月不愈，外院服中药效不显，除脾虚湿阻外，气滞之象不应忽视。投天仙藤理气行滞，开郁除湿，与五皮散并举，共奏消肿之功，鲜有不治者。初诊服药7剂，病已十去八九，复诊在原方基础上稍事增易，以资巩固。

（六）耻骨联合分离症

耻骨联合中间有较厚纤维软骨相连，构成耻骨关节，正常时耻骨关节紧密接合，腔隙极其狭窄，不易活动。妊娠时，由于激素作用，骨盆关节韧带松弛，关节活动稍有增加，两耻骨也稍有分离，但一般不超过2cm，这种分离和活动能使产道通畅，生产顺利，有利于分娩。对于这个理论，祖国医学早有认识。《妇人良方》曰：交骨（即耻骨）不开，产门不闭，皆由元气虚弱，胎前失于调摄，以致血气不能运达而然也。虽然孕期耻骨联合或多或少有些分离，但多数孕妇并无疼痛感，少数为轻度疼痛，故一般无须做特殊处理。待胎儿娩出后，随着激素水平下降，耻骨联合处将逐渐合拢，恢复原状。但有极个别产妇，素体虚损，产前失于调摄，产后难以复元，以致耻骨间长久不合而疼痛难忍，不能行走，活动受限，十分痛苦。

案　广某　27岁

1996年8月20日会诊　产后十七朝，恶露淋漓未净，量不多，色偏黯，自汗，盗汗，大便不畅。素有关节炎。妊娠五月时曾患阑尾炎，行保守治疗。兹耻骨联合部掣痛难忍，转侧不利（西医诊断为"耻骨联合分离症"）。苔薄边有齿印，脉虚。证属气血两亏，肝肾不足。拟益气养荣舒络。

生黄芪15克　炒党参12克　炒当归9克　炒淮药9克

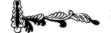

川芎6克　金毛狗脊12克　桑枝20克　炒怀牛膝9克　补骨脂9克　益母草9克　骨碎补9克　4剂

按：患者产后耻骨联合分离，疼痛难忍，转侧不利。又值盛夏，天气炎热，不愿施用腹带固定，虽屡服镇静解痉等西药，未能见效，而予益气血、补肝肾兼舒络汤药4剂后，耻骨联合部掣痛显瘥而出院。由此可见，气血严重虚损及肝肾不足是本例患者病因之关键所在。祖国医学认为，产后血气俱伤，五脏暴虚，肢体羸乏，少气多汗，况且此例患者素有关节炎，孕5月时又患阑尾炎，素体虚弱，气血运行不良，筋骨关节失于濡养，以致交骨开合不利，复元无力。方中黄芪、党参、当归、怀山药益气养血，培补脾胃；狗脊、补骨脂补肝温肾，兼祛风湿；骨碎补既能补肾坚骨，又能活血疗伤；川芎、牛膝、益母草活血行气，补肝肾强筋骨；桑枝补血行血，祛风通络。尽管药味不多，但在注重妇人产后生理特点的同时，也考虑到患者平素体质，治病求本，庶获良效。

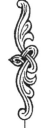

（七）产后大便难

产后饮食如常，大便数日不解，或排便时干燥疼痛，难以解出者，称为"产后大便难"。薛立斋说："产后大便不通，因去血过多，大便干涸，或血虚火燥。"由于分娩失血伤阴，津液亏耗，或阴虚火盛，内灼津液，肠道失于濡养，以致肠燥便难，治疗用蔡氏"养血通幽方"，以养血润燥通便。药用：炒当归10克、生黄芪10克、川芎5克、赤芍10克、益母草10克、桃仁10克、苁蓉10克、黑芝麻（炒）15克。本方由当归补血汤合生化汤加减化裁而成。缘产后失血，加以努气劳乏、气血亏损、阴津不足、肠失滋润，同时恶露尚未净，故用当归、川芎养血理血，辛温行瘀；生黄

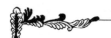

芪益气固卫，以助当归更增养血之力；赤芍凉血活血，以制归、芎之辛散；益母草养血祛瘀，逐恶露；桃仁活血祛瘀，兼能润肠；苁蓉益精血、滋肾、滑肠通便；黑芝麻须炒用，补益肝肾，养血润燥，滑肠通幽，并治产后羸困。如肺气不开、大便不下可加象贝、桔梗；阴津不足可增生地、麦冬；夜寐不安增柏子仁；增润肠之力可加麻仁、苏子；燥结者可酌用大黄。

案　张某　29岁

2000年4月3日初诊　剖腹产后十二朝，恶露未净，色时淡时黯，量不多，大便坚结，三四日一解，神疲乏力，头晕面㿠，苔薄舌质淡，脉细，证属血虚气弱，津亏肠燥，治拟养血润肠。

炒当归10克　川芎5克　生黄芪12克　益母草10克　桃仁10克　火麻仁10克　象贝10克　桔梗5克　苁蓉10克　黑芝麻（炒）15克　3剂

按：妇女新产之后，由于分娩时出血及临产时努气劳乏，以致血虚气弱，津液亏耗，肠燥失濡而大便秘结。本案系虚证便秘，强攻难免蹈虚虚之弊，同时恶露尚未净，故处方以当归、川芎养血理血，辛温行瘀，配生黄芪益气，并增当归养血之力；益母草养血活血，祛瘀生新；桃仁活血祛瘀，润肠通便，配火麻仁以助润肠通便之效；象贝、桔梗开肺气，象贝一味在《中药大辞典》中认为有兴奋平滑肌的作用，佐升麻提壶揭盖，欲降先升；黑芝麻补益肝肾，养血润燥，滑肠通幽；苁蓉滋补精血，滑肠通便。全方养血益气，润肠通幽，配伍严密，升降合情，不二剂即大便通畅，顿觉神爽，如法调治，并嘱养成按时排便的习惯，再三剂而病告愈。

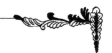

不 孕 症

女子结婚后夫妇同居二年以上，配偶生殖机能正常，未避孕而不受孕者，称为"原发性不孕"。如婚后曾有妊娠，但因流产，早产或死产未能获得活婴，无避孕而二年以上不再受孕者，称为"继发性不孕"。产生不孕的原因较多，据调查不孕的原因女性占三分之一，男性占三分之一，剩余的三分之一有男女双方的原因或原因不明的情况。具体来说，女性因素较复杂，常因患有输卵管阻塞、不通畅、多囊卵巢综合征、功能性子宫出血症、高泌乳素血症、甲状腺、肾上腺皮质功能失调，卵巢早衰、月经失调、子宫内膜异位症等病而导致不孕。此外由于夫妇免疫功能失调亦可导致不孕。妇科检查常见子宫偏小、子宫肌瘤、卵巢增大、卵巢发育不良、子宫内膜异位症、输卵管造影可见输卵管阻塞，或通而不畅、基础体温测定常呈单相型、抗精子抗体测定呈阳性。

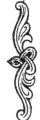

（一）诊治不孕症的思路

1. 调经是成孕致育的先决条件

古有"调经种子"之说，调经是孕育的先决条件。《女科要旨》云："妇人无子，皆因经水不调。经水所以不调者，皆由内有七情之伤，外有六淫之感，或气血偏盛，阴阳相乘所致。种子之法，即在于调经之中。"但必须肾气旺盛，任脉通，冲脉充盈，月事才得以如期来潮，从而具备孕育的功能。

月经失调，有先期、后期、先后不定期，过多、过少、崩漏、经闭、痛经等。可根据各种致病原因，分别治疗，为孕育创造条件。有些病例，经事调准，随即怀孕。如子宫内膜异位症，部分患者常经来过多如注，或腹部剧痛，用化瘀活血调经法，症状好转后，遂即受孕。因该症多宿瘀内结，在盆腔内引起生殖器官粘连和输卵管阻塞，以致运卵通道不畅或不易受精，累及卵巢则引起卵巢功能失调，故一般不受孕的发病率较高，用活血化瘀法，能使上述情况改善，对受孕很有帮助。

2. 益肾可促排卵，健黄体

经云："肾者主蛰，封藏之本，精之处也。"《圣济总录》又说："妇人所以无子者，冲任不足，肾气虚寒也"陈士铎云："胞胎之脉，所以受物者，暖则生物，而冷则杀物矣。"诚为确论。基础体温的测量，可证明这一点。黄体功能不全者，基础体温双相曲线都不典型，月经后期每呈阶梯形上升，升亦不稳。因黄体产生之黄体酮，乃是一种致热源，黄体酮分泌不足，致使基础体温后期低于正常水平，而影响受孕。即或受孕，亦有堕胎之虞，甚且屡孕屡堕，形成滑胎。故临床运用益肾通络，益肾温煦法的实践证明，似分别能起促排卵、健黄体的作用。

（二）辨证分型

1. 肾虚型

A. 肾阴虚：经每先期，行则量少或淋漓不止，腰酸肢软，内热口干，头晕耳鸣。脉细略数，舌红苔少。

B. 肾阳虚：月经稀行，甚则闭阻，或月经淋漓不绝，间或量多，经色淡质稀。腰酸肢冷，腹冷便溏，性欲淡漠。脉

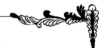

细，苔薄质淡或胖。

2. 肝郁型

月经愆期，先后无定，或有崩漏，色红质稠。平时可有少腹疼痛，临前乳房胀痛，烦躁不安，且常伴有痛经。脉弦，苔薄黄腻。

3. 瘀滞型

A. 痰湿瘀滞型：月经稀行或闭阻。躯体肥胖，喉间痰多，神倦困重，腰酸，带下色稠，或见毛发稠密。脉滑，苔腻。

B. 寒湿瘀滞型：月经后期或闭阻。小腹冷痛，形寒肢冷。脉沉迟，苔薄质淡或胖。

C. 湿热瘀滞型：经期尚准或超前，量较多，色红。平时少腹两侧隐痛，腰酸带下，色黄气秽。脉弦，苔薄黄腻质偏红。

D. 经血瘀滞型：内有血瘕癥积之患。经期尚可，行则量多，杂有瘀块，经痛剧烈，或经后疼痛不止。平时可有肛门坠痛，腰酸症。脉弦细或涩，苔薄边尖或有紫斑瘀点。

（三）辅助检查

1. 病因病情检查

一般均先作妇科检查，了解生殖系统的发育，有无畸形，或盆腔有无肿块或炎症等情况，并注意第二性征的发育状况以及毛发的分布有无异常。同时需测定基础体温，了解卵巢的功能。然后，可根据需要选作宫颈黏液涂片、阴道细胞学检查、诊断性刮宫和子宫内膜活检等。还可作输卵管通畅试验，如输卵管通气、通液及造影术等。必要时还可作房事试验、相合试验和免疫学检查，对部分闭经的患者还可测

定尿中17酮、17羟和垂体促性腺激素（FSH、LH）的含量。此外，B型超声检查有时亦有助于诊断。总之，上列检查均可作为中医辨证的参考。

2. 妊娠诊断

结合病史和中医脉象，可选作血、尿HCG的测定和妇科检查。有时基础体温的测定亦能有助于早早孕的诊断，有利于不孕与不育的鉴别，防止一月堕胎（早早期流产）的发生和漏诊。

（四）方药的设计和运用

以育肾为主，设孕Ⅰ、孕Ⅱ为基本方，根据月经周期，每于月经净后开始服孕Ⅰ方7剂。约至中期（排卵期）换服孕Ⅱ方8剂，经行时如有必要可随症调治。再于经净后重复使用前法。肾阴虚者在两方中加入麦冬、龟板、杞子等。肾阳虚者酌情加入肉桂、附子以及乌鸡白凤丸、河车大造丸等。

孕Ⅰ方：云茯苓12克、生熟地各9克、怀牛膝9克、路路通9克、炙甲片9克、公丁香2.5克、仙灵脾12克、石楠叶9克、制黄精12克、桂枝3克。

孕Ⅱ方：云茯苓12克、生熟地各9克、石楠叶9克、紫石英（先煎）12克、熟女贞9克、狗脊12克、仙灵脾12克、仙茅9克、胡芦巴9克、鹿角霜9克、苁蓉9克。

肝郁型可守前法，酌减温阳之品，加入柴胡、白芍、香附、金铃子、逍遥丸、四制香附丸等疏理肝气。

痰湿瘀滞型可用苍莎导痰方加减，亦可守前法，去黄精、熟地等腻滞之品，选加石菖蒲、白芥子、制南星、仙半夏、苍白术、海藻、夏枯草、指迷茯苓丸等，燥湿化痰。

寒湿瘀滞型仍可守前法，去生地、女贞之类，入苍术、

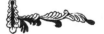

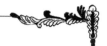

艾叶、吴萸、艾附暖宫丸等，温宫散寒。

湿热瘀滞型轻症尚可宗前法，去熟地、黄精等，入败酱草、红藤、鸭跖草等清热化湿；湿热重症则另用清热化湿方，以清下焦湿热、凉血行瘀。待症状减轻或消除后，复用孕Ⅰ、孕Ⅱ方加减调治。

清热化湿方：云茯苓12克、桂枝2.5克、柴胡梢4.5克、赤芍9克、败酱草20克、丹皮9克、鸭跖草20克、金铃子9克、红藤15克、玄胡索9克、怀牛膝9克。

经血瘀滞型每因经血瘀滞，留络不去，假血成形，逐成血瘀、癥积之患，与西医所称子宫内膜异位症相类。故另设内异Ⅰ、内异Ⅱ、内异Ⅲ三方。内异Ⅰ方用于经痛剧烈者；内异Ⅱ方用于月经过多者，随症选用其一，于临经前3天起连服7剂，净后即服用内异Ⅲ方10剂，以化瘀散结。病情好转后，可按需选用孕Ⅰ、孕Ⅱ方，育肾调理。

内异Ⅰ方：炒当归9克、丹参12克、川芎4.5克、川牛膝9克、制香附9克、玄胡索9克、赤芍9克、血竭3克、制没药6克、苏木9克、失笑散（包煎）15克。

内异Ⅱ方：炒当归9克、丹参6克、赤白芍各9克、生蒲黄（包煎）30克、血竭3克、三七末（吞）1.5克、怀牛膝9克、制香附9克、震灵丹（包煎）12克。

内异Ⅲ方：炒当归9克、丹参12克、制香附9克、桃仁泥9克、干漆4.5克、血竭3克、莪术12克、炙甲片9克、桂枝2.5克、皂角刺30克、地鳖虫9克、川牛膝9克。

对于临床诊断生殖系统结核者，月经净后可服用抗痨方10剂，然后再行辨证分型论治。

抗痨方：丹参12克、百部12克、留行子9克、山海螺15克、鱼腥草12克、功劳叶15克、夏枯草12克、皂角刺

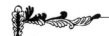

12 克、怀牛膝 9 克、大生地 9 克、路路通 9 克。

凡发现患者平时少腹拘急痛，带多色黄气秽，妇检附件增厚，或输卵管通畅试验提示输卵管阻塞、不完全阻塞及积水者，可将通络方参入各型方中，通利胞络，但在月经中期以后不宜服用。

通络方：皂角刺 15 克、留行子 9 克、月季花 9 克、广地龙 9 克、降香片 3 克。

为加强疗效，对湿热瘀滞和经血瘀滞以及输卵管阻塞者另行设计了灌肠方，湿热者可在此方基础上增加清热化湿之品，酌减活血化瘀之药，经血瘀滞者则与之相反。灌肠方还可用于胃虚不能长期服药者。

灌肠方：炒当归 12 克、丹参 15 克、桂枝 4.5 克、皂角刺 20 克、赤芍 12 克、川牛膝 12 克、桃仁 9 克、生军 9 克、石见穿 30、败酱草 30 克、莪术 15 克。

对痛经患者或平素少腹拘急冷痛者，可掺七厘散少许于香桂活血膏胶面中央，然后贴敷患处或关元穴。

（五）经验方

1. 育肾通络方（孕 I 方）

［组成］　云茯苓 12 克、大生地 10 克、怀牛膝 10 克、路路通 10 克、公丁香 2.5 克、制黄精 12 克、麦冬 10 克、仙灵脾 12 克、石楠叶 10 克、降香片 3 克。

［功能］　育肾填精，助阳通络。

［主治］　不孕症之肾气不足，络道欠畅，或用于月经失调甚至闭经等症之周期调治。一般参考基础体温，如单相或双相不典型者在月经净后开始服用；输卵管阻塞者，可根据各种致病原因加减使用。苔薄，质微红，脉细。

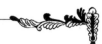

〔方解〕 方中用茯苓以入肾利水，补脾和中；大生地养血滋阴，益肾填精；黄精补中益气填精；牛膝下行补肾益精；路路通能通十二经，利水通络；麦冬配生地以强阴益精；丁香辛香入肾壮阳，配路路通以通络；仙灵脾、石楠叶补肾助阳益精；降香片辛温行血破滞。

〔加减运用〕 如络道阻塞者加当归、川芎辛香活血，下通血海；增皂角刺、山甲片，前者辛温锐利，后者气腥走窜，贯通经络，透达关窍；寒滞者加桂枝，辛温香窜，通阳祛瘀，温经通络；痰湿阻滞者加制南星，下气散血，除痰攻积；白芥子辛温，利气豁痰；月季花佐上药以活血调经通络。

2. 育肾培元方（孕Ⅱ方）

〔组成〕 云茯苓 12 克、生熟地各 10 克、仙茅 10 克、仙灵脾 12 克、鹿角霜 10 克、女贞子 10 克、紫石英 12 克、巴戟肉 10 克、麦冬 12 克、山萸肉 10 克。

〔功能〕 育肾培元，温煦助孕。

〔主治〕 不孕症之肾气不足，基础体温单相或双相不典型。亦可用于月经失调，甚至闭经等症之周期调治。一般用于月经中期，可根据各种伴有症状加减施治。苔薄或边有齿印、脉细或平。

〔方解〕 本方从六味丸化裁，仅用其半，云茯苓、生熟地、山萸肉和中益脾肾，滋阴养血兴阳；仙灵脾、仙茅补肝肾，助阳益精；鹿角霜补肾益气，生精助阳，性较温和；巴戟肉温肾助阳；紫石英温宫助孕；女贞子治肝肾阴亏，益肝肾，强腰膝；麦冬强阴益精，与女贞子相配以抑制诸阳药之偏温，以使阴阳平衡而相得益彰。

〔加减运用〕 如兼气虚者加党参、黄芪；血虚者加黄芪、当归，兼阴虚者加炙龟板；腰酸者加杜仲、川断，狗脊

择用；目眩者加枸杞子；大便不爽者可加苁蓉、麻仁；大便不实者加菟丝子；白带较多者加蛇床子、海螵蛸；肝肾虚损、下元衰惫者加紫河车。

（六）治疗时必须注意的几个问题

1. 理气活血，通利络脉

"阴阳交媾，胎孕乃凝，所藏之处，名曰子宫，一系在下，上有两歧，一达于左，一达于右"。这是朱丹溪对子宫的描绘。所谓"两歧"，似相当于输卵管，也可认为即胞脉。经云："胞脉者，属心而络于胞中，月事不来者，胞脉闭也。"胞脉不通，可导致经闭。相应来说，输卵管阻塞，也引起不孕。能阻塞两歧，多为瘀血、湿热、痰浊之类，临床上通常用理气活血，清利湿热，化除痰浊等法以通利络脉，可改善输卵管阻塞。蔡师过去治愈的不孕症病例中，生殖器系统器质性病变的比例略大于无器质性病变者，这对于某些认为中医中药只能治疗功能性不孕症的看法，是一个较为客观的反证。

2. 重视心情的怡养

情志方面，对不孕症来说，有一定影响。不少病例，因婚后多年未育，或自身年龄较大，加以家庭环境及周围舆论压力、焦急、忧虑等因素，这样势必导致肝郁气滞，引起阴阳失去平衡，气血不调，脏腑经脉功能失常，甚且络道受阻，对治疗带来不利因素。反观某些不育者螟蛉子女后，未经治疗，不久即孕育。此由心情舒畅，忧急缓解，气血调和，脏腑经脉功能恢复正常，络道畅通，为受孕创造有利条件。明·万全《广嗣纪要》寡欲篇云："女子贵平心定意。"强调心情的怡养也是重要的一环。

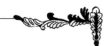

3. 交接合时，节制性欲

交接合时，至为重要，还须有所节制，《广嗣纪要》有"交之以时，不可纵也"之说。从现代医学来看，测量基础体温，可以得知每个人的准确排卵期，在此期间合房，是受孕的最好机会。但须注意应有节制，如求子心切或性欲旺盛，纵欲无度，则反而导致不良后果。隋·巢元方说："故凡初交之后，最宜将息，勿复交接，以扰子宫。"明·张景岳也说："方其初受，亦不过一滴之元精耳，巩之则固，决之则流，故凡受胎之后，极宜节欲，以防泛滥。"可见前人对交接合时和节制性欲的重视。

4. 察经血，慎审"一月堕胎"

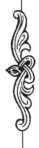

有些求医者自称不孕，实则并非，相反是有生育能力，而且是曾多次受孕，屡孕屡堕的习惯性流产患者，即所谓"一月堕胎"。前人云："惟一月堕胎，人皆不知也，一月属肝，怒则多堕，洗下体则窍开亦堕，一次既堕，肝脉受伤，下次亦堕，今之无子者，大半是一月堕胎，非尽不孕也。"一月堕胎，因时日尚少，一般不易被人发觉，医者也极易忽略，蔡师在临床上时常遇到这类病例。主要在于详细观察，及时处理。若早期诊断，预先防范，还是能收到满意效果的。测量基础体温，有很大帮助，如平素不够典型，近期明显双相，即须加以注意。有些妇女，未及经期，即在二十四五天左右，突然下红，色淡或棕褐色，数量不多，不能即视为已近月经周期而贸然活血调经，这种现象与往常经来情况不同，应考虑是否早期漏红，务须多方观察，以防误治。现代作血 HCG 检验，可帮助早期妊娠的诊断。故某些所谓不孕患者，正如明·王肯堂所说："但知其不受妊，不知其受而堕也。"

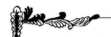

（七）治疗输卵管结核之不孕症的体会

结核性输卵管阻塞是导致不孕症的原因之一。由于病人不能即时明确诊断，失去早期彻底治疗的时机，一旦造成双侧输卵管阻塞影响其生育能力，预后往往不乐观，甚至是无望的。蔡师治疗结核性输卵管阻塞引起不孕症有其独到的经验，现介绍如下：

1. 病因病机之认识

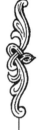

结核性输卵管阻塞导致的不孕症，实际是肺结核所造成的后遗症，由于其症状长期不现，因而此类病人往往是在治疗不孕的各种检查中被发现、被诊断的。此时，输卵管结核引起的各种病理变化早已结束，输卵管阻塞已成定局。目前中医界对本病的治疗，大多着眼于如何运转这一病理结局，使之"两精相搏，形神乃成"。丹溪云："劳瘵主乎阴虚，痰与血病"，可见认为本病的病理实质是本虚标实。标实，即是显而易见的因瘵虫引起瘀热痰互结的两歧不通；本虚，则是患者早年消耗性疾病的肾气不足，精血虚少的病变。本病患者主观症状不明显，因此肾精不足这一本虚证候容易被疏忽。事实上，大多数患者都有形体羸瘦，面色不华，月经稀少，甚或闭经，胞宫发育不良等肾虚症状，但由于这些症状是长期逐渐发展而来或者隐而不现，不为患者乃至医生重视，故而仔细审症辨证十分重要。肾主藏精，为生殖之本。天癸之源，又主冲任二脉，冲为血海，任主胞胎，肾气的充盛与否对生殖功能关系甚密。朱丹溪《格致余论》曰："阳精之施也，阴血能摄之，精成其子，血成其胞，胎孕乃成。"今肾精不充，冲任血虚，胎脉失养，精虚而少不足以摄精成孕，也是造成不孕的重要原因。组织的修复，逆转是一个极

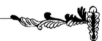

其复杂的过程，输卵管阻塞也绝非单纯攻法能独胜，其间整个生殖功能的调节与改善，包括输卵管自身蠕动能力的正常，对改善结构所造成的局部病变，意义至重。因此，育肾填精不失为输卵管结构引起不孕症的主要治法之一。

2. 治疗用药之方法

本病乃本虚标实，虚实夹杂之证，由于临床症状不十分明显，故治疗上当以辨病为主，抓住共性，注意扶正祛邪，标本兼顾。扶正，即填补肾精之虚。基于对病因病机的认识。蔡师主张在治疗上注重培补肾气，充养精血，采用"蔡氏不孕症周期调治法"，即根据月经三期规律，进行分段治疗，月经期以和养调经为主；增殖期以育肾通络为主；排卵前与分泌期以育肾培元为主。处方用药两大特点：首宗"胞脉暖则受物，冷则杀物"之训，虽为肾精不足之症，然不一味偏取滋肾养血填精之品，而是以生地、熟地、女贞子、旱莲草、牛膝、黄精等，配仙灵脾、仙茅、巴戟肉、苁蓉诸温肾助阳药物，立法于阳中求阴，使阴得阳升源泉不绝。二是注重选用鹿角霜、紫河车、龟板、鳖甲等血肉有情之品，以补精血，认为非此类药物无以滋其长期亏虚之精也。祛邪，即针对瘵虫引起的瘀、痰、热之结，达到抑制、消除、改善局部病变的目的。蔡师常用两组药物：一组为鱼腥草、山海螺、百部、功劳叶等，诸药均有很好的抗痨杀虫作用，山海螺有通络之长。鱼腥草多用于肺热咳嗽，运用于本病，蔡师是受日本人在战争时期用鱼腥草外敷排除体内残弹之启发，经长期临床运用确实具有较好的抗痨祛邪通络，改善局部病变的功效，与百部相配，疗效更佳。二是根据具体病情选用理气活血，清热利湿、化痰排浊诸法，以通其两歧。每遣丹参、地龙、皂角刺、公丁香、路路通、留行子、瞿麦、穿山

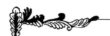

甲等药物。蔡师常言：不孕症患者因婚久不孕，家庭、社会及自身心理压力均重，故而肝郁气滞可谓其共同特点，仅是程度轻重之异，因此疏肝理气之法当兼施于各类患者中。处方用药，又应注意方剂的轻简灵动，慎重大方重剂，以免壅滞气血，造成因药碍病之误。对于兼症颇多，症情复杂的患者，还当辨病辨证相参，明审轻重缓急，不可拘泥于一法一方，所谓知常达变也。

（八）医案选录

案一　郑某　女　29岁　已婚　上海提琴厂职员

1975年5月16日初诊　婚二年许未育，经期尚准，临行前沉闷急躁，每行第二日起，腹冷痛吐泻，畏寒肢清自汗，由来7年，服止痛片及注阿托品均失效，兹月事方净，脉细，苔薄白，肝郁气滞，寒湿凝阻，拟先疏肝解郁后再温调冲任。

炒当归9克　大熟地9克　川芎4.5克　白芍9克　柴胡4.5克　广郁金9克　陈皮4.5克　合欢皮9克　泽泻9克　清炙甘草2.4克　5帖

7月26日复诊　药后见舒，经期将届，神差微畏寒，脉细，苔薄白，拟温调冲任。

炒当归9克　姜半夏4.5克　煨木香3克　川桂枝2.4克　白芍9克　淡吴茱萸2.4克　川芎4.5克　延胡索9克　淡干姜2.4克　失笑散（包煎）12克　4帖

8月28日三诊　经行准期，量已减少，腹痛吐泻显见好转，惟头晕未除，动则心慌，脉细，苔薄白质淡红，心血不足，再以和养。

炒党参12克　炒白术9克　炒当归9克　大熟地9克

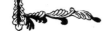

远志4.5克　枸杞子12克　白芍9克　熟女贞9克　旱莲草9克　红枣15克　4帖

9月2日四诊　腰酸乏力，带下间赤，脉细，苔薄白，质红，拟健固脾肾。

炒党参9克　炒白术9克　云茯苓12克　焦白芍9克川续断肉12克　狗脊12克　海螵蛸9克　鸡血藤12克乌鸡白凤丸1粒　4帖

9月10日五诊　诸症显减，胃纳较差，脉细，苔薄质红，从前法出入。

炒党参9克　炒白术9克　云茯苓12克　焦白芍9克川续断9克　狗脊9克　陈皮4.5克　香谷芽15克　乌鸡白凤丸1粒　4帖

9月20日六诊　治疗后腹泻基本已愈，吐减痛轻，平素晨间腹痛亦止，经事值期，脉细，舌质红苔薄，根微白，下焦寒象尚未根除，再拟温调。

炒当归9克　淡吴茱萸2.4克　炒白术9克　炮姜3克川芎4.5克　焦白芍9克　木香3克　延胡索9克　五灵脂9克　川续断肉12克　狗脊12克　3帖

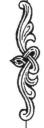

10月24日七诊　近妇科检查仍有附件炎，少腹酸胀，下坠感，会阴痛，甚达半夜方止，脉细，苔薄满白，拟疏肝理气，消炎止痛。

炒当归9克　柴胡梢6克　赤芍9克　丹皮9克　川桂枝2.4克　败酱草15克　川楝子9克　延胡索9克　制香附9克　生甘草2.4克　3帖

11月4日八诊　神志恍惚，烦躁易怒，悲伤欲哭，胸闷乳胀，下腹及会阴两侧牵掣感，劳累则觉阴坠，肝郁气滞，上扰下迫，脉细微弦，苔白尖红，拟疏肝宽胸，甘以缓急。

　　炒当归 9 克　柴胡 4.5 克　　白芍 9 克　　淮小麦 30 克
广郁金 9 克　青陈皮各 4.5 克　云茯苓 9 克　　姜半夏 4.5 克
川楝子 9 克　生甘草 3 克　　4 帖

　　11 月 8 日九诊　药后胸闷乳胀均减，烦躁欲哭显除，神志稍定，性情宽缓，经期将届，脉弦，苔薄边红，预为温调。

　　炒当归 9 克　　川芎 4.5 克　　赤芍 9 克　　桂心 2.1 克　　制香附 9 克　　延胡索 9 克　　淡吴茱萸 2.4 克　　熟附子 9 克　　制没药 4.5 克　　艾叶 2.4 克　　4 帖

　　11 月 8 日十诊　此次经行准期，腹痛显减，亦将净，左少腹酸胀似刺，脉细微弦，苔薄质红，宗前法参疏肝理气。

　　炒当归 9 克　　川芎 4.5 克　　赤芍 9 克　　柴胡 6 克　　川楝子 9 克　　川桂枝 3 克　　丹皮 9 克　　延胡索 9 克　　桑寄生 9 克　川续断肉 9 克　　炒白术 9 克　　3 帖

　　12 月 6 日十一诊　月事逾期周许未行（最近经期 10 月 28 日），腰微酸，腹微胀，近纳呆畏寒，脉细弦，苔薄白，拟先和理，孕否待查。

　　炒当归 9 克　　炒白术 9 克　　云茯苓 12 克　　姜半夏 4.5 克　川续断肉 9 克　　桑寄生 9 克　　木香 3 克　　陈皮 4.5 克　　远志 3 克　香谷芽 15 克　　3 帖

　　1977 年 1 月 15 日十二诊　据云妊二月半，上月腹剧痛由妇科急诊怀疑子宫外孕，作后穹隆穿刺，并服破瘀药多剂及三七末 6 瓶，未获端倪，近验尿妊娠反应阳性，超声波检查有胎心，兹胸闷脘腹作胀，腰微酸，带下色兼粉红，溲频，脉细弦微滑，苔白略腻，前半微青，胎元受损惟恐难免，姑拟和养安固，尚待详察。

　　炒杜仲 9 克　　川续断肉 9 克　　狗脊 9 克　　炒白术 9 克

白芍9克　桑寄生9克　覆盆子9克　木香3克　砂仁（后下）3克　苏梗9克　南瓜蒂3个　3帖

按：痛经7年，伴不孕约3年许。服止痛片及注阿托品均失效，症属寒湿凝滞，以致不孕，且有经前紧张症、附件炎、粘连、包块。宫颈糜烂等症，势颇复杂，难许速瘥。因分期随症处理，经前用疏肝舒郁，宽胸缓急，拟逍遥散并甘麦大枣汤出入，经期以温宫逐寒，调经止痛为重，初用四物佐吴茱萸、姜、桂等加减，虽效不显，继从原法增附子、艾叶、没药等增损，效果方著，缘有慢性附件炎，吐泻现象，消除较速，腹痛缠绵较久，故经净后着重疏肝理气，消炎止痛，以败酱、柴胡梢、赤芍、丹皮及金铃、延胡为主，佐桂枝辛散温宣，通利经络，诸症逐步好转，然在治疗过程中，由于饮食起居、情绪等不同影响，症状有所反复，惟较前轻可，经过不断治疗，达一年又三月之久，于1976年10月28日末次经行后即怀孕。上述病案举典型十二诊为例，余从略，但于妊娠将二月时，突感腹部剧痛，由妇科急诊怀疑为子宫外孕，作后穹隆穿刺，并服破瘀中药多剂，及三七末6瓶未获端倪，仍来本院治疗，当时腰微酸，带下色兼粉红，小便频数，苔白略腻，前半微青，鉴于月前胎元受损惟恐难免，然脉象细弦尚有滑意，妊娠反应仍为阳性，加以超声波测到胎心，因此，未作死胎处理，仍拟和养安固为主，几经调治，于1977年7月中旬得一男，早产18天，完好无损。

案二　闻某　30岁　女　已婚　市房地局职员

1976年9月24日初诊　婚三年未育（爱人在外地工作），经素后期，每45～70天始行，7天净，近乃先愆（最近经期7月27日，8月15日，9月5日）约10天，有痛经史，临行前乳胀，兹腰酸溲频，量少偏红，白带多，大便间日（昨

由西医妇科检查：宫体前位稍小，附件右侧增厚，压痛＋），脉细，苔薄边红，肝郁气滞，化火下迫，姑先疏理肝脾，清热泻火。

　　云茯苓12克　炒白术9克　赤白芍各9克　丹皮9克败酱草15克　海螵蛸9克　泽泻9克　生米仁12克　川楝子9克　川续断肉9克　狗脊9克　4帖

　　10月4日复诊　药后诸症均见瘥减，月事值期未至，脉微弦，苔薄边尖红，再拟调理冲任。

　　炒当归9克　大生地9克　川芎4.5克　赤芍9克　制香附9克　乌药9克　川续断肉9克　狗脊9克　瓜蒌皮9克　4帖

　　10月8日三诊　经行准期（最近经期10月5日），量少色紫而稠，咽痒咳嗽痰黄，余症均瘥，脉细微弦，苔薄，肝阴不足，肺火内盛，宜调经泻火，清肺化痰。

　　炒当归9克　大生地9克　川芎4.5克　赤芍9克　丹皮9克　丹参9克　怀牛膝9克　制香附9克　泽泻9克全瓜蒌（打）12克　4帖

　　11月8日四诊　经期尚准（最近经期11月6日），量亦显增，且多血块，腹仍痛坠，腰酸脉细，苔薄，再拟理气调经。

　　炒当归9克　川芎4.5克　赤芍9克　丹参9克　制香附9克　延胡索9克　木香3克　乌药9克　川续断肉9克狗脊9克　3帖

　　12月21日五诊　经期尚可（最近经期12月10日），量亦正常，7天净，腹痛显减，腰酸带下亦瘥，脉细，苔薄质红，再予益肾舒络，参理气疏通。

　　炒当归9克　大生地9克　赤芍9克　云茯苓12克

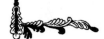

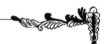

炒白术9克　熟女贞9克　制香附9克　乌药9克　仙灵脾12克　路路通9克　炙鳖甲片9克　6帖

1977年1月17日六诊　药后基础体温续见改善，经量尚畅（最近经期1月14日），腹痛日益轻可，大便不爽，夜间溲频，脉细，苔薄腻，再拟调经，兼顾二便。

炒当归9克　云茯苓12克　姜半夏4.5克　川芎4.5克怀牛膝9克　焦米仁15克　制香附9克　全瓜蒌（打）12克　元明粉4.5克　覆盆子9克　3帖

1月27日七诊　大便欠爽，余无所苦，脉细，苔薄质红，时届月经中期，当益肾助阳。

炒当归9克　熟女贞9克　白芍9克　覆盆子9克　仙灵脾12克　紫石英（先煎）12克　石楠叶9克　制香附9克　瓜蒌皮9克　陈皮4.5克　5帖

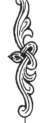

3月1日八诊　月事逾期半月许未至（爱人1月28日返沪），微微泛恶，乳胀略大，脉微弦滑，苔薄白，姑先和理，防孕待察（验尿：妊娠反应阳性）。

云茯苓9克　姜半夏4.5克　姜竹茹4.5克　炒白术9克　川续断肉9克　桑寄生9克　苏梗9克　陈皮4.5克3帖

按：经素逾期，每行须45～70天不等，缘对象在外地工作，分居日久，难免肝郁气滞，血行受阻，以致月事不准，经前乳胀，郁久化火。转为先期而行，辄超前10天左右，色紫稠不多，盖血得热则行，但气滞依然，故虽临不畅，并伴有附件炎，初诊适逢经前旬许，拟疏理肝脾，清热泻火，诸症均见瘥减，临诊兼调冲任，经期即准，夹咽痒咳痰色黄，处调经方参清肺化痰，逐经调治，经期基本尚准，量亦显增，腹痛大减。余症亦瘥，月经中期予理气通络，基

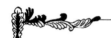

础体温续见改善，经前约二周拟益肾助阳，末次经行为 1 月
14 日，爱人于 1 月 28 日返沪，适当排卵期间，3 月 1 日来诊，
虽然经停一月半左右，然实际受孕不过月又三天，当时微有
泛恶，乳胀略大，脉稍弦滑，孕象初现，因时间尚少，暂予
和理，以待观察，并验尿，结果妊娠反应阳性，于 1977 年
10 月 25 日育一女。部分方案从略，本例参照现代医学理论
运用中医中药诊断治疗，不五月而经调孕育，显见成效，由
此一端，更证明中西结合之重要与迫切。

案三　颜某　28 岁　女　已婚　普陀县人民医院　护士

1974 年 11 月 29 日初诊　婚四年未育，1971 年患乙型
脑炎而抽脊髓，兹后每触及腰脊即休克，记忆力差，原有慢
性盆腔炎，1973 年急性肾炎，在工作单位住院治疗，二月
后转为慢性，且有肾盂肾炎、肾结核、输卵管结核并阻塞等
症，虽经刮宫通液治疗二月许未效，致经期紊乱，月三四
至。曾作碘油造影，认为已失去生育能力，因来沪就医，由
某区中心医院妇产科检查，结论同前，后经某妇产科医院复
检造影，两侧输卵管阻塞是否由结核引起尚未肯定，肾下
垂 12cm，无结核家族史。目前经期尚可（最近经期 11 月 13
日），每腹痛里急，临前乳胀，烦躁，平时少腹两侧胀痛，
形寒，大便间二三日一次，脉细弦，苔薄白边微红，肾督不
足，肝郁气滞经隧受阻，络道不通，拟疏通为治。

炒当归 9 克　赤芍 9 克　川芎 4.5 克　柴胡梢 6 克　川
楝子 9 克　制香附 9 克　乌药 9 克　炙甲片 9 克　皂角刺 9
克　川桂枝 3 克　全瓜蒌（打）12 克　7 帖

12 月 16 日复诊　日前经行，期尚准，腹未痛，里急感
见减，胃纳亦增，腰酸未除（尿常规蛋白 ++），脉细苔薄
白，边微红，拟调经参益肾。

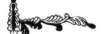

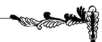

炒当归9克　大熟地9克　川芎4.5克　赤芍9克　云茯苓12克　川续断肉12克　狗脊12克　炒怀山药9克泽泻9克　制香附9克　3帖

另处理气通络方，经净后服。

炒当归9克　赤芍9克　柴胡梢6克　川桂枝4.5克路路通9克　留行子9克　制香附9克　乌药9克　炙甲片9克　皂角刺9克　生大黄4.5克　10帖

1975年3月7日三诊　近自服阿胶，致经来量少（最近经期2月13日），二天即止，乳胀瘰而复作，烦躁反甚，纳呆腰背酸，原拟疏通，今反腻滞，有以诸症杂出，转方仍从前议。

炒当归9克　川芎4.5克　大生地9克　赤芍9克　炒白术9克　红花4.5克　怀牛膝9克　川续断肉12克　制香附9克　乌药9克　5帖

另处理气通络方十剂，同前法经净后服。

6月27日四诊　起居不慎，情绪不快，平素少腹、两侧吊痛，经前乳痛，烦躁腰背酸楚，临则量少色淡，腹痛如绞，又将届期拟理气祛瘀，调经止痛。

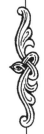

炒当归9克　川芎4.5克　赤芍9克　制香附9克　乌药9克　丹参9克　延胡索9克　川桂枝2.4克　制乳香没药各4.5克　五灵脂9克　5帖

另处理气消炎方：

炒当归9克　炒白术4.5克　柴胡梢6克　败酱草15克　赤芍9克　丹皮9克　川楝子9克　延胡索9克　广郁金9克　淮小麦30克　路路通9克　生甘草2.4克　10帖
另消郁丸90克，分10日服。

按：肝旺气郁，经前乳部胀痛，烦躁欠安，输卵管不通，往往有此现象，惟经前乳胀，并非均系输卵管不通，皆

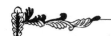
要配合妇科检查，方可确切定论，患者在外地医院任护士，原有慢性盆腔炎，由单位妇产科检查，并作碘油造影，发现输卵管结核，阻塞不通，屡经刮宫通液等治疗，二月许未效，经反紊乱不准，月三四至，继来本市某区中心医院妇产科检查拍片，结论同前，均认为失去生育能力，原以婚后4年未孕，抑郁不快，由是情绪更受影响，郁结尤甚，加以1971年乙型脑炎曾抽脊髓，1973年又得急性肾炎，后转为慢性肾盂肾炎，泌尿科诊断为肾结核、肾下垂12cm。缘脑为髓海，肾主骨髓，脑肾俱伤，督脉受损，更兼肝郁气滞，络道不通，症势复杂，颇为棘手。后经某妇产科医院复查，重作碘油造影，输卵管阻塞是否系结核所引起未肯定，根据上述情况，输卵管阻塞确实无疑，故拟疏肝通络为主。药后情况有所好转，旋以工作关系，返回外地继续通信治疗，承症处方，经后上旬以理气通络为要，患者求愈心切，自服阿胶，致经来量少，二天即止，纳呆乳胀烦躁反剧，原本气滞血郁，由此更甚，嘱速停服，仍本前法处理，中间因情绪变化，起居不慎，引起痛经及盆腔炎反复发作，予理气活血、化瘀消炎法渐趋平复，经过9个月调治，于1976年6月14日育一女。

案四　钱某　女　24岁　已婚　复旦大学员工

1976年10月21日初诊　婚9年未育，妇科检查无排卵，经素不准，先后无定，兹且阻二月而行，今甫三天，每至腰酸，小腹酸痛冷感，脉细弦，苔淡薄，边有齿印，寒入胞宫，气滞失畅，拟温宫理气，以调冲任。

炒当归9克　川芎4.5克　白芍9克　川续断肉9克狗脊9克　木香3克　桑寄生9克　乌药9克　艾叶2.4克4帖

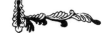

10 月 26 日复诊　药后腰酸腹冷均瘥，小腹仍感胀痛，脉细，苔薄边有齿印，宗前法出入。

炒当归 9 克　川芎 4.5 克　乌药 9 克　桑寄生 9 克　艾叶 2.4 克　白芍 9 克　制香附 9 克　木香 3 克　3 帖

11 月 11 日三诊　经期将届，小腹冷微胀，近曾下虫一条，脉细，苔薄边有齿印，予为温宫调理。

炒当归 9 克　川芎 4.5 克　白芍 9 克　制香附 9 克　乌药 9 克　木香 3 克　仙灵脾 12 克　淡吴茱萸 2.4 克　艾叶 2.4 克　4 帖

另艾附暖宫丸 45 克，分 5 日服。

12 月 7 日四诊　经常愆期，又逾半月许，昨行量多有块，腰酸小腹胀痛且冷，脉细弦，苔薄边有齿印，再拟温调冲任。

炒当归 9 克　丹参 9 克　白芍 9 克　川续断肉 9 克　狗脊 9 克　木香 3 克　乌药 9 克　淡吴茱萸 2.4 克　川桂枝 2.4 克　艾叶 2.4 克　5 帖

12 月 14 日五诊　经来 4 天即净，腰酸腹冷俱减，脉细弦，苔薄白边有齿印，再予温宫调理，拟丸剂缓治之。

另艾附暖宫丸 60 克，分 7 日服。

1977 年 1 月 11 日六诊　逾期 6 天，经尚未行，脘腹微痛，脉微弦，苔薄边有齿印，当调冲任，并和胃理气。

炒当归 9 克　白芍 9 克　丹参 9 克　木香 3 克　砂仁（后下）3 克　淡吴茱萸 2.4 克　陈皮 4.5 克　4 帖

1 月 18 日七诊　13 日经行，期较以往略准，量尚畅，3 天净，诸症均除，脉细，苔薄边有齿印，势见好转，再拟温肾通络。

炒当归 9 克　制香附 9 克　仙灵脾 12 克　仙茅 9 克

炒怀山药9克　怀牛膝9克　紫石英（先煎）12克　石楠叶9克　路路通9克　炙甲片9克　皂角刺9克　7帖

1月25日八诊　脉细弦，苔薄边有齿印，时届月经中期，拟益肾调理。

炒当归9克　熟女贞9克　白芍9克　仙灵脾12克仙茅9克　石楠叶9克　炒怀山药9克　紫石英（先煎）12克　怀牛膝9克　陈皮4.5克　7帖

3月1日九诊　月事逾期未行，迄今五旬，乳胀形寒溲频，便溏脉微弦滑，苔薄略淡有齿印，姑先和理，尚待观察。

云茯苓12克　川续断肉9克　桑寄生9克　炒白术9克　煨木香3克　苏梗9克　陈皮4.5克　3帖

3月15日十诊　妊甫二月，小便妊娠反应二次均阳性，泛恶已减，纳差，近小腹微痛，脉弦滑欠弱，苔薄边有齿印，拟和中安固，防漏红。

云茯苓9克　炒白术9克　炒黄芩4.5克　桑寄生9克川续断肉9克　白芍9克　木香9克　苏梗9克　陈皮4.5克　谷芽15克　南瓜蒂3个　4帖

按：结婚9年，从未生育，曾由妇科检查，认为无排卵，月经素来先后不准，但逾期较多，甚者阻二月半始行，每临腰酸，小腹疼痛且冷，足见气滞不畅，胞宫受寒，气行血行，气滞血滞，是以经期不调，先后无定，寒凝则血行受阻，宫冷则有碍孕育，缠绵年久，导致肾阳不充，经前之象虽不严重，月经失调，颇为明显，治当调经为主，理气温宫为先，以冀气得疏通，宫冷蠲除，冲任调和，经来如期。初诊适值经行，故拟四物法去地黄以调经，佐木香、乌药以理气，川续断、狗脊、桑寄生以补脾健肾，艾叶温宫逐寒。药

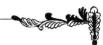

后腹冷腰酸均瘥，复诊从原方加减，增吴萸以温中，仙灵脾以温肾，并予艾附暖宫丸以缓治。治疗后第一次经转逾期18天，量多有块，腹疼冷痛腰酸又作，前法增丹参以祛瘀生新，桂枝以温通经络，此后症势有所好转，仍以汤剂及丸剂交替使用。第二次经期较前略准，后期一周，量畅，三天即净，痛冷均瘥，经净后即予温肾通络法，以当归、香附养血理气，仙灵脾、仙茅、石楠叶温肾助阳，怀山药健脾补肾，紫石英温经暖宫，怀牛膝入肝肾，下行滑窍，路路通、鳖甲片、皂角刺通经络。复诊已值月经中期，宗原方去通络之剂，增女贞、白芍助当归以养血益肝肾，以期能促使排卵助孕，果然投剂即效，于1977年1月13日末次经行，继则逾期不至，妊娠反应两次均阳性。脉象虽呈弦滑，惟尺部较弱，恐胎元不足，当予和中安固，九天后漏红少些，曾由另医就治。

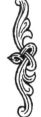

案五　于某　女　40岁　已婚　医务工作者、干部浙江普陀中心医院

1976年3月8日初诊　曾育三胎，二孩于五年前因建筑物塌下压死，另一孩压成瘫痪，二年前怀孕四月，因每日负抱瘫孩而致流产，此后经行闭止，每需注射黄体酮始行，兹又阻十月，头晕健忘，目花且干，心悸烦躁，胸闷痛，肤楚，带下有周期，脉细软苔薄略腻，边红微紫，郁怒伤肝，气滞失畅，心阴不足，胞脉闭塞，症势纠缠难许速效，姑先解郁宁神，调理冲任。

炒当归9克　川芎4.5克　白芍9克　广郁金9克　朱远志4.5克　合欢皮9克　淮小麦30克　枸杞子12克　川续断肉12克　狗脊12克　枕中丹（包煎）9克　4帖

3月12日复诊　药后情绪较见舒畅，原喜冷饮冷，近

渐喜暖，余症如前，脉细苔薄白，质红边微紫，症势有所好转，仍宗前法出入。

炒当归9克　川芎4.5克　白芍9克　丹参9克　大生地9克　广郁金9克　朱远志4.5克　炒白术9克　合欢皮9克　淮小麦30克　川续断肉12克　狗脊12克　枸杞子12克　枕中丹（包煎）9克　4帖

3月17日三诊　诸症均见瘥减，日前经事已通，今带下间赤，脉细，苔薄边暗，再拟理肝肾调冲任。

炒当归9克　大生地9克　川芎4.5克　白芍9克　广郁金9克　川续断肉12克　狗脊12克　枸杞子12克　丹参9克　熟女贞9克　枕中丹（包煎）9克　3帖

3月22日四诊　此次经量较以往略多，五天净，左小腹时痛，妇科检查右侧附件增厚，带下不多，余症均瘥，脉濡，苔薄边微紫，症势虽减，犹未全愈，再拟清热活血、理气通络。

炒当归9克　丹参9克　大生地9克　赤芍9克　丹皮9克　败酱草15克　路路通9克　炙穿山甲片9克　广郁金9克　制香附9克　生甘草2.4克　10帖

另枕中丹180克，分20日服。

另预为处方，于下次月经将临时煎服。

炒当归9克　丹参9克　赤芍9克　大生地9克　川芎6克　怀牛膝9克　制香附9克　乌药9克　延胡索9克　茺蔚子9克　5帖

5月3日五诊　兹右腹及腰骶痛显减，二便正常，过去里急感，必须立便，否则右腰骶压迫痛，近亦瘥，惟月事未行，基础体温欠佳，曲线较平，脉濡苔薄，边微紫，拟调冲任为主，参理气通络。

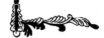

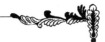

炒当归9克　丹参9克　大生地9克　赤芍9克　丹皮9克　广郁金9克　路路通9克　制香附9克　乌药9克　枸杞子12克　炙穿山甲片9克　生甘草2.4克　15帖

另枕中丹500克，每日0.9克常服。

消郁丸250克，经前每日服0.9克。

6月10日六诊　据云经事已转，色紫量中等，近两乳先后起块硬痛，兹左侧仍有囊性块，压痛，头晕乏力，目花且干，右腹背胀疼，咳则遗尿，带下红白，大便时阴道前后壁组织突出，会阴部肌肉收缩力差，松弛现象较重，惟心胸较舒畅，来函要求换方，拟健固脾肾兼疏肝消核。

炒党参9克　炒白术9克　炒当归9克　柴胡4.5克　枸杞子12克　广郁金9克　炙穿山甲片9克　皂角刺9克　橘叶核各9克　夏枯草15克　川续断肉12克　狗脊12克　覆盆子9克　赤白芍各9克　10帖

另缩泉丸90克　鹿角粉21克　沉香末9克

经净后，各分10天吞服。

9月10日七诊　经停五旬许，妊娠反应二次均阳性，腰酸偏右且冷，脉细右滑，苔薄腻，边略有紫点，恶阻之象，始予安和。

炒党参9克　炒白术9克　炒杜仲9克　川续断肉12克　狗脊12克　桑寄生9克　苏梗9克　姜竹茹4.5克　云茯苓9克　陈皮4.5克　苎麻根9克　10帖

另杜仲9克　川续断肉9克　桑寄生9克　南瓜蒂3个　大枣9克　10帖

平时常服。

按：患者年已四旬，曾育三胎，5年前因建筑物突然坍塌当场将二孩压死，另一孩压成瘫痪，刺激严重，非比一

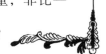

般，经过本院治疗，三年后再次怀孕，已甫四月，由于瘫孩体重达六七十斤，每日须照顾抱负，连累过甚，导致流产，精神体质，益见亏耗，肝气郁结，心气不得下通，胞脉受阻，月经因此闭止，诸症杂出，致病原因虽然明显，急切图功非易，故先拟解郁宁神，调理冲任，以求郁舒气畅，神情安定，月经通调，再顾孕育。药后情绪较畅，原喜冷饮冷浴亦瘥，且略感喜暖，心肝郁火较平，营卫调和渐现。复诊宗原方增丹参、生地以祛瘀生新，养阴益血，旋即月经应至，量虽不多，但较以往好转，诸症均见瘥减，病势初见起色。继由妇科检查，右侧附件有炎症，右少腹时痛，舌边紫点未消，经行已净，转拟清热活血，理气通络，取当归、丹参、生地以养血和营，赤芍、丹皮、败酱草清热散瘀，郁金、香附理气舒郁，路路通、穿山甲片通利经络，生甘草消热解毒。由于患者住在浙江某医院担任领导工作，急需返回，因另处枕中丹常服，以健脑安神，补益心肾，并调经方备用。兹后症续轻可，原法增消郁丸以疏肝解郁，旋乳房结块，并尿失禁，会阴肌肉松弛，来函求治。根据上述症状，可能系脾肾两亏，兼肝郁气滞之象，故从前法增党参、白术、川续断、狗脊、覆盆子、缩泉丸以健固脾肾，穿山甲片、皂角刺、夏枯草、橘叶核、鹿角粉、沉香末以散坚消核，汤剂与丸散并用，七诊已怀孕五旬许，于1977年四月得一男。

案六　谭某　38岁　女　已婚　上海印染机械厂　干部

1975年6月11日初诊　曾孕三次均堕，迄今5年许未育，末次流产刮宫后，经每狂行，妇检无器质性病变，屡用中西药未效，旋服妇康崩势略缓，惟经临36小时后，仍过多如注，且下血块，约4天许净，兹行方止，乳胀胸闷，带

下黏亮，脉细微弦，苔薄，肝郁气滞，脾肾不足，姑先疏肝理气，并健脾肾。

炒当归9克　炒白术9克　白芍9克　熟女贞9克　旱莲草9克　柴胡4.5克　川楝子9克　广郁金9克　泽泻9克　青陈皮各4.5克　乌鸡白凤丸（吞）1粒　7帖

另二至丸60克，分5日服。

6月25日复诊　药后乳胀带下均减，经期将届，每临腰酸腹胀便溏，脉细微弦，苔白薄腻，从前法增易，预为调理。

炒当归9克　炒白术9克　川芎3克　焦白芍9克　柴胡4.5克　熟女贞9克　旱莲草9克　川续断肉12克　炒淮药9克　煨木香3克　乌鸡白凤丸（吞）1粒　6帖

7月2日又复诊　经行准期（最近经期6月2日，6月29日），此次48小时后又过多，较前次减少，腰酸好转，便溏亦瘥，腹仍胀，矢气较舒，脉细，苔薄质红，再宗原议。

炒当归9克　大熟地9克　川芎3克　白芍9克　炒白术9克　熟女贞9克　旱莲草9克　木香3克　炒怀山药9克　乌鸡白凤丸（吞）1粒　3帖

另八珍丸90克，分10日服。

7月30日四诊　经行准期（最近经期7月28日）质较稠浓，近日劳累，腹胀且痛，脉细微弦，苔薄，值兹炎夏，加以操劳逾常，不免饮水解暑，瘀滞堪虞，且经每狂行，势颇纠缠，法当祛瘀生新，兼固冲任。

炒当归9克　丹参9克　川芎4.5克　炒白术9克　白芍9克　益母草9克　云茯苓12克　制香附9克　川续断肉9克　桑寄生9克　震灵丹（包煎）9克　2帖

8月1日五诊　经行较畅，诸症俱瘥，情况显著好转，

今将净，脉细苔薄，质微红，再予调理冲任。

炒当归9克　大生地9克　川芎3克　白芍9克　云茯苓12克　炒白术9克　熟女贞9克　川续断肉9克　桑寄生9克　陈皮4.5克　3帖

另八珍丸90克，分10日服。

9月24日六诊　经行准期（最近经期8月25日，9月24日），量亦适中，余无所苦，脉细苔薄，再拟调理冲任。

炒当归9克　大生地9克　丹参9克　白芍9克　熟女贞9克　旱莲草9克　桑寄生9克　川续断肉12克　制香附9克　3帖

1976年2月9日七诊　经期将届（最近经期12月13日，1月11日），日前下红不多，色似淡咖啡，翌日即止，腰微酸，脉微弦，苔薄腻，姑先调理尚待观察。

炒当归9克　白芍9克　云茯苓9克　炒白术9克　姜半夏4.5克　川续断肉9克　狗脊9克　桑寄生9克　熟女贞9克　陈皮4.5克　3帖

2月25日八诊　经停一月半，胃纳尚可，时时泛恶，恶闻油气，乳胀略大，腰酸乏力，洒淅形寒，脉微弦滑，苔薄腻，恶阻之象，拟和中安固（妊娠试验二次均阳性）

炒党参9克　炒白术9克　云茯苓9克　姜半夏4.5克　姜竹茹4.5克　炒杜仲9克　川续断肉12克　狗脊12克　黄芩9克　苏梗9克　左金丸（包煎）3克　5帖

按：素体尚称健壮，因劳累过度而致流产，连续三次形成滑胎（习惯性流产），冲任二脉不免受损，固摄无权，是以末次流产刮宫后每次月经量过多如注，屡治未效后，用妇康片崩势较缓，惟经来36小时后依然狂行，初诊适经方净，由于屡次流产，情绪不无影响，肝郁气滞，脾肾不足，乳胀

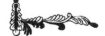

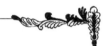

胸闷，带下黏亮，当拟逍遥散合二至丸、乌鸡白凤丸，以顾肝脾肾三经，并寓调经止带，防崩之意。药后诸症均减，此后经期又临，延至48小时后量始增多，但较前次减少，原每行腰酸，便溏亦瘥，第二次经来，质较稠浓，腹部胀痛，有瘀滞之象，故拟祛瘀生新兼固冲任。投剂后，经量较畅，诸恙俱除，症势显见好转，兹后经行准期，量亦适中，余无所苦，仍继续调治，案从略。至1976年2月9日来诊，经期将届（前次经期为1月11日），但于二天前下红少些，色似淡咖啡，翌日即止，略觉腰酸，脉象微弦，鉴于经期久准，功血早除，冲任已调，似是有排卵之型，此次情况，与以往经来有所不同，形如一月堕胎之兆，显然时日尚少，犹难贸然肯定，前车之鉴，不得不防，碍胎方剂，当须规避，暂予调理，以待详察。至2月11日，即感头晕，疲软，形寒腰酸，继而渐有泛恶，乳胀略大，恶闻油气，恶阻现象，逐趋明显，妊娠反应二次均阳性，于1976年10月育一男，剖腹产。本病例当属有排卵型功血，疗效虽显，亏损难免，加以习惯性流产，如有孕育，极易堕胎，故早期妊娠诊断，至为重要，稍有疏忽，定致贻误，审慎明辨，防微杜渐，该案更见明证。

案七　王某　32岁　干部

1987年10月12日初诊　结婚四年许未孕。经尚准期，惟量少色淡质稀，兹行三天适净，腰膝酸软，带多清稀，头晕时伴有耳鸣，少腹偶有掣痛，妇检无特殊，男方精检正常，苔薄，脉细。证属肾阴不足，带脉失固，拟育肾通络，固涩止带。

云茯苓12克　大熟地9克　怀牛膝9克　路路通9克
公丁香2.5克　仙灵脾12克　石楠叶9克　制黄精12克

山萸肉 9 克　菟丝子 12 克　青陈皮各 4.5 克　7 剂

　　10 月 19 日复诊　时值中期，带下兼赤，略感乳头触痛，余症稍减。苔薄，脉细弦。再以育肾温煦。

　　云茯苓 12 克　生熟地各 9 克　石楠叶 12 克　紫石英 12 克　旱莲草 12 克　狗脊 12 克　苁蓉 12 克　胡芦巴 9 克　仙灵脾 12 克　巴戟肉 9 克　鹿角霜 9 克　8 剂

　　按：肾藏精而主生殖，故不孕之因虽繁而首当责之于肾。然肾多虚证，补肾便为治疗不孕的根本大法。本病例是较为单纯的肾虚不孕于经净后治以育肾通络法，重用茯苓、生熟地、怀牛膝和仙灵脾、石楠叶等并调阴阳，补益肝肾；以公丁香、路路通温通胞络；再以山萸肉、菟丝子固精止带。此方服用 7 剂，继以育肾温煦调治，即用上方去丁香、路路通等药，入紫石英、胡芦巴、鹿角霜等加强育肾温阳之功，以期暖宫摄精，胎孕乃凝。方中生熟地、旱莲草资本之源，以制阳光过亢，且旱莲草又可治中期出血，以防赤带淋漓，本方继用 8 剂，又因患者气血不足，经行量少，色淡质稀于经期以八珍汤加减养血调经，净后复以前法调治四月余，月经逾期不转，尿妊娠试验阳性，证实已孕。

　　案八　周某　30 岁

　　1994 年 10 月 13 日初诊　结婚三年许未孕，时逾中期，乳房胀痛，烦躁易怒，小腹及阴道拘急掣痛，口干便坚，腰膝酸愈。妇检无特殊，造影示双侧输卵管通但欠畅。男方精检正常。苔薄中微腻，质红边紫暗，脉弦细。证属肝经郁热，肾阴不足。拟疏肝缓急，滋阴清热。

　　炒当归 9 克　生熟地各 9 克　白芍 12 克　柴胡 4.5 克　广郁金 9 克　全瓜蒌 12 克　丹皮 12 克　怀牛膝 9 克　炒杜仲 12 克　川石斛 12 克　生甘草 4.5 克　7 剂

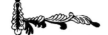

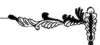

10月20日复诊　经将届期，时感眩晕，小腹掣痛见减，腰酸耳鸣。苔薄质红，脉弦细。拟以理气调经。

炒当归9克　大生地9克　川芎4.5克　白芍9克　全瓜蒌12克　青陈皮各4.5克　制香附9克　炒杜仲12克　怀牛膝9克　川断12克　7剂

10月27日三诊　10月23日经转，量少欠畅，腹胀略痛，5天将净，余无所苦。苔薄舌红边略紫，脉弦细。拟育肾通络。

云茯苓12克　生熟地各9克　炒白术10克　路路通10克　公丁香2.5克　石楠叶9克　怀牛膝9克　巴戟肉9克　仙灵脾12克　青陈皮各4.5克　7剂

按：肝藏血主疏泄，调畅气机。女子一生因经、胎、产、乳等数脱于血，尤赖肝血奉养。且精血互生，肝肾同源，故有"女子以肝为先天"之说。但肝血时耗，易使女子多气少血，尤于经前血聚胞宫，则肝气益盛，肝气有余便易升易郁。肝气郁滞则气机不畅而胞络受阻，难以摄精受孕；气有余则郁而化火，热蕴肝经，易灼伤精血，有碍胎孕。本病例为一典型肝郁型不孕。凡肝经所属之部，如乳胁、小腹、阴器等胀痛掣滞以及输卵管不通畅，均因肝失疏泄，气机不畅所致；烦躁易怒，口干便艰，舌红少津，乃肝火偏旺之象。腰酸耳鸣系肾阴不足，水不涵木则肝火益盛。治疗始以丹栀逍遥散加减，疏肝清热，辅以杜仲、牛膝、石斛育肾养阴。全瓜蒌宽胸润肠。生甘草甘以缓急，并可清热泄火，调和诸药。本方服用7剂，症势显减，月经期改用疏肝调经方。净后复用育肾通络方，如法调治四月余，停经受孕。

案九　叶某　32岁　干部

1983年1月31日初诊　结婚三年不孕。月经素来稀发，

甚则闭阻不行。形体肥胖，毛发稠密。平素喉间多痰，神疲思睡，腰酸带多，大便不实。妇检子宫略小，卵巢可及。B超示子宫 50mm×32mm×41mm，左卵巢 45mm×28mm，右卵巢 36mm×21mm。双侧卵巢内约可见数个扩张卵泡（提示为多囊卵巢综合征）。苔薄舌腻，脉细，证属痰湿瘀滞，脾肾不足。拟先健脾燥湿，化痰通络。

云茯苓 12 克　苍白术各 4.5 克　陈皮 4.5 克　制香附 9 克　制胆星 4.5 克　白芥子 3 克　海藻 9 克　皂角刺 15 克　丝瓜络 9 克　焦枳壳 4.5 克　7 剂

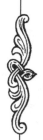

按：脾虚失运，水湿内停，湿为阴邪，易阻遏阳气，且湿性腻滞难化，聚而为痰，痰炼成脂，故痰湿之体多为肥胖。再因阳气阻遏则脾肾愈虚，阳不能施，阴不能化，无以生精受孕。痰阻胞络，则月经停闭不行。患者体胖多痰，神疲思睡，大便不实，乃脾气不振，痰湿内盛之象。腰酸带多，经阻不行，肾气亦虚。治以导痰汤加减。药后诸症均减。大便日趋正常，继以此方加减，参以育肾通络方、育肾温煦方以温肾通调，基础体温连续三次出现双相，月经按时而下，四月后经停受孕。

附：治疗男子不育症之三步曲

不孕症不能单独责之女方，男子不育，占相当比例，唐·孙思邈《千金方》"求子"即有："凡人无子，当为夫妻俱有五劳七伤，虚赢百病所致，故有绝嗣之患。"《石室秘录》也说："人生子嗣……有男子不能生子者，有女子不能生子者。"说明除生理缺陷外，双方都可因病理影响造成不孕。至于男子不育，一般病家求子心切，常擅自滥服壮阳药剂。按肾虚不足，当补肾益精，即使阳痿亦然。肾阴充足，精气

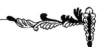

旺盛，自然就具备生育能力。如一味壮阳，则兴奋过甚，本力不足，譬犹灯油已涸，不添油而燃火，则愈燃愈涸，反而事与愿违。蔡师对男子不育的治疗，有一个概念，分三个步骤，即"清心寡欲，养阴填精，补肾助阳。"《广嗣纪要》云："故求子之道，男子责清心寡欲，所以养其精。"首先使精气充盈，然后只须略有助阳，星星之火，即可燎原。故男女双方，除药物治疗外，还须多方注意，如协期篇所说"此言种子之后，男子别寝不可再交，盖精血初凝，恐再冲击也。故古者妇人有娠，即居侧室，以养其胎气也。"总之情志安宁，交媾合作，性欲当有节制，是成孕致育的重要因素。因此治疗男性不育症坚持三步曲，即"清心寡欲，养阴填精，补肾助阳"。

1. 节性欲，适时而作

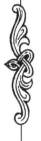

蔡师所谓"清心寡欲"就是指房事要节制，交接要合时。首先以妇女基础体温为依据，在非排卵期应避免无效的盲目同房，清心寡欲，以待一朝，即在排卵前后1周内行房2~3次。前人云："故凡初交之后，最宜将息，勿复交接，以扰子宫。"男子不育往往是求子心切，或相火旺盛，纵欲无度，频于房事，沥枯虚人，戕伤肾气，事与愿违。因此在临诊时，蔡师非常重视询问其行房时间。曾治一对不孕夫妇，屡经中西医久治不效，众医束手，孕请蔡师会诊。经了解，女方月经正常，输卵管通畅，基础体温亦双相。男方精检也无异常。双方均无明显症状，因此无从辨证求因。经蔡师详细询问房事之后才得知夫妇两地分居，仅周末团聚，因求子心切，每夜行房多达三四次。如此扰乱子宫，伤精耗液，且又不适时机，导致不孕。经指导正常掌握行房时间，提高行房质量，并予男方知柏地黄丸滋肾阴、泻相火，不久

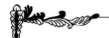

女方即受孕。

2. 滋肾阴，养精蓄锐

阴阳交接之成效，常审男子肾阳之强弱。有不少人认为，男子不育即肾阳亏损，习用温肾壮阳药，蔡师则强调辨证求因，反对一味壮阳。蔡师云：单补肾阳，即充其能，能依赖于质，若无基础，比如无血，则气无所附，阴不足，阳无所附，若欲阳长至重（高水平），必须建立在阴精不断化生之基础上，此乃"阴生阳长"之真谛。因为阳达至重，需要耗损大量的阴精，没有足够的阴精就无法达到至重的程度。因此指出，不育大多属精力不足，当补肾益精，即使阳痿亦然。盖肾阴充足，精气旺盛，自然具备生育能力。若一味壮阳，则兴奋过甚，体力不足，譬犹灯油已涸，不添油而抽芯助燃，则愈燃愈涸，更易伤精。一般以五子衍宗汤及六味地黄汤加减，意在补肾填精。若兼湿热，精液黏稠较高者，用知柏地黄汤为主，滋肾阴以泻相火。曾有一不育男子，阳痿早泄，以温肾壮阳之药罔效。蔡师视其夜寐梦遗、盗汗、舌红、脉细数，嘱其啖鳖以滋阴，不久即症除而育。

3. 补肾阳，交媾育子

蔡师治男子不育在进行养阴填精的基础上，则拟补肾助阳法。即待男子精液检查，活动力、精子数、成活率等指标渐增后，再酌加助阳药，以此星星之火，便可燎原。临床用药特别注意阴阳平衡，推崇张景岳之观点，即"命之所系，惟阴与阳""善补阳者，必于阴中求阳，则阳得阴助而生化无穷；善补阴者，必于阳中求阴，则阴得阳升而泉源不竭"。要使阴精充沛成孕，必须结合补阳，补阳是为了提高精子效能，故喜用龟鹿二仙丹。他常说，龟为阴中之至阴，其补命门，益精气，壮阳道，即射精有力，也有助于精之上逆游弋，得以与卵子交媾成孕。然在此补肾阳之效，仍勿忘滋阴精之本，常在滋阴之基础上加上几味阳药，以振其雄威，水到渠成。曾有一男子，罹有阳痿，虽屡用阳药，其效不彰，经蔡师滋阴调摄，精液化验已趋正常，适其时（其妻正值排卵期前夕），蔡师药中加入龟鹿二仙丹，一矢中的而来年得子。

总之，治疗男子不育症当掌握阴精为基础，阳事为动能，适时而交媾（勿妄作劳）往往是能使配偶孕育的。

子宫内膜异位症

子宫内膜生长在子宫腔以外的异常位置而发生的病症，统称子宫内膜异位症。当子宫内膜异位于卵巢时，临床上习称巧克力囊肿；子宫内膜侵入子宫肌层者称子宫肌腺病。异位的子宫内膜可以发生在很多部位，主要在卵巢、子宫韧带、直肠阴道膈以及盆腔腹膜，也可见于脐部、疝囊、阴道、膀胱、淋巴结等处，并受卵巢分泌激素的影响，症状可有周期性变化。绝经后卵巢功能消失，异位的子宫内膜组织发生退变、萎缩而逐渐吸收。妇检：两侧附件部位正常或增厚，可扪及包块。后穹隆部常可有触痛性结节。B超提示：子宫增大，光点不匀，卵巢呈囊性增大。中医无此病名，隋代巢元方《诸病源候论》对血瘕的描述："瘕聚令人腰痛不可俯仰，横骨下有积气，坚硬如石，少腹里急苦痛，背脊疼痛，深达腰腹，下挛阴里，若生风冷，子门癖，月水不时，乍来乍不来，此病令人无子"，与本症部分症状有相似处。

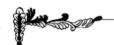

（一）病因病机

患者常有人流、剖腹产、子宫后屈、盆腔炎等病史。月经期脱落的子宫内膜碎片可随经血、输卵管逆流进入盆腔，然后在子宫、直肠陷凹、卵巢等处种植，并发展为子宫内膜异位症。进入宫腔的手术均有发生子宫内膜移植的可能，如在施行剖腹产、输卵管结扎、子宫输卵管碘油造影、人工流产术时，术者无意中将子宫内膜带至腹壁切口内种植，或送入盆腔，造成子宫内膜异位症。中医认为子宫内膜异位症的病理实质是血瘀，对于血瘀癥瘕的机理，明代张介宾《景岳全书》云："瘀血留滞症，唯妇人有之。其证则由经期或产后，凡内伤生冷或外受风寒；或恚怒伤肝，气逆血留；或忧思伤脾，气虚而血滞；或积劳积弱，气弱不行，血动之时，余血未净，而有所逆，则留滞月积渐成癥矣……妇人久癥宿痞，脾肾必亏，邪正相搏，牢固不动，气联于子脏则不孕。"故本症常伴有不孕。通过妇科检查（包括剖腹探查，腹腔镜检查，盆腔双重造影，B型超声波检查，妇科三合诊检查）确诊，可发现两侧卵巢巧克力囊肿、子宫后壁可及结节等。

（二）临床表现

子宫内膜异位症的主要症状有经来进行性腹痛甚至剧痛难忍，肛门坠痛，或经行过多，或既多又痛，及愈多愈痛，少数无症状。

1. 经痛

临床症状以痛经为最突出，剧痛者甚至达到不能忍受的境地，这种痛经大多在经前发作，临经加剧，部分病例经血越多，腹痛越甚，持续到经净后才逐减。痛的性质以经前

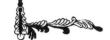

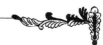

胀痛、刺痛，临经时痉挛性剧痛，继而持续性掣痛、坠痛为多见。

2. 经多

这是内异症又一突出症状，常经来过多，甚至血崩，时夹瘀块，甚至致严重贫血。

3. 兼症

除了经痛、经多的临床特点外，还可兼见腰痛、肛坠、乳胀、带多、经前头痛、烦躁、性交痛、不孕等症。

4. 体征

患者通过西医妇科检查，发现子宫增大，卵巢增大，子宫直肠陷凹、宫体后壁或骶骨韧带等处有触痛的大小不等的结节。

（三）经验方

对内异症的治疗，蔡师主要依据历代医家治疗"血瘕"、"癥结"的经验，以理气通滞、活血化瘀为大法，并注意到整体辨证，结合病因治疗，以调理脏腑、气血、阴阳的生理功能。

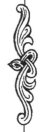

1. 对症治疗

按临床主症设立三个对症治疗基本方。

（1）内异Ⅰ方

［组成］ 炒当归 10 克、丹参 12 克、川牛膝 10 克、制香附 10 克、川芎 6 克、赤芍 10 克、制没药 6 克、延胡索 12 克、生蒲黄（包煎）12 克、五灵脂 10 克、血竭 3 克。

［功能］ 活血化瘀，调经止痛。

［主治］ 由瘀滞引起经行腹痛，翻滚不安，甚至痛剧拒按，不能忍受，以至晕厥；或经量不畅或过多，有下瘀块后

腹痛稍减者，也有经量愈多愈痛者。本症多见于子宫内膜异位症，因宿瘀内结，积久不化。苔薄微腻，边有紫斑，脉沉弦或紧。

〔方解〕　本方以四物汤加减。当归、川芎辛香走散，养血调经止痛；赤芍清瘀活血止痛；丹参祛瘀生新；怀牛膝引血下行，逐瘀破结；香附理气调经止痛；延胡、没药活血散瘀，理气止痛；生蒲黄、五灵脂通利血脉，行瘀止痛；血竭散瘀生新，活血止痛。

〔加减运用〕　经量过少、排出困难者可加红花、三棱；腹痛胀甚者加乳香、苏木；痛甚呕吐者加淡吴黄；痛甚畏冷肢清者加桂枝；每次经行伴有发热者，可加丹皮，与赤芍配合同用；口干者加天花粉；便秘者加生大黄。

（2）内异Ⅱ方

〔组成〕　当归 10 克、生地 10 克、丹参 10 克、白芍 10 克、香附 10 克、生蒲黄（包煎）30 克、花蕊石 20 克、熟军炭 10 克、三七末（吞）2 克、震灵丹（包煎）12 克。

〔功能〕　活血调经，化瘀止崩。

〔主治〕　崩漏由瘀血导致，或由子宫肌瘤、子宫内膜异位症等引起经量过多。血色暗紫质稠，下瘀块较大。有小腹疼痛，甚或便秘，或出血淋漓不绝，舌暗红或紫，边有瘀斑，脉沉弦。

〔方解〕　本方以四物汤加减，养血调经。去川芎易丹参，取其祛瘀生新而无辛香走散之弊；香附理气调经，以助化瘀；生蒲黄、花蕊石化瘀止血；熟军炭凉血泻火，祛瘀止血；三七化瘀定痛止血；震灵丹化瘀定痛，镇摄止血。血崩而因瘀导致者，非单纯固涩止血所能奏效，甚至适得其反，愈止愈多，腹痛更甚。瘀血不去，新血不生，血不归经，则

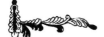

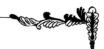

出血不止，非寓攻于止不为效。

[加减运用] 如出血过多而兼气虚者，可酌加党参、黄芪；腹痛甚者，加醋炒延胡索；大便溏薄者，去熟军炭加炮姜炭；胸闷不畅者加广郁金。

（3）内异Ⅲ方

[组成] 云茯苓12克、桂枝3克、赤芍10克、丹皮10克、桃仁10克、皂角刺30克、炙甲片9克、石见穿20克、莪术10克、水蛭6克。

[功能] 化瘀散结，搜剔通络。

[主治] 本方主要用于子宫内膜异位症。子宫内膜组织因各种原因生长于子宫腔以外之异常位置，引起月经不畅或过多，或出现痛经、性交痛、不孕等症，经行期间可另行对症处方。经净以后，用上方以化瘀散结。苔薄或质暗红，边有紫斑，脉弦。

[方解] 本方为桂枝茯苓方加味。桂枝茯苓丸治瘀阻，下癥块；皂角刺辛温锐利，直达病所，溃肿散结；石见穿活血消肿；山甲片散血通络，消肿排脓；莪术行气破血，消积散结；水蛭逐恶血，破瘀散结。子宫内膜异位症之治则：在经行期间须控制症状，经净以后拟消除病灶。

[加减运用] 如需增强活血化瘀，可加三棱；平素兼有小腹疼痛者加没药；如痛而兼胀者增乳香；便秘者加生大黄，便秘严重增元明粉；平素脾虚者可配用白术，以为制约；如有后重感并肛门胀坠者，可加川牛膝、鸡血藤。

2. 辨症求因，分型加减

（1）气滞型：月经异常，小腹胀痛引及腰部，肛门掣痛，胸闷纳少。苔薄白，脉弦细涩。选加乌药、木香、苏木、青陈皮。

（2）肝郁型：气滞症兼见经前乳胀烦躁，头痛胁胀或伴有不孕，苔薄腻，脉弦略涩；选加柴胡、丹皮、留行子、川楝子、逍遥丸。头痛甚者酌加白蒺藜、钩藤、石决明等。

（3）气虚型：血崩暴下或经漏日久、神萎眩晕、面浮肢肿、纳少便溏、气短懒言、舌淡苔薄边有齿印、脉虚细涩，选加党参、白术、黄芪、茯苓、怀山药。

（4）寒凝型：经痛剧烈，形寒肢冷，面色青白，泛恶便溏，或宫寒不孕，苔薄白脉沉紧。选加吴茱萸、炮姜、艾叶等。

（5）湿热型：经期紊乱，经行量多淋漓不止，少腹刺痛，胀痛，或中期出血，平日带多间赤，阴痒溲频，纳呆口苦，苔薄腻脉弦滑，选加椿根皮、鸡冠花、白槿花、米仁等。

（6）热结型：月经过多，经色深红，质稠多块，面赤口干，便燥溲黄，平素带多色黄，苔薄腻，脉弦数，去桂枝，选加败酱草、鸭跖草、大黄、黄芩等。

（7）阴虚型：月经异常，经前后少腹疼痛，心悸少寐，午后潮热，口干便燥，或有不孕，腰腿酸软等，苔少质红脉细数，去桂枝，选加生地、麦冬、女贞子、黄精、远志、柏子仁、合欢皮、夜交藤等。

（四）治疗要点

1. 本症痛经，化瘀止痛

子宫内膜异位症的痛经和其他瘀血性痛经有别，后者多由各种原因引起经血排出困难所致，若瘀血畅行或块膜排出，则腹痛立见减轻或消失。而本症之痛经往往是经下愈多愈痛，此乃子宫内膜异位于宫腔之外，中医所谓"离经

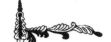

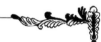

之血"，因而造成新血无以归经而瘀血不能排出的局面。治疗固当遵"通则不痛"之则，以化瘀治本为主。然而在用药上应依据其病理特点，不能专事祛瘀通下，应采取促使瘀血溶化内消之法，以达通畅之目的。蔡师用自拟内异Ⅰ方，其旨在理气活血诸药中，配散寒破血见长之没药、血竭、失笑散，破散癥积宿血，兼具定痛之功。服药当于经前或痛前3～7天，过晚则瘀血既成，日渐增加，难收预期功效。

2. 本症血崩，以通求固

治崩中漏下，常法有塞流、澄源、复旧三者。暴崩久漏之际，总先取治标止血之法。本症之崩漏，因是宿瘀内结，阻滞经脉，新血不守，血不循经所致，故纯用炭剂止血，犹如扬汤止沸，往往难以应手。治此须谨守病机，仿"通因通用"之法，重在化瘀澄源。蔡师用内异Ⅱ方，于经前3～5天开始服。蔡师用药每喜轻简，唯蒲黄此药，常据崩漏症情，超量用之，多则可达30～60克。蒲黄专入血分，以清香之气，兼行气血，故能导瘀结而治气血凝滞之痛，且善化瘀止血，对本症经量多而兼痛经者尤为适者。方中还常佐山羊血、三七、茜草等，以加强化瘀止血之功。经净之后，遂取复旧之法，重在益气生血之品调理，以固其水。

3. 本症发热，祛瘀为要

经前发热，在本症患者中也占相当比例。经期发热素有外感、内伤之分。本症发热系瘀血内结，郁而化热之故，治疗理当专于活血化瘀之法。蔡师主用内异Ⅲ方，往往在1～2周发热即见消失。

4. 本症不孕，攻补兼顾

本症之不孕率为22%～60%。对于这类病人，治分三期：月经净后至排卵期，以育肾通络之孕Ⅰ方（云茯苓12

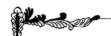

克，石楠叶 10 克，熟地 10 克，桂枝 2.4 克，仙茅 10 克，仙灵脾 12 克，路路通 10 克，公丁香 2.4 克，川牛膝 10 克）合内异Ⅲ方治之；排卵后至经前 3～7 天用育肾温煦之孕Ⅱ方（生地熟地各 15 克，云茯苓 12 克，石楠叶 10 克，鹿角霜 10 克，仙灵脾 12 克，巴戟 10 克，肉苁蓉 10 克，旱莲草 12 克，女贞子 10 克，怀牛膝 12 克）合并内异Ⅲ方治之；经前数天至经净或痛止，选用内异Ⅰ方或内异Ⅱ方化瘀、调经、止痛。对基础体温转为典型双相，并示相对高温者，则化瘀之品须在经来后使用，慎防坠胎。

5. 本症癥瘕，消癥治本

癥瘕是本症患者共有症状，兼存于各种类型中，此为疾病之根本。按"血实宜决之"治则，于经净后以内异Ⅲ方消癥散结。宗桂枝茯苓丸法加味，或吞服桂枝茯苓丸、人参鳖甲煎丸。无症状者也不例外。一般服药后症状改善较为显著，癥块消失则较困难。但中药之优点副作用较小，可长期服用。部分伴有不孕患者，待症情减轻时，往往随即怀孕。故对某些病例，经治疗获效后，月经正常，症状减轻或消失，基础体温出现典型双相曲线者，在排卵期后忌服本方，以免妨碍孕育。

（五）临证体会

参阅祖国医学文献，其中《巢氏病源》对"血瘕"的描绘说："瘕聚令人腰痛人不可俯仰，横骨下有积气，坚硬如石，少腹里急苦痛，背脊疼痛，深达腰腹，下牵阴里，若生风冷，子门癖，月水不时，乍来乍不来，此病令人无子。"这些症象与内异症部分症状相似。

目前一般认为内异症的病理实质是血瘀，而造成血瘀的

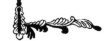

原因及血瘀形成后的病理变化又较复杂。明代张景岳在《景岳全书》中曾对此作了简要的概括："瘀血留滞作癥，唯妇人有之。其证则由经前或产后，凡内伤生冷或外受风寒；或恚怒伤肝，气逆血留；或忧思伤脾，气虚而血滞；或积劳积弱，气弱不行，总之血动之时，余血未净，而有所逆，则留滞日积而渐成癥矣……妇人久癥宿痞，脾肾必亏，邪正相搏，牢固不动，气联于子脏则不孕"，"气滞阴寒则为痛为痹"。薛立斋也认为恚瘕"多兼七情亏损，五脏气滞乖违而致，气主煦之，血主濡之，脾统血、肝藏血、故郁结伤脾，恚怒伤肝多患之，腹胁作痛，正肝脾两经证"（引自《女科经纶》）。月经过多亦正是肝脾统藏失司，循行无度所致。

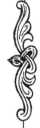

蔡师根据内异症的病理转归和临床表现，认为血瘀多由气滞，肝郁，热结，寒凝，湿热，气虚，阴虚等因所致。气为血帅，气滞则血运不畅，肝郁则气结血留为瘀；"血受寒则凝结成块，血受热则煎熬成块"（《医林改错》）；湿热内蕴与血相搏，则胶结为瘀；"阴足则火不动"（《血证论》），阴虚则阳火易动，气逆火盛而煎熬成瘀。同时瘀血壅滞，又易生他变。如血瘀能与多种病理机制发生相互影响，相互转化，互为因果的作用，所以在治疗上必须随症应变。

内异症中表现为肝郁气滞、瘀血阻络者占较大比例，正如《血证论》中指出："瘀之为病，总是气与血胶结而成，须破血行气以推除之。"三个基本方即是根据此义而立的。但基本方不能通治所有内异症，还须按患者的秉赋差异、受邪性质、病机转归、症状特点进行辨证施治。对体虚邪实者，如气虚阴亏者，可以攻补兼施，扶正散结，加用滋阴和补气之以宗前人"养正积自除"之法；寒凝血瘀者，临床特征常表现为剧烈腹痛，用经痛方加重温经散寒之剂，痛势多

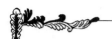

能缓解。温经化瘀之剂可能具有对抗前列腺素影响子宫肌的作用，从而解除子宫肌的痉挛（有待进一步观察和辨证）。

从大部分病例的体征中可以了解，内异症往往与盆腔及内生殖器各种炎症掺杂互见，炎症可加重内异症及其临床表现，而内异症能使周围组织发生局部脓肿，粘连，以致炎症加重。因此，我们对该病症的认识和治疗，不应局限于"痛经""崩漏""癥瘕"等范畴，对兼有湿热型或热结患者，加用大剂清热解毒、利湿导滞之品，常可取得较为满意的疗效。

从所据的资料分析中可体会到，影响本病疗效及疗程的因素是多方面的，这些因素中除了病位、病程、卵巢功能并发症外，还包括病员的情志、饮食、生活和工作环境、气化变化等因素。中医学很重视病员自身的调养，始终注意保持内外环境的统一和气血、阴阳的动态平衡。倘若内伤七情，气机郁结，或房事不节，或受寒嗜冷，势必加重瘀血、凝滞。饮食不节，则损伤脾胃，运化失职，湿热与瘀浊交阻，症势加剧。临床上，部分病例有因恚怒愤郁，造成症状反复加剧者，有因啖蟹过多而经行腹痛加重者，有暑天贪凉嗜冷而致症势反复纠缠者。同时，季节气候的变化对患者也有较大影响，人体的许多生理功能特别是内分泌功能活动，具有较强的季节倾向，气候剧变常可使部分病例同时出现症状反复。不少内异症经痛患者对寒冷特别敏锐，冬季症状发作较频而剧，而血崩患者对热的反应较明显，每于夏季则症势加重，这正是中医所谓的"寒则凝滞""热则流散"之故。总之，影响疗效的因素有多方面，况且在病情的变化过程中，证型也是错杂互见的，因此在治疗上不能墨守成规，必须"同中辨异"，"动中应变"，才能提高疗效。

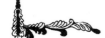

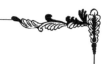

（六）医案选录

案一　王某　47岁　女　已婚　静安区教师红专学院教师

1977年9月20日初诊　曾育四胎，经期尚可（最近经期9月8日），始则微黑，量不多，每第二日起色鲜似崩，满腹进行性剧痛，腰酸，辄身热达38℃，平素少腹两侧作胀，并患冠心高血压，脉细微弦，苔薄质偏红，边有紫点。妇科检查：左侧卵巢囊肿大于乒乓球，两侧输卵管积水，宫颈管后壁有二结节大于黄豆，诊断为子宫内膜异位症。证属瘀结积水，姑先利水通络，清热化瘀。

川桂枝4.5克　云茯苓12克　赤芍9克　丹皮9克　桃仁泥9克　炒当归9克　制香附9克　败酱草30克　柴胡梢6克　皂角刺9克　失笑散（包煎）12克　7帖

10月5日复诊　经期略早，今甫四天，过多下膜及块，腹痛较前轻减，头晕乏力，原每行发热，此次未作，脉虚，苔薄，气血较虚，再为两顾。

炒党参9克　炒当归9克　赤芍9克　丹皮9克　制香附9克　川桂枝4.5克　败酱草30克　云茯苓12克　生蒲黄（包煎）9克　柴胡梢6克　生甘草3克　3帖

10月31日三诊　昨行准期（最近经期10月2日，10月30日），量亦不多，腹痛显减，寒热未作，臂部酸痛，晨醒自汗，脉细，苔薄，微腻边有齿印，症势见减，仍宗原法增易。

炒当归9克　制香附9克　延胡索9克　川桂枝2.4克　广木香9克　怀牛膝9克　赤芍9克　丹皮9克　败酱草15克　花蕊石9克　失笑散（包煎）12克　3帖

11月21日四诊　近由妇科检查，囊肿及小结节均缩小。

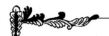

经期将届，胸部压痛似虫爬感，须臾即瘥，腰酸且胀，小腹微胀，肛掣，脉细，苔薄边有齿印，预为活血通络。

炒当归9克　川芎9克　丹参12克　赤芍9克　广郁金9克　制香附9克　川牛膝9克　川桂枝4.5克　制乳香没药各4.5克　莪术9克　延胡索9克　失笑散（包煎）15克　5帖

12月2日五诊　经期已准（最近经期11月27日），量较前次略少，少腹两侧痛轻减，抽紧感显瘥，清晨自汗亦止，近左膝疼痛，脉细，苔薄边有齿印，再拟活血化瘀，通络散结。

炒当归9克　丹参9克　川牛膝9克　川桂枝4.5克　云茯苓12克　赤芍9克　丹皮9克　桃仁泥9克　莪术9克　槟榔9克　炙甲片9克　真血竭1.8克　7帖

12月21日六诊　经期将届，腰酸肛掣，小腹隐痛，左膝酸楚，脉细，苔薄胖，边有齿印，症势见轻，当从原议。

炒当归9克　川牛膝9克　制香附9克　延胡索9克　干漆4.5克　川芎3克　花蕊石12克　生蒲黄（包煎）30克　五灵脂9克　白芍9克　鸡血藤12克　5帖

12月27日七诊　经行准期（最近经期12月25日），量亦适中，第一天下膜状物，色黑，量较前次略多，腹痛显减（原大便或矢气时痛剧，现亦轻减），渴不欲食，昨形寒，臀胀，腰酸，自觉两侧卵巢处痛似烧灼感，脉细，舌偏红边有齿印，症势虽减，仍难忽视，再从原法加减。

炒当归9克　川芎3克　丹参9克　荆芥穗9克　赤芍白芍各9克　川牛膝9克　花蕊石12克　生蒲黄（包煎）30克　五灵脂9克　制香附9克　延胡索9克　3帖

1978年1月21日八诊　今值经行，量亦正常，下块及

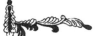

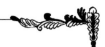

膜，呈棕色，腹痛续见轻可（原满腹痛，现范围大为缩小，仅小腹两侧微痛，喜按喜暖，烧灼感亦瘥），肛门抽痛虽轻未除，腰略酸，神疲，近又心区阵痛，日仍数次，脉细，苔薄质偏红边有齿印，症显好转，原法进退。近妇检：左侧包块似乒乓球，宫颈管后壁小结节似小绿豆。

炒当归9克　丹参6克　川牛膝9克　广郁金9克　制香附9克　赤芍9克　延胡索9克　川桂枝2.4克　苏木9克　花蕊石12克　生蒲黄（包煎）30克　五灵脂9克　3帖

按：经来过多似崩，按一般正治，自当止血塞源，惟每至下块及膜，腹部剧痛，逐月增烈，显系宿瘀蓄积。妇检有结节，是为子宫内膜异位症，由来多年，体质已虚，势颇纠缠，难许速效。症属虚中夹实，如按常规处理，则愈塞流，崩愈甚，痛更剧，且两侧输卵管积水，似是炎症引起，致平时少腹作痛，大便矢气则痛尤剧，辨症求因，法当从实论治，非活血化瘀，确难收效，经净后可略增调养，临前再为通络散结，治宗桂枝茯苓丸法，以桂枝之温经通络，通阳祛瘀，辅茯苓以利水，赤芍、丹皮清热消炎，散瘀活血，桃仁破瘀化癥。失笑散祛瘀化癥止痛，上述二方为主，余药随症加减，药后第一次经行量仍过多，腹痛见减，原每行第二天辄发热达38℃，此后从未复发，按发热为血瘀化热，瘀去则营卫调和，发热自退，桂枝茯苓法可兼顾并蓄，故不须另增方药，逐月调治，症势日见轻减，妇检囊肿及结节均缩小，末次检查宫颈管后壁处小结节已小于绿豆（原大于黄豆），左侧包块消退较慢，似小于乒乓球（原大于乒乓球）。总计治疗四月，经转五次，症状显著好转，经期经量完全正常。腹部剧痛亦除，范围缩小，仅余小腹两侧轻微疼痛，每行发

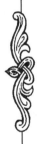

热立愈，惟体质尚虚，且兼冠心病高血压，自当继续调治，按"大积小聚，衰其大半而止"旨，扶正祛邪，冀收全功。

案二　李某　36岁　已婚

1995年12月11日初诊　继发痛经两年许，半年来加剧，甚则晕厥。每临前乳胀烦躁，行则不畅，杂有瘀块，腹痛拒按，经净痛减，绵绵不止。妇检：子宫质硬略大，后壁可扪及数个结节，有触痛。B超提示子宫肌腺瘤。经素准期，兹又将届（末次月经11月15日），诸症又作，经痛堪虞，苔薄舌边紫黯，脉弦略细。证属宿瘀内结，肝气郁滞。治以化瘀止痛，疏肝调经。

炒当归9克　川芎4.5克　赤白芍各9克　柴胡4.5克　制香附9克　延胡索9克　川牛膝9克　失笑散（包煎）15克　血竭3克　没药4.5克　茺蔚子9克　7剂

12月18日复诊　月经已转，量稍多，尚欠畅，腹痛见减，5天净。惟净后少腹仍感隐痛。苔薄边紫黯，脉细弦。再以清腑散结。

炒当归9克　赤芍9克　川牛膝9克　桂枝3克　炙甲片9克　皂角刺30克　制香附9克　海藻9克　血竭3克　丹皮12克　莪术12克　败酱草30克　14剂

如此，经前二天起服用化瘀止痛方7剂，经净后服用清瘀散结方14剂，按法调治5月，痛经基本消除，停药3月内亦未复发。

案三　金某　30岁　未婚

1995年2月20日初诊　双侧卵巢巧克力囊肿，行左侧附件切除、右侧囊肿剥出成形术后一年许，腹痛未除，近反加剧，右侧为甚。肛检：子宫右侧扪及一弹性包块，附件略增厚。B超示右卵巢囊肿5cm×3cm×5cm，提示右卵巢巧

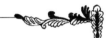

克力囊肿复发。时值经行（末次月经2月19日），量多如注，且杂瘀块，腹痛甚剧。苔薄质偏红，脉细略弦。证属宿瘀内阻，血不归经。治以化瘀摄血，调经止痛。

炒当归9克　赤白芍各9克　丹参6克　怀牛膝9克　制香附9克　熟军炭9克　生蒲黄（包煎）30克　血竭3克　花蕊石15克　震灵丹（包煎）12克　茺蔚子9克　延胡索（醋炒）12克　7剂

2月27日复诊　药后经量显减，腹痛亦缓，6天净（原需10天）。惟有少腹痛减而未除。兼下黄带。肛检：右侧附件增厚感。苔薄质微红，脉细弦。证属宿瘀内结，湿热下注。治以化瘀散结，兼清湿热。

炒当归9克　丹参6克　赤芍9克　川牛膝9克　制香附9克　桂枝3克　炙甲片9克　皂角刺12克　金铃子9克　莪术12克　鸭跖草30克　败酱草30克　14剂

如法调治十月，经量恢复正常，痛经基本消除，余症均减。肛检：宫体活动稍差，右侧可扪及一鸽蛋大弹性包块。B超示右卵巢巧克力囊肿2cm×2cm×3cm，较前明显缩小。

案四　蒋某　36岁　已婚　医师

1997年7月28日初诊　继发痛经12年，原发不孕5年。每行腹痛剧烈伴腰骶部胀坠难忍，西医诊断为双侧卵巢巧克力囊肿。1996年4月住院作腹腔镜结合激光手术，清除子宫内膜异位病灶，但半年后又复发。1997年4月再次经后穹隆穿刺，作双侧卵巢巧克力囊肿抽吸术。术后经痛未除，亦未受孕。其间曾作三次人工授精，其后又作一次试管婴儿，均未成功。平素经期尚可，腰酸体乏。兹将届期，诸症又作，腹痛堪虞。证属宿瘀内结，肾虚不足。姑先化瘀定痛，行血调经，后图育肾通络，清瘀散结。

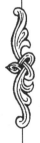

炒当归9克　大生地9克　川芎6克　赤芍9克　川牛膝9克　酒炒延胡索12克　制香附9克　血竭3克　五灵脂9克　生蒲黄（包煎）12克　制乳没各9克　10剂（临经前三天起服）

云茯苓12克　桂枝3克　赤芍12克　丹皮12克　桃仁9克　莪术9克　败酱草30克　路路通9克　炙甲片9克　仙灵脾12克　紫石英（先煎）12克　7剂（经净后服）

8月15日复诊药后痛经明显好转，量中，五天净，时值中期，略有带下，微感腰酸。再以育肾温煦。

云茯苓12克　丹参12克　大生地9克　仙茅9克　仙灵脾12克　川断12克　鹿角霜12克　淡苁蓉9克　巴戟肉9克　女贞子9克　紫石英（先煎）12克　8剂

如法调治三月，痛经消失，余症亦减。药既应手，再守前法调治半年，于1998年4月停经受孕。

按：子宫内膜异位症基本的病理变化是血瘀，其主要病理产物是瘀血。瘀阻胞宫则痛经；瘀阻胞络则不孕；瘀阻脉道则经血量多或淋漓不净。虽然子宫内膜异位症的临床表现较为复杂，但在辨证施治中若能以血瘀为中心，则能起到执简驭繁、事半功倍之效。

子宫肌瘤

子宫肌瘤是女性生殖系统最常见的、生长于子宫内的良性肿瘤。也是人体中最常见的肿瘤之一。子宫肌瘤主要由于子宫平滑肌细胞增生而形成。根据肌瘤生长的部位不同，可

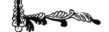

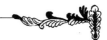

把肌瘤分为：肌壁间肌瘤、浆膜下肌瘤、黏膜下肌瘤、子宫颈肌瘤等。如果有两个或两个以上肌瘤时称为多发性子宫肌瘤。子宫肌瘤类似于中医的"石瘕"症，多见于30~50岁的妇女，以40~50岁发生率最高。绝经后肿瘤一般停止生长，并渐渐萎缩。妇科检查：子宫体增大，质硬，表面高低不平，大的肿瘤可在腹壁上扪到。B型超声波检查：可提示肌瘤部位大小，数量多少。

（一）病因病机

子宫肌瘤的发生可能与过多雌激素刺激有关。中医认为由于子宫血液运行不畅，气机阻滞不通，血瘀积聚，以致瘀血阻塞胞宫内或胞络外，凝聚成癥瘕。常见的原因有：月经期、产后、寒邪乘虚直入胞宫，与血凝结；或因外界精神因素影响，月经期恚怒伤肝，或者忧思伤脾，导致气滞血瘀，久而久之结为癥瘕。因其为病由渐而甚，内由肝、脾、肾三脏功能失调，外因寒气客于子门，瘀血凝结，蕴久化热与内湿相合，衃以留止，日益增大，发为本病。故张锡纯曾有"治癥瘕者，十中难愈二三"之说。历代妇科医籍中均有较详细的记载。

蔡师认为，子宫肌瘤的成因，不外六淫之邪乘经产之虚而侵袭胞宫、胞络，有因多产房劳、产后积血、七情所伤等，引起脏腑功能失调、气血不和、冲任损伤，以致气滞血瘀，血结胞宫，积久而成。故治疗上当以行气导滞，活血化瘀，消癥散结，清热化湿，辨证施治。

（二）辨证治疗

临床症状的轻重与肌瘤发生的部位、大小、数目、生长

速度有关。一部分人可以毫无症状，仅在体格检查时偶然发现。但许多人是有症状的，如月经量增多，严重者可出现"血崩"，也可出现月经周期缩短，经期延长，甚至淋漓不尽，并导致贫血。当子宫增大，直径超过10厘米时，可压迫邻近脏器导致不同程度的临床症状，如压迫膀胱，可出现尿频尿急，压迫尿道可致排尿困难，压迫输尿管可致同侧肾盂积水，压迫直肠可出现排便困难。一般认为在子宫肌瘤的患者中大多数有不孕的倾向，这是因为肌瘤过大堵塞输卵管而妨碍受孕的缘故，但有些患者仍有可能怀孕和分娩。不少患者在月经期出现腹胀、腹痛、腰背酸痛。如浆膜下肌瘤发生扭转时可出现急腹痛。也因并发子宫肌腺病、盆腔炎，引起粘连、牵拉等原因及黏膜下肌瘤引起机械性疼痛。

子宫肌瘤的治疗原则，主要是活血化瘀，消坚散结。治疗分经间期和月经期两步。

经间期（月经干净后），蔡师一般采用桂枝茯苓法，专以活血化瘀消坚，药物有：云茯苓12克、桂枝3克、赤芍10克、丹皮10克、桃仁10克、皂角刺30克、炙甲片9克、石见穿10克、鬼箭羽20克、海藻12克、莪术10克，服14～21剂。如体质强壮者，可加大黄、芒硝凉血化瘀、软坚散结，同时加白术以制约其烈性。也可用鲜大黄外擦或取汁外敷小腹部，其消炎活血止痛效果更佳。方中亦可加入黄药子、鸦胆子、水蛭、地鳖虫以增消坚搜剔之力。体质虚弱者则加党参以扶正祛邪。

月经期以化瘀调经为主，如无特殊症状的可用四物调冲汤，药物有：炒当归10克、大生地10克、川芎5克、白芍10克、柴胡5克、制香附10克、怀牛膝10克。如经量过多如注，兼有大量较大血块，蔡师一般不单纯固涩止血，因为产生肌瘤的病因是宿瘀内结，所以治疗仍以化瘀为主，通因通用。药物有：炒当归 10 克、丹参 6 克、赤芍 10 克、白芍 10 克、生蒲黄 30 克、血竭 3 克、花蕊石 15 克、熟川军 10 克、益母草 10 克、仙鹤草 20 克、震灵丹 12 克。如果出血甚者加三七末，气滞加香附，腹痛加延胡索，寒凝加艾叶，气虚加党参、生黄芪。子宫肌瘤是妇科临床常见沉疴、难疗之疾，临床上应结合患者素体强弱、病邪轻重、随症加减。早期患者一般体质较盛，宜攻为主。后期因长期出血，导致气血两亏，则可加扶正化瘀的药物，如党参、黄芪、黄精等，不宜急于求成。更年期前后患有子宫肌瘤者，应催断其经水，促使肌瘤自消，可用苦参、寒水石、夏枯草平肝清热，消瘤防癌。

（三）经验方

化瘀消坚方

［组成］　云茯苓 12 克、桂枝 3 克、赤芍 10 克、丹皮 10 克、桃仁 10 克、海藻 12 克、昆布 12 克、炙甲片 10 克、皂角刺 30 克、鬼箭羽 20 克、地鳖虫 10 克。

［功能］　活血化瘀，软坚消癥。

［主治］　妇女癥瘕，主要治疗子宫肌瘤。患者一般无明显症状，黏膜下肌瘤可出现月经过多；肌瘤过大，可出现压迫症状，如小便增多，大便秘结等。肌瘤不大者可使用本方，行保守治疗，定期复查，观察疗效；如肌瘤增大，或原本过大者，应考虑手术治疗。苔薄，微腻，或有紫斑，或质暗，脉弦或涩。

［方解］　本方拟宗桂枝茯苓方加味。桂枝茯苓丸主治瘀

阻、下癥块；海藻、昆布相配，咸以软坚、消癥破积；皂角刺辛温锐利，直达病所，溃肿散结；山甲片散血通络，消肿排脓，助诸药以破积消癥；鬼箭羽破瘀行血，消癥结；地鳖虫活血化瘀，消坚化癥。

〔加减运用〕 瘀滞较甚者可择用三棱、莪术；大便秘结者可增生大黄或元明粉；有脾虚者可加用白术，兼气虚者加党参以为兼顾。

（四）医案选录

案一　王某　35岁　已婚

1992年12月10日初诊　年前妇科普查发现子宫肌瘤，B超提示子宫肌瘤4.3cm×7.8cm×6.4cm。经每超前而至，行则量偏多，色暗有块。末次月经11月30日，经前乳胀。因惧手术而求中医治疗。苔薄，边有紫点，脉细弦。乃宿瘀内结，拟活血，软坚散结，以消坚汤为主。

桂枝3克　赤芍9克　丹皮9克　云茯苓12克　桃仁泥9克　三棱9克　莪术9克　鬼箭羽20克　水蛭4.5克　夏枯草12克　海藻9克　14剂

12月24日复诊　药后无不适，日前转经，量一般，腰酸乏力，苔薄腻，脉细弦。再宗前法，经净后服。

按：患者以上方加减治疗六月后B超复查，见宫内光点分布均匀，未见实质性包块或液性暗区；经量正常；年后随访未见复发。《妇科心法要诀》曰："治诸癥积，宜先审身形之壮弱，病势之缓急而论之。如人虚则气血衰弱，不任攻伐，病势虽盛，当先扶正；若形证俱实，当先攻病也。"本案实证实体，尚无血崩之虑，故单攻不补，方以消坚汤、桂枝茯苓丸为主。桂枝辛散温通；丹皮、赤芍破瘀结，行血中

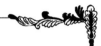

瘀滞；茯苓渗湿下行；三棱、莪术逐瘀通经消积；鬼箭羽既有破瘀散结之功，又有疗崩止血之效；水蛭破血消癥，《神农本草经》曰其"逐恶性血、瘀血、月闭，破血癥积聚，利水道"。本方具有消癥散结功效。部分子宫肌瘤患者往往经量偏多或妄行，该方应在经净后服，三个月为一疗程。

案二　俞某　50岁　已婚

1994年4月10日初诊　患者1993年12月B超示多发性子宫肌瘤，见2.1厘米×2.2厘米×2.5厘米、2.4厘米×1.9厘米×2.0厘米大小肌瘤两个。末次月经3月20日。经量日来增多，色淡红有块，迄今二旬未净。曾服止血片及注射止血针均无效。腹隐痛，神疲乏力，腰酸纳差，面色少华。苔薄腻，质偏淡，边有紫点，脉细软。证属气血两亏，瘀血内阻，冲任失固。姑先拟益气养血，化瘀调摄。

炒党参12克　炙黄芪12克　云茯苓12克　仙鹤草30克　益母草12克　生蒲黄（包煎）30克　五灵脂9克　花蕊石12克　炒白芍9克　三七末（吞）2克　4剂

4月14日复诊　药4剂后经血即止。惟感腰酸肢软，头眩纳差。脉舌如前。出血经久，气血耗伤，兼有宿瘀，再宜益气养血，化瘀散结。

炒党参12克　炙黄芪12克　云茯苓12克　桂枝3克　赤芍9克　丹皮9克　桃仁泥9克　炙甲片9克　制黄精12克　鬼箭羽20克　苦参9克　10剂

按：患者按月经周期变化调治，经净后益气养血，化瘀消坚，经期益气化瘀，调摄冲任，随症加减。调治年许，经水间二三月一行，量减，四天净。1995年6月B超复查，子宫肌瘤缩小，为1.5cm×1.4cm×1.0cm，另一消失。故子宫肌瘤的治疗应结合病人素体强弱，病邪轻重，年龄大小，随症加减。早期患者一般体质较盛，以攻为主。后期因长期出血，导致气血两亏，则可扶正化瘀，临床上常选用益气养血药，如党参、黄芪、黄精等，不宜急于求成。绝经期前后患有子宫肌瘤者，应断其经水，促使肌瘤自消，可选用苦参、寒水石、夏枯草等药平肝清热，消瘤防癌。

盆 腔 炎

盆腔炎系盆腔中子宫、输卵管、卵巢等一系列器官、组织的炎症。往往由流产或分娩感染、宫腔手术操作或经期性交，感受病邪，影响冲、任所致。据临床表现可分为急、慢性两类。中医原无此名，然据其症状、体征可归属于"小（少）腹痛""带下""癥瘕"之中。其成因往往有热毒、湿浊、气滞血瘀几种，故治疗常有清热、燥湿、理气化瘀三大法。中医往往对慢性盆腔炎所表现出来的症候群更有疗效。蔡师认为冲二脉皆起于胞内，冲脉夹脐而上行，任脉循腹里上关元，盆腔部位适当冲任二脉所过之处，并且本病的主要症状有腹痛、腹胀、腰酸、性交痛、带下异常等，且伴有下腹部肿块、压痛、发热的体征。其如《素问·骨空论》曰："冲脉为病，逆气里急"，"任脉为病……女子带下瘕聚"。故盆腔炎的病机主要是冲任二脉中的热、湿、瘀。对此，蔡师在治则上推崇"大积大聚，衰其大半而止"和张洁古"养正积

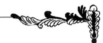

自除"之说，主张标本兼顾，急性期可舍本治标，慢性期则以治本为主，参以理气通络。

（一）病因分类

本病与冲任二脉有直接的关系，如《素问·骨空论》所谓：冲脉为病，逆气里急……任脉为病，女子带下瘕聚。此即冲脉发病时气从少腹上冲，不能至胸中而散，留聚腹内，以致腹中胀急疼痛。任脉有病时，在女子易患赤白带下及月经病，与少腹结块如癥瘕积聚等症。

本病的致病原因，总的说来，不外乎三因，即内因、外因与不内外因，三因之邪影响五脏，病及冲任二脉，以致引起腹痛与瘕聚等症，其中尤以肝脾肾三经与本病关系密切。本病的发作多与月经有关，而肝藏血，脾统血，肾藏精兼司二阴，冲任二脉既为经络之海，又导源于肝肾，因此这些脏腑经脉一旦受到外界或内在的刺激，都直接影响着月经的正常，从而引起盆腔炎的可能。

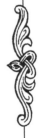

根据本病临床症状观察，总的可以分为三种类型，即肝郁、脾虚、肾虚。其中以肝郁为最多，故部分病例少腹胀痛之外，大都痛在腹侧，相当于肝脏经脉循行的部位。导致肝郁的原因，在七情方面，忿怒抑郁，最易引起肝郁气滞。古人认为女子多郁，因经常来潮的月经和白带，以及怀孕生育与产后的喂乳等，对妇女的性情方面，不无一定的影响。因此在临床上见易怒及抑郁不欢，经来前尤甚。常有胸胀满疼痛，牵引少腹，乳房胀痛，甚则起块，常于经来前3～5天，有周期性的发作。如肝气横逆侵及脾胃，则兼有脘腹疼痛，呕吐酸水；若肝气上逆则可发生气塞喘咳；木郁生火则兼有潮热。上述这些全身症状在盆腔炎的病例中颇为常见。慢性

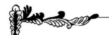

盆腔炎因于郁血所造成，郁血是导致血凝的原因，除直接由于寒入胞络之外，大多因气滞所致，故有"气为血之帅，气行则血行，气滞则血凝"之说，而肝郁则为气滞的主要因素。本病为慢性疾病，患者长期受到疾病的折磨，精神上刺激很大，故每多抑郁寡欢，郁则气滞愈甚，这样交互循环，更致缠绵不愈，因此对慢性盆腔炎的发病原因，我们认为以肝郁气滞为主。

其次是偏重于脾虚者，因此本脏经脉如发生病变，则常见胃脘痛，腹部胀满，抑且嗳气，解大便及矢气后即感舒畅，并在临床上常出现面黄消瘦，时或浮肿，四肢清冷无力，纳食不化，腹部喜按，大便溏薄，神疲嗜卧，带下增多等见症。缪仲淳说："白带多是脾虚，肝气郁则脾受伤，脾伤则湿土之气下陷，是脾精不守，不能输为营血，而下白滑之物。"说明出现带下症是由于脾虚有湿，带下也是慢性盆腔炎、宫颈炎、阴道炎的常见症状之一。

此外偏重于肾虚者，如本脏经脉发生病变，则有脊至股内后廉痛，故临床上常见腰脊酸痛牵引腿部的现象，而腰酸也属慢性盆腔炎的常见症状。

综观上述种种原因和症状，将其归类如下：

肝郁：少腹胀痛，头胀痛，乳房胀痛，胁痛，胸闷，多郁，易怒。脉弦细，舌质淡、苔薄白。

脾虚：白带多，纳呆、便溏，腹胀满，嗜卧，浮肿，面黄消瘦，四肢无力，多虑。脉虚缓滑，苔薄白润或腻。

肾虚：腰酸，内热，头晕，目眩，盗汗，小便黄赤，耳鸣，足心热，跟痛。脉细数或尺弱，舌质红少苔。

心阴虚：失眠，多梦、心悸、易惊、健忘、善忧虑，心

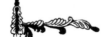

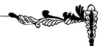

烦。脉细弱，舌质淡红。

（二）主要症状的辨证

1. 腹痛

腹痛的疼痛部位在少腹中间或两侧，有掣痛、肿痛、酸痛、下坠痛、刺痛、绞痛、隐痛、剧痛等不同情况。或同时痛引胁背和腰腿，如张景岳说"实痛多痛于未行之前，经通而自减，虚痛者多痛于既行之后，血去而痛未止，或血去而痛益甚"。腹痛拒按的属实属热，喜按的属虚属寒。《医宗金鉴》说："经前痛当气滞血凝，若气滞血者则多胀满，因血滞气者则多疼痛。"故在腹胀时如矢气后腹部比较松舒的大都属于气滞。如痛连两胁为肝郁不舒。当脐作痛，或绕脐拘挛疼痛，按之缓解，得温则舒，是寒气客于腹中。当脐而下，硬满疼痛，小便利者为蓄血，不利者为蓄水。少腹两侧经常作痛，时缓时急，月信愆期，多为血瘀。小便黄者，属血瘀郁热；小便清者，为寒凝血滞；阵阵作痛，痛如针刺，属气滞血瘀。

2. 腰痛

腰部疼痛，以肾虚最为常见。症为腰痛悠悠不止，乏力酸软。如痛连及脊，四肢倦怠者为气虚。冷痛沉重，逢阴雨即发者为湿。足冷，腰脊拘急者为寒。无形作痛，胀痛连腹者为气滞。

3. 带下

带下呈分五色，但常见为白带、黄带和赤带。临床可分五个类型，即肝郁、脾阳虚、肾阴虚以及实热证与虚寒证。怒气伤肝的带下，可见胸闷、两胁胀痛、乳胀、头眩、嗳气、泛恶、白带时多时少。脾阳虚的具有饮食减少、消

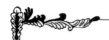

化不良、中气不舒、四肢无力、倦怠嗜卧、面色浮黄、大便溏薄、两足浮肿、带多时黄等症。肾虚的则见面色苍白、精力疲乏、头目眩晕、腰酸如折、白带清稀久而不止。偏于实热的带下多黏稠黄赤、臭秽，阴痒刺痛，伴小便不利、口干面赤，喜凉恶热。舌苔黄腻，脉数。偏于虚寒的则带下色白清稀，伴面色苍白、头晕目眩、形寒肢冷，脐腹绵绵作痛，喜暖畏冷，精力疲乏。舌苔薄白，脉象沉数而迟。

（三）治疗原则

综观本病的演化过程，可以热—湿—瘀三点来厘清其脉络，因此，清—渗—化亦即为治疗的主要思路。治疗原则以标本兼顾为主，但必要时亦可舍本治标或舍标治本，视疾病的症状而定。如全身症状不多，而检查时发现肿块等体征，则参照癥瘕的原理加以治疗。癥病以破血为主，瘕病以理气为主，同时还须衡量患者体质的强弱与病势的深浅，在攻坚破积之中，兼养正气。调营卫，补脾胃，扶正亦所以祛邪，如张洁古所说"养正积自除"。虽然在短期的治疗过程中，一时很难使正气立即恢复充实，但对整体来说，也不无起了一定的辅助作用。又如《内经》所谓"大积大聚，衰其大半而止。"故在癥瘕已消减至一定程度时，即停止攻伐，而给予补剂，使脾胃健运，则残余之积不攻自除。

（四）临床分型治疗

1. 急性盆腔炎

急性盆腔炎，下腹剧痛拒按，发热恶寒，甚则满腹压痛、或反跳痛，带下色黄呈脓性，便秘或溏，时伴尿急、尿

频。舌质红，苔黄腻，脉弦或滑数。治拟清热泻火、化湿祛瘀，方用：败酱草30克、红藤30克、鸭跖草20克、赤芍12克、丹皮12克、川楝子9克、柴胡梢6克、生米仁30克、制乳香没药各6克、连翘9克、山栀9克。大便秘结者，可加生大黄4.5～6克、元明粉4.5克；尿急者，加泽泻9克、淡竹叶9克；带黄如脓者，加黄柏9克、椿根皮12克、白槿花12克；便溏热臭者，加黄连3克、条芩9克；腹胀气滞者，加制香附9克、乌药9克；瘀滞者，加丹参12克、川牛膝9克。热退痛止后，还须清热化瘀，适当调治，以防转为慢性炎症。

2. 慢性盆腔炎

慢性盆腔炎，少腹两侧隐痛、坠胀、喜暖喜按，经来前后较甚，有时低热，腰骶酸楚，带多色黄，经期失调，痛经或不孕。治当理气化瘀，方用：茯苓12克、桂枝2.5克、赤芍9克、桃仁9克、败酱草20克、红藤20克、川楝子9克、延胡索9克、制香附9克、紫草根20克，宜平时服用。如黄带多者，可加椿根皮12克、鸡冠花12克；腰酸者，加川断9克、狗脊9克；气虚者，加党参9～12克、白术9克、茯苓12克、生甘草3克；血虚者，加当归9克、生地熟地各9克、川芎4.5克、白芍9克；便秘者，加生大黄2.5克，或全瓜蒌12克。慢性者体质大都较差，治则多考虑扶正。如腹痛较甚，汤药少效者，可同时作保留灌肠，方用：败酱草30克、红藤30克、白花蛇舌草20克、制没药6克、延胡索15克、蒲公英30克、黄柏9克、丹皮12克，一周为一疗程。如伴痛经者，可宗四物汤用赤芍，增制香附9克、丹参9克、败酱草20克、制乳香没药各6克、延胡索12克、桂枝2.5克、怀牛膝9克，经来时服。

3. 结核性盆腔炎

结核性盆腔炎，常伴有颧红咽燥，手足心热，午后潮热，夜寐盗汗，月经失调，量少色红，甚至闭阻。舌质红，脉细或兼数。以养阴和营为主，方用：当归9克、鳖甲9克、丹参9克、百部12克、怀牛膝9克、功劳叶20克、大生地9克、熟女贞9克、山海螺15克、鱼腥草9克，平时常服，一月为一疗程。如潮热较甚者，可加银柴胡4.5克、地骨皮9克；内热便秘者，加知母9克、麻仁9克；多盗汗者，加柏子仁丸12克吞服。本症病程较长，获效不易，须定期观察。经来期间，可宗四物汤为主，养血调经，随症加味。

（五）药物治疗

处方用药方面，每种病因以一方为主，再据寒热虚实随症加减。如肝郁者以疏肝理气为主，方用逍遥散（当归、柴胡、白芍、白术、茯苓、甘草、煨姜、薄荷），热甚加山栀、丹皮（即加味逍遥散）；兼有癥块者，白芍改赤芍，加延胡索、鳖甲、桃仁、甲片、昆布；便秘用桃仁、瓜蒌；腹胀加金铃子、青皮、陈皮、香附、乌药；痛甚加乳香、没药、三七；胸闷加郁金。本方一般以白芍改赤芍，加丹皮、金铃子、延胡索似乎疗效更佳。

脾虚者以四君子汤（人参、茯苓、白术、甘草）为主，兼脘腹疼痛的加木香、砂仁、半夏、陈皮（即香砂六君子汤）；兼便秘的加麻仁；腹痛便溏的加煨木香、山药；纳呆的加谷芽；带多加白芍、米仁、山药、海螵蛸、白芷。

如心脾两虚的用归脾汤（人参、白术、茯神、枣仁、龙眼肉、黄芪、当归、远志、木香、甘草、干姜、大枣），胁痛身热加柴胡、山栀。

肾虚者以六味地黄汤（熟地、山茱萸、山药、茯苓、丹

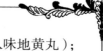

皮、泽泻）为主，阳虚有寒加附子、肉桂（即八味地黄丸）；阴虚内热加知母、黄柏（即知柏地黄丸）；头晕目眩加栀子、白蒺藜；腰酸加杜仲、川断、狗脊；盗汗加浮小麦、糯稻根、五味子、牡蛎；心悸失眠加茯神、远志、柏子仁、枣仁、夜交藤。

癥块者以阿魏化痞散（阿魏、川芎、当归、白术、茯苓、红花、鳖甲、大黄）为主，加香附、桃仁、没药、甲片、昆布、琥珀，外贴狗皮膏。

癥块以正气天香散（香附、乌药、陈皮、苏叶、干姜）为主。

增厚者以龙胆泻肝汤（龙胆草、黄芩、山栀、泽泻、木通、车前、当归、生地、柴胡、生甘草）为主。

脓肿者以薏苡附子败酱散（薏苡仁、附子、败酱草）为主，加赤芍、丹皮、红藤。

囊肿者以桂枝茯苓丸（桂枝、茯苓、芍药、丹皮、桃仁）为主。

（六）几种配伍药物的用义

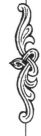

上述方剂蔡师在临床使用时，经常配合赤芍、丹皮、金铃子、延胡索等同用。因为赤芍、丹皮既能止痛，又能凉血祛瘀，由于一般凉性药物，大都有止血之弊，因血得寒则止，惟独此二味相反。如赤芍的功用为泻肝清热，散瘀活血止痛，李时珍说："散邪，能引血中之滞。"缪希雍说："主破散，主通利，专入肝家血分，故主邪气腹痛"。《本草备要》说："泻肝火，散恶血，治腹痛坚积，血痹疝瘕，经闭。"综上所述，对于由瘀血凝滞的腹痛胁痛经闭、癥瘕及痈肿等症，均属本品的治疗范围以内。丹皮亦是清血热、散瘀血的要药，能治劳热骨蒸，经闭癥瘕，肠痈疮疡等症。在

时逸人的《中国药物学》中认为是凉血解热之品，能清透血分伏热，疏通血脉瘀结，适用于各种热性病亢进期而与血液有关者，有凉血消炎、清热活血通经等主要作用。金铃子即苦楝子，能除湿热止痛，专治胁痛、腹痛及疝气，并有杀虫作用。延胡索具有活血散瘀、利气止痛之用，《中国药物学》认为该品为止痛调经剂，并能收缩子宫，专治月经不调，瘀积腹痛、腰痛、疝痛，癥瘕积聚等症。由于慢性盆腔炎以肝郁气滞为主，而上述药物都能用药物来配合主方治本病，无论从中西学识方面来看，是不难理解的。

（七）精神治疗

此处在心理治疗方面，也属颇为重要的一环。鉴于过去数十例患者很多情绪不快，顾虑重重，这就是祖国医学所谓七情内伤的表现。如喜怒伤肝，思虑伤脾，忧愁思虑伤心，以及悲哀伤肺等。由于这些诱因，使患者在病理过程中产生不良的作用，以致对治疗进度有一定的影响，因此蔡师在运用各种方法治疗的同时，也在思想上加以启发鼓动，用和蔼的态度，耐心的解说，真诚恳切的帮助，体贴入微的关怀，消除其顾虑，增强其信心，使其能精神振作，心情舒畅地按照医生的指示，配合治疗工作，这一点在加速疗效方面，也起有很大的作用。

（八）癥瘕的成因

如经行期间盆浴或性交，及爱人冶游致病的传染，或生殖道手术、结核与产后疾病等因素可直接引起盆腔内部的感染，以致出现许多局部的如肿块增厚等癥瘕体征。明代王肯堂《六科证治准绳》谓"妇人癥瘕并属血病"，又说："恶血停凝，结为痞块。"因此癥瘕的形成，大都由月经痞塞不通，

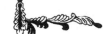

或产后恶血未净，外感风冷，或内伤七情，或受劳伤，或产后和经期多食生冷，或经行期间不避房帏，凡此种种，皆能妨碍血行，而致留滞经络，久则成块，牢固不移。在古代文献中，癥瘕的种类很多，但一般以气滞与血凝为别。如血凝则成癥。即有形可征，推之不移，坚硬而有定处。气滞而成瘕，瘕者假也，聚则成形，推之移动，忽聚忽散。所以在局部体征方面，可见四种不同的情况，如肌瘤系实质性肿块，囊肿系水肿，增厚系发炎，脓肿系炎症化脓。因此蔡师根据全身症状分类加以立方治疗外，也同时结合局部体征兼顾并治。

（九）医案选录

案一　施姓　22 岁　工人　门诊号 277791

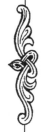

每次经前乳房胀痛，少腹胀痛尤剧，腰酸较轻，有下坠感，头晕目花，口苦胸闷，心悸乏力，低热日久。脉象细数，舌苔薄白。经诊断为肝郁气滞，拟疏肝理气法，予丹栀逍遥散加减（软柴胡、炒当归、大白芍、云茯苓、炒白术、黑山栀、粉丹皮、制香附、台乌药、金铃子、青皮、陈皮、清炙草）。服 3 剂后低热即退，腹部胀痛亦减，但头晕、心悸、乏力未除，当再拟原法出入，予 4 剂后症状消失。

案二　陈某　39 岁　职工　门诊号 7882

发病年龄 19 岁，迄今已有 20 年病史，屡次多种治疗未愈。平时纳呆不思食，大便时觉溏薄，腹部胀痛，腰酸尤甚，下坠感，带多黄白，四肢酸软无力，头晕目眩，抑畏寒胸闷。脉细，苔腻。证属脾虚，当拟扶土为主，予四君子汤加减（炒潞党参、炒白术、炙甘草、怀山药、广木香、大白芍、淡远志、青皮、陈皮、赤丹参、川断肉、大枣、软柴

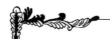

胡）。计二诊，共服药7剂，症状减退。

案三　朱姓　33岁　职员　门诊号362433

患者腹部胀痛喜按，腰酸下坠感颇甚，经常头晕失眠、耳鸣盗汗，形寒低热，面赤升火，大便欠畅，四肢无力。脉细，舌赤少苔。证属肾虚，当拟养阴滋肾。服药后症状陆续轻减，继用六味地黄汤加知母、远志、白芍。连前方共服10剂，症状均见减退。

案四　张某　48岁　干部

1994年7月12日初诊　发热、小腹疼痛拒按、带下黄浊、口干而苦、小便黄赤。追问病史，近有出差南方使用盆浴史。舌红苔黄腻，脉滑数。证属热毒蕴积。治当清热泄毒。

龙胆草4.5克　蒲公英30克　椿根皮30克　败酱草30克　川柏9克　生地9克　柴胡4.5克　赤芍12克　丹皮12克　泽泻9克　生米仁12克　7剂

另：败酱草30克　红藤30克　白花蛇舌草20克　玄胡索9克　川柏9克　丹皮9克　蒲公英30克　紫地丁12克　7剂

浓煎保留灌肠，每日二次。

7月20日复诊　诸症经内服外治后收效颇显。热退，腹痛大减可按，带下无黄臭，舌红苔薄腻，脉细数。证治同上，守前法再进。两周后诸症均消，痊愈如初。

案五　徐某　29岁　教师

1994年10月18日初诊　下腹胀痛，经前加剧，带下色偏黄且气秽，外阴瘙痒，大便干结，小便短赤，口苦黏腻，纳谷欠馨，舌淡苔薄边尖红，脉细弦数。妇检：左下腹压痛，固定不移，并有条索状增厚感。证属肝经湿热，瘀阻下焦。治当清利湿热，疏肝化瘀。

蒲公英30克　椿根皮12克　丹皮12克　赤芍12克

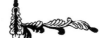

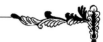

白芷 3 克　蛇床子 9 克　泽泻 9 克　柴胡 4.5 克　青陈皮各 4.5 克　生草梢 4.5 克　7 剂

龙胆泻肝丸 12 克，分吞。

另：蛇床子 15 克　野菊花 12 克　云茯苓 12 克　紫地丁 12 克　细辛 3 克　川柏 12 克　野蔷薇 12 克　白芷 6 克　7 剂

每天 1 剂，外洗。

蔡氏爽阴粉内喷外扑：蛇床子 30 克、防风 9 克、白芷 9 克、川芎 9 克、川柏 30 克、枯矾 4.5 克、土槿皮 20 克。

上药共研细末，待熏洗后用气囊吹入阴道呈薄雾状，并外扑于外阴，每晚一次。

11 月 1 日复诊　服上方后带下黄浊明显减少，外阴瘙痒亦除去大半，惟下腹酸胀疼痛感依然。舌淡苔白腻，脉滑数。证属湿热交阻。治拟清热利湿。

云茯苓 15 克　炒白术 9 克　白芷 3 克　泽泻 9 克　柴胡 4.5 克　延胡 9 克　赤芍 12 克　丹皮 12 克　蛇床子 30 克　椿根皮 12 克　7 剂

11 月 12 日三诊　原腹痛带下诸症基本消失，胃纳可，二便自调，舌淡苔薄脉弦滑。证治同上，守法再进。病者要求成药，予龙胆泻肝丸治之。

案六　韩某　35 岁

1995 年 2 月 21 日初诊　末次月经 2 月 12 日。婚后两年不孕。妇检：右下腹触及条索状结节，压之痛。输卵管造影示右侧输卵管阻塞。平时常感右少腹刺痛，每经临乳房胀痛不可及，经行腹痛，量少色暗有块。基础体温双相欠典型。时届中期，舌淡苔薄脉细。证属气滞血瘀，胞络失宣。治当理气化瘀通络。

柴胡 6 克　桂枝 3 克　败酱草 30 克　川芎 6 克　怀牛膝 9 克　路路通 12 克　公丁香 3 克　皂角刺 30 克　炙甲片 9 克　广地龙 12 克　仙灵脾 12 克　石楠叶 9 克　7 剂

3 月 9 日复诊　服上方后经行于 3 月 7 日，此次经行量仍偏少，色暗有瘀块，今尚未净，小腹刺痛。舌淡边有紫点，脉涩。证属肝气不疏，瘀阻胞络。仍当疏肝理气，化瘀通络。

柴胡 6 克　醋炒玄胡 9 克　桂枝 3 克　赤芍 9 克　桃仁泥 9 克　生军 4.5 克　生蒲黄（包煎）15 克　台乌药 9 克　紫丹参 9 克　炒淮膝 9 克　5 剂

3 月 13 日三诊　服上方后经来略畅，经行 5 天净，腹痛减轻。兹无所苦，守法再进。

云茯苓 12 克　桂枝 3 克　赤芍 9 克　单桃仁 9 克　炙甲片 9 克　皂角刺 30 克　路路通 15 克。鬼箭羽 12 克　丹皮 9 克　制香附 9 克　川芎 4.5 克　14 剂

5 月 23 日四诊　经守上法治疗四月后，近作输卵管造影，右侧输卵管已通但欠畅。妇检：右侧附件增厚感，压痛已消；自觉症状、体征基本消失。月经色、量正常。

按：中医文献虽无"盆腔炎"之病名，但有关其病症的描述还是不少。《景岳全书》中曰："湿热下注而为滞浊，脉细滑数，色见红赤，证有烦渴而多热者，宜保阴煎……若热甚兼淋而赤者，宜龙胆泻肝汤。"《傅青主女科》又云："妇人带下色黄青，宛如黄浓汁，其无腥秽，所谓黄带是也。夫黄带乃经脉之湿热也。"以上均有类似盆腔炎的记载。蔡师认为临床诊治之中以下三点需要重视：其一，发病急重，病情较长，有时数月者不足为奇，但由于主客观原因，来中医妇科求诊者却少见于急性期，故发热已退，症以带下、腹隐痛等为主，此时诊治仍不可忘却"湿热、瘀毒"之病因，处

方用药须审因论治，铲除病根，以绝复发；其二，前阴两窍相邻，互为感染，治之又当相互兼顾，故可采用内服清热化湿，外用燥湿杀虫，并又以蔡氏爽阴粉内喷外扑，如此综合疗法往往收效较显；其三，本病进入后期，多见气滞血瘀络阻之症，故治之又以理气活血化瘀通络法，药多选用甲片、皂角刺、路路通、鬼箭羽、地龙等。选药虽然峻猛，但病非朝夕而就，故守法不移，坚持数月亦为至关重要。

更年期综合征

更年期是指妇女绝经前后的年龄阶段，一般为45～55岁。更年期综合征是指妇女在更年期阶段由于卵巢功能衰退，月经停止来潮，而在绝经前后出现的一系列症状与体征。如月经紊乱、头晕耳鸣、情绪激动、轰热汗出、血压波动等。年轻妇女如因病卵巢受损丧失功能，或因手术切除，或受放射破坏，或因药物影响卵巢功能后，同样可以出现更年期综合症状。中医将此病归于"经断前后诸症"。妇科检查：乳房萎缩，阴道黏膜光红呈萎缩状态，宫颈光红分泌少，宫体正常大小或萎缩随绝经时间长短而有别。血液检查提示卵巢功能减退，垂体分泌的促性腺激素升高。

（一）病因病机

更年期综合征的发生是由于卵巢功能衰退，性激素分泌降低，促性腺激素升高导致患者神经、内分泌功能整体失调。《素问》曰："女子……七七，任脉虚，太冲脉衰少，天癸竭，地道不通，故形坏而无子。"就是说，妇女七七四十九岁左右，肾气渐衰，冲任气虚，精血不足，故而绝经，这属于正常生理现象。但中医认为，如果素体阴虚，或者劳心过度，七情所伤，营阴暗耗，那么真阴益亏，阳失潜藏，所以出现阴阳平衡失调的病理现象。由于妇女年至绝经，肾气衰退，冲任虚损，精血不足，心阴内亏，肝阳独旺，除出现月经异常，周期不准，出血量改变，过多如注，或淋漓不断外，情志方面的症状，较为突出。

（二）临床表现

更年期综合征最突出的症状表现是月经紊乱，如月经周期延长达2～3月，经期可较前缩短，也可长达1～2周，经量或多或少或已绝经。更年期综合征患者中不少出现精神症状，如伴有轰热汗出，头晕头痛，性情方面有明显的改变，如脾气急躁，神经过敏，易激动，易发怒，心悸怔忡，情绪不稳，记忆力减退，失眠焦虑，抑郁，悲伤欲哭，类似现今所谓"癔病"，亦称"歇斯底里"。这些症状并不是每个患者全部具备，而是三三两两出现。据统计更年期的妇女90%会出现一些症状，但大部分患者症状轻，有的人仅3～4个月症状就消失，无须治疗，只有15%左右的人症状较重。

（三）辨证治疗

本病发病于妇女绝经期前后，此时肾气渐衰，精血不足，如肾阴不足，往往导致心阴不足，心火内炽或肝阴不足，肝阳偏亢，如肾阳虚衰，则多数兼有脾阳不振，气虚不足，甚至气血两亏，所以本病总的区分不外肾阴虚与肾阳虚两大类，甚或阴阳俱虚。虽然肾衰是造成更年期综合征的根本原因，但在补肾的同时，调理脾胃至关重要，脾已衰之先天肾气得后天脾胃水谷精微之气滋养。此外，治疗时还需重视滋水涵木，泻火宁心，对肝失疏泄而致痰湿内聚之证，需健脾化痰。蔡师对本症的辨证论治，原则上宜以肾为主，并重心肝。

对于情志方面的证治，首先须注意精神治疗，关心病人痛苦，倾听主诉，不厌其烦，态度和蔼，表示同情，善为开导解说，使其定心宽慰，缓和紧张情绪，避免刺激对方，如处理得当，常可勿药而先见效果，然后处方，方可事半功倍，这一点至为重要。

精神症状明显的患者，特别是悲伤欲哭，可先随症用药，蔡师常用甘麦大枣汤合逍遥散（或丹栀逍遥散）加减，方中淮小麦须用30克，否则不易见功。对于兼有潮热者也有一定效果。胸闷不快，大便失畅者，可增广郁金9克、全瓜蒌12克尤妙，借以宽胸解郁，兼通腑道；或用成药越鞠丸以舒肝解郁。部分紧张激动较甚，不能自控的患者，前方可选加九节菖蒲4.5克、龙齿12克、朱远志4.5克、磁石30克、珍珠母30克、柏子仁9克、以镇惊宁神。多痰涎者添白金丸4.5克吞服。如记忆力差，健忘不宁，夜不安眠，梦扰纷纭，可常服枕中丹，每服9克，日二次。待上述症状缓解后，即用六味地黄丸或麦味地黄丸巩固之，或六味地黄丸随症加减。

绝经期肾气衰退，天癸将竭，脏腑功能紊乱，冲任二脉失调，以致月经异常。如经期不准，出血量少，无其他症状者，是行将绝经，原可不予处理。倘月经过多，出现崩漏，则须对症治疗。主要治法，首先区分阴阳；阴证或崩或漏，色暗淡，质稀薄，面色苍白，头晕面浮，神疲畏冷，足软欠

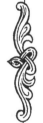

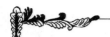

温、大便不实，或黎明便泻，溲频失禁，舌淡而胖，边有齿痕，苔薄，脉沉细而软，系肾阳不足，或脾肾阳虚，可用四物汤去川芎增熟附子9克、炮姜3克、旱莲草20克、牛角粉9克、煅牡蛎30克。平时辅以右归丸或归脾丸，量情酌用。阳证经多先期，或崩或漏，色鲜或紫，烦躁不宁，紧张激动，潮热汗出，面赤升火，口干便结，溲频灼热，舌质红，苔薄或腻，脉弦细或细数，系肾阴不足，宜龟板9克、生地12克（也可用炭，视需要增量至30克）、白芍12克、女贞子9克、旱莲草20克、煅牡蛎30克等，随症加减。或吞服固经丸，平时可用大补阴丸，以资巩固。特别是二至丸可常服。

（四）经验方

1. 疏肝开郁方

［组成］　炒当归10克、炒白术10克、云茯苓12克、柴胡5克、白芍10克、广郁金10克、淮小麦30克、青陈皮各5克、金铃子10克、生甘草3克。

［功能］　疏肝理气，缓急开郁。

［主治］　更年期综合征，或经前乳房作胀或胀痛，或乳头触痛，或烦躁欠安，易怒易郁，有时乳胀结块，经来即胀痛渐消，结块变软。苔薄，质边红，脉弦。

［方解］　本方由逍遥散与甘麦大枣汤化裁而成。方中当归养血调经；白术健脾以抑肝；茯苓和中，补脾宁心；柴胡平肝解郁，佐白芍以柔肝敛阴；广郁金利气解郁；金铃子疏肝理气止痛胀；青陈皮、青皮疏肝止痛，破气散结，消乳肿，陈皮理气治痰；淮小麦补心、除热、止烦，配生甘草以甘能缓急，并和缓泻火。

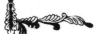

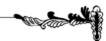

［加减运用］ 如兼头痛或胀者加生石决、白蒺藜；有低热者加黑山栀、丹皮；乳胀痛结块明显者加蒲公英、夏枯草、山甲片，橘叶核选用；大便秘结者加全瓜蒌、元明粉；兼痰滞者加制胆星、白芥子、海藻、枳壳等择用。

2. 坎离既济方

［组成］ 生地 12 克、川连 2 克、柏子仁 9 克、朱茯苓 12 克、淡远志 4.5 克、九节菖蒲 4.5 克、龙齿 12 克、天冬 9 克、麦冬 9 克、淮小麦 30 克、五味子 3 克。

［功能］ 滋水益肾，清心降火。

［主治］ 更年期心烦意乱，时悲时怒，悲则欲哭，怒则欲狂，夜不安寐，梦多纷纭，烘热潮汗，心悸眩晕等。

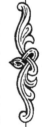

［方解］《医宗必读》李中梓谓：“心不下交于肾，浊火乱其神明；肾不上交于心，精气伏而灵。火居上则搏而为痰，水居下则因而生躁。……故补肾而使之时上，养心而使之交下，则神气清明，志意常治。”方用生地、天冬、麦冬养阴益精以滋肾水；《黄帝内经》谓“心病宜食麦”、《千金方》谓“小麦养心气”，五味子能上敛心气，下滋肾水；远志能通肾水，上达于心，强志益智；茯苓能交心气，下及于肾；养心宁神，用朱砂拌炒，以镇摄离火，下交坎水；菖蒲舒心气而畅心神，祛痰开窍；龙齿镇惊安神，固精养心；川连清心泻火，配龙齿、朱砂则能使离火下降于坎水，坎离既济，神志安宁。

［加减运用］ ①失寐梦多，加朱灯心 3 束，合欢皮 9 克，琥珀末（吞服）2 克；②潮热盗汗，加酸枣仁 9 克，地骨皮 9 克，炙鳖甲 9 克；③健忘心悸，加制胆星 4.5 克，丹参 9 克，孔圣枕中丹（吞服）9 克；④眩晕耳鸣，加枸杞子 9 克，桑椹子 9 克，泽泻 9 克；⑤痰热神昏胸闷，加淡竹茹 9 克，莲

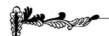

子心 3 克，礞石滚痰丸 9 克吞服；⑥狂躁不安，加川军 9 克，磁石（先煎）15 克，西珀末（吞）1.5 克，白金丸（吞服）9 克。

（五）临证注意要点

1. 本虚在肾气，补肾同时注重调脾

肾气衰退引起诸脏乃至全身机能失调是造成更年期综合征的根本原因，治本之法不能仅仅着眼于肾气精血的衰退。由于此时肾气衰退乃生理性转变的大势所趋，任何治法方药终不能截断这种衰变。人力药物所能挽者，只是减缓肾气衰退速度，将由此引发的脏腑、阴阳失调尽可能局限在最小的范围内，从而达到消除或减轻症状的目的。其间，补益肾气固然重要，但调理脾胃也至为关键。肾气衰退最终必使其他脏腑因失先天之培育而功能失常。脾胃乃后天之本，为医者若能在疾病尚未累及脾胃之前，先安未病之地，即在发病之初就注重脾胃的调护，不仅脾胃可免肾衰之累，且脾胃健运，则谷安精生，化源不竭，气血充盈，其他脏腑灌溉不乏，可代偿其先天不足。同时也能使已衰之肾气，得后天精微的充分滋养，有望可减慢衰势，缓冲脏腑、阴阳之失调，使机体在短时间内建立新的动态平衡。因此治疗本病时，应治调理脾胃与补肾填精于一炉，每收事半功倍之效。尤对一些兼更年期功血症的患者，由于肾气衰变与大量失血形成恶性循环，致使气血阴阳极度匮乏。此时大剂补肾填精之品往往因至虚不受峻补而无功；大队收敛固涩药物又难挽暴崩久漏、气不摄血之势，故治疗颇为棘手。蔡师在家传"益气养营固摄汤"基础上，适当加重补脾药物，往往 2～3 帖药后即能使阴血干净。曾治一更年妇女，年余来经期延长，经量

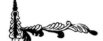

过多，崩下如注，各种检查排除器质性病变，诊时经来如崩20天，色淡红，无血块，已用卫生巾5包，面黄如蜡，畏寒怕冷，精神萎顿，气短语微难续，动辄心悸，头晕欲仆，赴诊途中曾晕厥二次，苔薄质淡而胖，脉细软无力。蔡师以党参、黄芪、茯苓、白术益气健脾摄血为君；旱莲草、女贞子、焦白芍、覆盆子滋肾柔肝为臣；生地炭、艾叶炭、生蒲黄、仙鹤草调摄止血为佐组方，三帖而经止，再诊去止血四药，加枸杞子、山药、生地、益智仁，调治三月，经调症平。

2. 标实在心肝，泻火勿忘理气化痰

本病虽为肾衰所致，但由此引起的病理变化较为复杂，因此谨察病机十分重要。肝为刚脏，体阴而用阳，主乎动、主乎升，乙癸同源，精血同源。今因肾气衰退，肝失肾水之滋养，则刚强之性暴现，通常出现两种结局：一是因水不涵木，直接导致的肝火亢盛、肝阳上亢，出现前人所谓"龙雷之火"升腾的症状；一是因肝火柔和条达疏泄之职，引起气机不畅，升降出入违常，致使体内水湿代谢障碍，湿聚成痰，产生气滞痰阻的病变。同时由于心火失肾水上济，呈现心火偏亢，心神不宁的证候。临床上，往往是诸火（肝火、心火、痰火、郁火）、诸候（气郁生痰、火盛炼痰）、气滞、阳亢多种病理变化互相影响、互为因果，引起一系列复杂多变的症候群。蔡师言：大凡本症标实之证，常法当扶正祛邪并举，而本病虽然亦属本虚标实，但根据长期临床观察和治疗体会，此类病人就诊之初往往标实诸症颇重颇急，而患者又极易多思多虑，若一诊之后症状显减，则治病信心大增；若一诊之后疗效不显，患者即对医者技能抱有疑虑，或认为自己疾病不可救药，以后治疗往往难以奏功，故首诊疗效至

为关键。补脾益肾固为治本之法，但对是时来说犹如远水近火，故初诊治疗之肯綮，在于抓住火、痰、滞三端，明审其中轻重缓急，用先治其标，后治其本之法，单刀直入，迅速有效地折其标实之势，一旦症状缓解，再增治本之品，多可获得满意疗效。曾治一女干部，4年前绝经，即感精神疲惫，烘热阵作，汗出频频，心悸健忘，烦躁易怒，夜寐欠安，甚则彻夜难眠，渐致精神抑郁，忧思寡欢，悲喜欲哭，屡经中西医治疗未效。诊见形体偏丰，面色灰滞，精神萎顿，苔白腻，质偏红，脉细数。蔡师拟以龙齿 12 克，云茯苓 12 克，九节菖蒲 4.5 克，远志 4.5 克，柏子仁 10 克，柴胡 5 克，郁金 12 克，煅牡蛎 12 克，炙甘草 3 克，知母 10 克，黄柏 10 克，西珀末（吞）1.2 克为方治疗。周后再诊，诸症大减，随证加减 3 周后症渐平，增入扶正法，诊治 4 月，自谓前后判若两人。

3. 临证遣方药，精简轻灵恒变有度

蔡师用药见效迅速，以轻、简、验为特色。侍诊察蔡师治本病之处方用药；泻火多取黄柏、知母、丹皮、地骨皮诸药，平肝颇用石决明、菊花、钩藤、白蒺藜之类，气滞用柴胡、青皮、郁金、木香种种，痰阻加陈皮、半夏、菖蒲、胆星、姜竹茹等，养心安神用丹参、柏子仁、远志、朱灯心、磁石，缓急定志用淮小麦、甘草、白芍、菖蒲，健脾益气用党参、黄芪、云茯苓、白术，补益肾气用生地、熟地、巴戟肉、仙灵脾、枸杞子，皆普通平常药物，随证选用 10～12 味为方；剂量轻者 4.5 克，重者 12～15 克，然取效多捷，令左右叹服。蔡师言：治病贵在深悟病之特性。辨证正确，用药精当切病，自能取得疗效。其中深谙药性功用十分重要。如本病泻火药的选用，虽病属心肝火旺，但终是肾水不

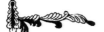

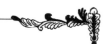

足之虚火，故忌用大寒大苦之龙胆、山栀、黄柏、知母，既能滋阴，又能泻火，当推首选药物，次为丹皮、地骨皮；若火旺甚者，也可暂用黄连、黄芩，但需中病即止，免犯虚虚之诫。凡急躁易怒，悲伤欲哭，喜怒无常，多思多虑者，每以甘麦大枣汤配石菖蒲、白芍用之。蔡师指出：此类症候颇似《金匮》之脏躁证，乃心营内亏，肝阴不足所致。甘麦大枣虽平淡无奇，但最适此症。配白芍柔肝养血，与甘草伍，助缓急之功；菖蒲既能豁痰开窍，又能理气活血，治心气不宁，《重庆堂随笔》言其是"舒心气，畅心神，怡心情，益心志"之妙药也。五药相得益彰，用之颇验。疏肝解郁之品，蔡师最喜郁金，认为其性轻扬，能散郁滞，顺逆气，上行而下达，对心肺肝肾火痰郁遏不行用之最佳。夜寐难安，甚则彻夜不眠者，增西珀末1.2克，于临睡前1～2小时吞服，有显效。蔡师曰：更年期综合征本虚之证不著，标实诸候复杂多变，故治疗应立足实践，细心体察，通常达变，灵活运用，自能取得较好疗效。

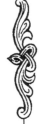

（六）医案选录

案一　李某　47岁　干部

1997年5月30日初诊　育二胎，人流两次，经期尚准（周期24天），曾患肾盂肾炎。兹左目及鼻腔干燥，夜寐早醒，下腹酸，下肢冷，自觉服凉药不好。苔腻边红，脉微弦。拟理肝肾。

云茯苓12克　甘杞子12克　怀牛膝9克　车前子（包煎）9克　淮小麦30克　朱远志4.5克　川桂枝3克　泽泻9克　炒淮药9克　大生地9克　山萸肉9克　生草梢4.5克　3剂

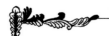

6月3日二诊　药后症见减，经行先期。苔薄质红，脉较细。拟从前法出入。

云茯苓 12 克　枸杞子 12 克　怀牛膝 9 克　车前子（包煎）9 克　淮小麦 30 克　丹参 9 克　远志 4.5 克　川桂枝 3 克　泽泻 9 克　炒怀药 9 克　大生地 9 克　山萸肉 9 克　3 剂

6月6日三诊　自觉膀胱酸感，余症均减，症势续见好转。苔薄白，尖红，脉较细，再拟原法进退。

云茯苓 12 克　甘杞子 12 克　怀牛膝 9 克　车前子（包煎）9 克　淮小麦 30 克　丹参 9 克　远志 4.5 克　川桂枝 3 克　泽泻 9 克　大生地 9 克　淡竹叶 9 克　生草梢 4.5 克　4 剂

按：患者此症由来已久，将甫半年，在原地遍治未效。左目及鼻腔干燥与膀胱酸感交替发作，深为所苦。来沪就医多月，经内科及眼科检治，曾用平肝清热药物，症状反而增剧。根据病人主诉，服凉药不舒，故初诊即投济生肾气法加减，3 剂即效。二诊适值经行，原方增丹参以调经。三诊目鼻干燥虽瘥，膀胱酸感又作，前法增淡竹叶，以清心利小便除烦热，药后症势续见好转，此后曾食蟹及鳖致目鼻干燥复发，啖鳖尤为敏感，因即停食，再服前药，渐趋平息。按一般常法，肝开窍于目，肺开窍于鼻，目鼻均燥，肝肺有热，显见无疑，但屡服平肝清热之剂，非但不效，症状反甚。盖患者年近五旬，经期将绝，肾气衰退，肝失滋润，肺阴不足。肾与膀胱互为表里，因之虚热上扰，目鼻干燥，下注则膀胱酸感，症属虚象。如用凉药强行抑制，从实论治，恐难取效，故拟泻中寓补，平肝缓急，略参温散，宗济生肾气法去附子、丹皮，取桂枝之温散，助膀胱气化，生草梢清热泻

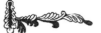

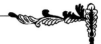

火，杞子益肝肾、润肺燥，淮小麦甘以缓急，远志宁心安神，生地、淮药、萸肉补肾，泽泻、茯苓、车前子利湿泻火，牛膝益肝肾而下行，釜底抽薪，庶免虚虚之弊。

案二　虞某　49岁　工人

1977年11月7日初诊　曾育一胎。经行过多如注，每周许净，迄将两年。妇科检查无异常（末次月经10月23日）。平素头时胀痛，夜寐不安，纳呆心悸，烦躁欲哭，胸宇郁闷，乏力，大便较薄，日一次，约有六年，屡治未效。苔薄，脉虚。证属心脾失治，肝肾不足，神情有时欠定，冲任乃致失固，由来年久，难许速痊。姑先宁心健脾，疏肝缓急。

炒党参9克　炒白术9克　云茯苓12克　朱远志4.5克　夜交藤15克　柴胡4.5克　白芍9克　白蒺藜9克　淮小麦30克　炙甘草3克　大枣15克　4剂

11月12日二诊　诸症均见瘥减，胸宇亦畅，惟大便依然不实。苔薄质红，脉细略弦数。方既应，原法进退。

炒党参12克　炒白术9克　云茯苓12克　朱远志4.5克　磁石（先煎）30克　柴胡4.5克　白芍9克　白蒺藜9克　石决明30克　淮小麦30克　炙甘草3克　大枣15克　5剂

11月16日三诊　药后症见好转，胃嘈脘胀亦除，纳食较馨。经期将届，狂行堪虞。苔薄质红，脉细。拟养血育阴，兼益肝胃，防患未然。

炒当归9克　大生地9克　白芍9克　熟女贞9克　旱莲草15克　炙龟板9克　远志4.5克　淮小麦30克　白蒺藜9克　黑芥穗9克　陈皮4.5克　4剂

11月22日四诊　原经来如崩，有块且大，日前准期而

至，色鲜不多，下块极小，仍有头晕疲乏。苔薄质红，脉细。症势显减，从原方增损。

炒当归9克　大生地9克　白芍9克　熟女贞9克　旱莲草15克　炙龟板9克　制黄精12克　朱远志4.5克　夜交藤12克　白蒺藜9克　固经丸（吞）9克　3剂

按：更年期综合征部分症状与脏躁有相似之处，如烦躁欲哭、失眠心悸等。盖心主喜笑，肺主悲哭，心营不足，阴虚火旺，上铄肺金，致哭笑无常，无故悲伤，肝阴亦因不足，阳亢而头时胀痛，急躁易郁易怒。患者所现诸症，基本相符，惟大便素来不实，约六年，纳呆乏力，脾虚失健，显见一斑，故拟四君法益气健脾，甘麦大枣方甘以缓急，佐远志、夜交藤宁心安神，柴胡、白芍、蒺藜疏肝散郁。一诊而诸恙俱减，惟大便依然不实，究因缠绵年久，非一时所能奏效。复诊从原法略增党参剂量，加磁石以镇心安神，石决明以平肝潜阳，药后各症均见轻可，且嘈胀亦除，纳谷较馨，由于经每过多如崩，迄将五年，近又值期，恐蹈覆辙，预为养血育阴，兼理肝肾。以肝藏血，肾司两阴，冲任之脉导源于肝肾，如阴血充足，则阳亢得制，健固有权，方宗四物汤去川芎，以养血调经，佐二至丸，法兼益肝肾，寓防崩止血，加龟板以滋肾阴，黑芥穗入肝止血，余药平肝宁心，缓急和中。投剂后经量即减，功血显著好转，过去每注丙睾未愈，近来已停止注射，多年夙疾一举奏功。前人立方配伍，药虽平淡，收效也宏，非临床实践焉能悉其妙用。

案三　葛某　61岁　干部

1994年3月2日初诊四年前绝经后即感精神疲惫，烘热阵作，汗出频频，心悸健忘，烦躁易怒，夜寐欠安，渐致精神抑郁，忧愁寡欢，悲伤欲哭，屡经中西医治疗，症状未见

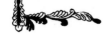

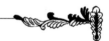

明显改善。近两年来动辄怒骂哭叫，不能自控，苦不堪言，频频自寻短见，家人疲于照顾护理，难适其从。刻诊诉烘热阵作，烦躁易怒，汗出疲惫。舌质偏红，苔白腻，脉细数。证属肾虚肝郁，火旺痰结，本虚标实。先拟疏肝化痰，泻火宁心为治。

龙齿 12 克　云茯苓 12 克　菖蒲 4.5 克　煅牡蛎 30 克　朱远志 4.5 克　柏子仁 9 克　柴胡 4.5 克　郁金 12 克　炙甘草 3 克　知母 9 克　川柏 9 克　淮小麦 30 克　西珀末（吞）1.2 克　7 剂

3 月 9 日二诊　诸症大减，情绪较佳，夜已能安睡 5～6 小时。大便不畅，间日而行。苔薄腻，舌质偏红，脉细数。再拟前法出入。

丹参 9 克　夜交藤 30 克　云茯苓 12 克　远志 4.5 克　朱灯芯 3 扎　柏子仁 9 克　全瓜蒌（打）12 克　灵磁石（先煎）30 克　广郁金 9 克　柴胡 4.5 克　淮小麦 30 克　西珀末（吞）1.2 克　4 剂

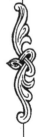

3 月 23 日三诊　患者欣然云药后自感换了个人。精神显佳，纳馨寐酣。烘热汗出、心悸烦怒诸症趋平，大便畅，惟喉间仍有痰滞。舌质偏红，苔薄白，脉转有力。再拟标本兼顾。

生地 9 克　云茯苓 12 克　山萸肉 9 克　怀山药 9 克　丹皮 9 克　川柏 9 克　知母 9 克　泽泻 9 克　仙灵脾 12 克　巴戟 9 克　青陈皮各 4.5 克　广郁金 9 克　14 剂

3 月 30 日四诊　诸症消失如常人。再拟知柏地黄丸、越鞠丸调治一月。随访六月，未见反复。

按：本案为典型之脏躁证，属肾虚肝旺痰结、本虚标实之征。患者年逾七八，肾气衰退，水不涵木，木火偏旺，故

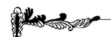

烦躁易怒，精神紧张，阴虚阳亢则烘热汗出。肝失柔和，疏泄不利，气机升降失常，水湿运行受阻，湿聚成痰，痰水互结，上蒙清窍，故精神失常。肾阴亏损，水不济火，心阴失养，神不守舍，故心悸健忘，夜寐不安，悲伤欲哭，情志异常。本案虽为肾虚所致，但由此引起之病理变化较为复杂，其标实诸症既重又急，拟先治其标，后治其本。以柴胡、郁金疏肝，流畅气机；云茯苓健脾化湿；菖蒲芳香开窍，宁心安神，配郁金化湿豁痰，配远志、柏子仁、龙齿安神定志；龙齿、牡蛎平肝潜阳，镇惊安神，加西珀末增定惊安神之效；知母、黄柏滋阴泻火，加甘麦大枣汤，重用淮小麦30克养心安神。故服药一周，诸症大减，再从前方出入，二周后纳馨寐酣，诸症趋平，可见标实已去。改用知柏地黄汤为主，加仙灵脾、巴戟肉温补肾阳，以达到阴阳平衡，佐加芳香开窍之菖蒲、青陈皮、广郁金理气化痰，四年顽疾，一月若失。再以知柏地黄丸、越鞠丸调服，以资巩固。

案四　唐某　50岁

1987年10月20日初诊　两年来情绪欠佳，伴胸背阵发性蚁爬感一年半。1986年秋始，胸前及背后阵发性发麻如蚁爬，每发持续5～6小时不止，昼甚于夜，屡服中药不效。刻诊：贫血貌，烘热汗出，大便间日，夜寐欠安，近三年来头顶部脱发较甚，苔薄脉细。证属肾气渐衰，肝气郁结。治拟疏肝和营。

炒当归9克　柴胡4.5克　白术9克　郁金9克　金铃子9克　全瓜蒌（打）12克　青陈皮各4.5克　丹皮9克　山栀9克　淮小麦30克　生甘草3克　7剂

10月27日二诊　药后胸背蚁爬感稍感轻减，夜寐见安，

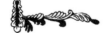

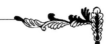

纳食略增，大便日行，但烘热依然。苔薄转满白，脉细。势见好转，再拟前法出入。

当归 9 克　广郁金 9 克　柴胡 4.5 克　全瓜蒌（打）12 克　仙灵脾 12 克　白芍 9 克　川柏 4.5 克　知母 9 克　仙茅 9 克　沉香曲 9 克　7 剂

11 月 3 日三诊　据云诸症均大减，以往胸背蚁行感发作时需在床上翻滚，痛苦难忍，而今已除，且由原来每作 6 小时缩短至半小时，夜寐显安。苔薄略淡脉细，势续轻可。原法续进，加减调治。

12 月 22 日四诊　经阻三月而行，量不多，诸症未作，苔薄而干，脉细。拟平肝调理。

当归 9 克　生地 9 克　白芍 12 克　柴胡 4.5 克　熟女贞 9 克　川芎 4.5 克　淮小麦 30 克　生甘草 3 克　广郁金 9 克　7 剂

按：本案患者年逾七七，肾气渐衰，冲任渐虚，阴血日趋不足，肝失阴血之濡养，肝气不疏而郁结，故情绪不佳；肝气郁结，肌肤失去营血之滋养而出现胸背蚁爬感；阴虚则生内热，故见烘热汗出，大便间日；肾水不能上济于心，心失所养，心火亢盛故夜寐欠安；肾精亏虚，血不养发，故三年来脱发较甚。以柴胡、青陈皮疏肝理气；当归养血生血；郁金、金铃子行气，活血解郁，使气行血行；全瓜蒌利气宽胸，以助其力，并以润肠；丹皮、山栀清热凉血泻虚火；淮小麦、甘草清心泻火，药后势见好转，再加仙茅、仙灵脾以加强补肾之力，加川柏、知母以强泻火之力；以白芍配当归，养血和营。药后诸症大减，以至平复。

案五　孙某　49 岁　教师

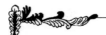

1991年10月4日初诊　心悸失寐已历三年，近两周心悸频发，胸闷烦躁，易惊易恐，彻夜不寐，眩晕耳鸣，口干咽燥，烘热，溲赤。舌边尖红，脉弦数。心电图检查为窦性心律，血压150/90毫米汞柱。心藏神，肾藏志，七七之年，肾精虚衰，心失所养，心肾不交，神志失宁。姑拟滋水清火，安神定志。

大生地12克　广郁金9克　川连3克　龙齿12克　麦冬12克　五味子3克　丹参9克　淮小麦30克　远志4.5克　合欢皮9克　夜交藤30克　生甘草3克　7剂。

10月10日二诊　投剂后心烦心悸显著好转，寐少梦多，眩晕耳鸣，舌脉同前。宗前法进退。

大生地12克　麦冬12克　酸枣仁9克　柏子仁9克　丹参9克　合欢皮9克　夜交藤12克　龙齿12克　淮小麦30克　川连3克　泽泻9克　云茯苓12克　磁朱丸（吞服）9克　7剂

10月17日三诊　心悸偶尔发作，惊恐失寐、烦热眩晕等恙均显著减轻，精神亦舒，纳便如常。苔薄质红，脉细略弦。再拟滋肾阴，清心火。

上方去泽泻，加怀牛膝9克。

按：本案肾精虚衰，心失所养，心肾不交。患者年值七七，天癸渐竭，肾水亏虚不能上济心火，乃致心肾不交。《医宗必读》曰："心不交于肾，则浊火乱其神明；肾不上交于心，则精气伏而不灵。火居上则搏而为痰，水居下则因而生躁。"因此出现心悸失寐三年，肾阴亏虚，肝阳上亢，故且烦躁；心肾不交故易惊易恐，彻夜不寐；肾阴虚不能上荣于头目脑髓，故眩晕耳鸣；阴不维阳，虚阳上越，故面部烘热；阴虚内热，故口干咽燥，舌边尖红。《医宗必读》对此

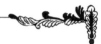

症治疗"唯补肾而使之时上，养心而使之交下，则神气清明，志意常治"。蔡师治以滋水清火，安神定志。生地、麦冬养阴益精以滋肾水；淮小麦以养心气，配甘草以缓急；川连清心泻火，龙齿镇惊安神，固精养心，两者相配，能使离火下降于坎水，坎离既济；五味子上敛心气，下滋肾水，远志通肾气，上述予心，强志益肾；丹参养血安神，再加合欢皮、夜交藤安神定心；广郁金宽胸理气。投剂后，肾水滋，心火降，心肾相交，心烦心悸明显好转。三诊后，10月26日经停三月半而来潮，诸恙均平，继服天王补心丹，诸症显除，神志安宁，夜能入寐，偶尔心悸惊恐，时间也短暂，血压130/80mmHg。能持理家务，并坚持每天拳操，后改服孔圣枕中丹，以图巩固。

案六　周某　44岁　已婚　职员

1991年3月7日初诊　1990年直肠癌手术后，化疗半年，经阻不行，头晕心悸，烦热自汗，纳谷不馨，面浮肢肿，形瘦神疲，烦躁气短乏力，苔薄腻脉濡，脾肾不足，气血两亏。姑拟健脾益肾，调补冲任。

党参12克　生黄芪12克　生地10克　炒白术9克　云茯苓12克　制黄精12克　枸杞子9克　苁蓉9克　仙灵脾12克　淮小麦30克　生甘草4.5克　7剂

3月14日二诊　投剂后精神稍振，汗出已少，经阻一年半，带下色白，腰酸乏力，苔薄脉弱。宗前法出入。

党参15克　炒白术9克　生地10克　当归9克　云茯苓12克　制黄精12克　仙灵脾12克　紫河车9克　苁蓉9克　淮小麦30克　柏子仁9克　7剂

3月25日三诊　昨日经行，量少色淡，头晕心悸。烘热烦躁显著好转，惟经行小腹隐痛，腰酸神疲。苔薄腻，脉细

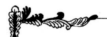

弦。证属脾肾不足，冲任失盈。再拟培补脾肾，养血调经。

熟地 9 克　当归 9 克　丹参 9 克　制香附 9 克　炒白术 9 克　怀牛膝 9 克　党参 12 克　制黄精 12 克　苁蓉 9 克炙狗脊 12 克　陈皮 4.5 克　7 剂

按：本案虽年龄未值七七，但因术后化疗，脾肾不足，气血大亏。阴亏血虚故经乏其源而不行，血虚不能上荣头目而头晕，心失血养而心悸，虚阳上越则烘热自汗，肾阳不足，不能温煦脾阳，脾失健运故纳谷不馨，面浮肢肿，脾虚则气短乏力神疲。投以健脾益肾之剂，以党参、黄芪、白术、茯苓健脾益气；生地、黄精、枸杞子、苁蓉、仙灵脾益肾精，温肾阳，加甘麦大枣濡养心气。三诊时月经已行，头晕心悸、烘热烦躁显著好转，正值经期，以培补脾肾，养血调经。药后诸症俱减，纳寐正常，宗 3 月 14 日方加五子衍宗丸 9 克　吞服，继服 15 剂后，头晕烘热等症已除。月经值期而行，色已鲜红，量亦增，腹痛未作，寐已安，纳亦馨，脾气已旺，精血化生有源，肾气乃充，奇经冲任能盈。

外阴瘙痒症

外阴瘙痒症是指妇女外阴及阴道瘙痒不堪，痒痛难忍的症状。它可以由多种疾病引起，如外阴炎、阴道炎、糖尿病、神经性瘙痒以及维生素缺乏等。一般多见于中年妇女，当瘙痒严重时，多坐卧不安，常伴有带下增多。经治疗后虽可缓解，但可反复发作。

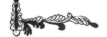

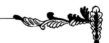

瘙痒部位多在阴蒂、大小阴唇附近、会阴甚至肛门周围，常为阵发性，也可为持续性。一般在月经期夜间，或吃刺激性食物后加重，瘙痒往往难于忍受，甚则坐卧不安，带下增多。如滴虫性阴道炎，白带呈乳白色或淡黄色，白带常规检查可找到滴虫。如霉菌性阴道炎，白带增多，呈白色稠厚豆渣样，白带常规找到白色念珠菌。老年性阴道炎，阴道分泌物增多，呈黄水状，严重者可有血样脓性白带，白带常规见脓细胞（++～+++）

（一）常见病因

引起外阴瘙痒的局部原因为霉菌和滴虫。外阴白色病变、更年期因卵巢功能低下也可致外阴瘙痒；药物过敏与化学药品的刺激，如香皂、避孕器具，尼龙裤等化纤织品均可引起接触性皮炎，出现痛痒；有刺激性的阴道排液，如老年性阴道炎、宫颈糜烂、宫颈息肉的尿液刺激。糖尿病、膀胱炎、肾盂肾炎的胺尿刺激外阴产生瘙痒；外阴皮肤病，扁平苔藓、慢性湿疹、脂溢性皮炎、牛皮癣等也可出现瘙痒。

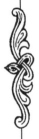

引起外阴瘙痒的全身性原因有：糖尿病、维生素 A 和维生素 B 缺乏、贫血、白血病等可出现外阴瘙痒。不明原因的外阴瘙痒，目前认为可能与精神心理方面因素有关。

中医认为外阴瘙痒多见于体质虚弱，营养不良者，常与湿热下注、阴虚血燥、心肝郁火有密切关系。虽然瘙痒属于局部症状，但与全身气血阴阳有一定的关系。忽视卫生，久居阴湿之地，或过食辛辣刺激之物，湿热蕴郁生虫而致阴痒；或者因年老体弱，久病不愈，肝肾不足，精血两亏，血虚生风化燥，阴部肌肤失养而致阴痒。

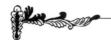

（二）辨证治疗

外阴瘙痒症的治疗原则主要是清热利湿，杀菌止痒。如果肝火较旺，外阴瘙痒夜间加剧，带多色黄或赤，急躁易怒，应当清肝泻火止痒，可用龙胆草9克、生山栀12克、黄芩9克、胡黄连9克、柴胡6克、白芍9克、生地12克、泽泻10克、木通9克、竹叶9克、生甘草5克，也可服龙胆泻肝丸。如果属于湿热下注，或有霉菌感染，出现外阴瘙痒，甚则抓破而溃，带多色黄，或如豆渣样，或有秽臭气味，心烦不安，小便短赤刺痛，应当清利湿热，杀菌止痒，可用土茯苓、防风、白芷、枯矾、细辛、土槿皮、川芎、黄柏、冰片、蛇床子，制成粉剂，内喷外扑，也可煎水熏洗。如果外阴瘙痒日久不愈，外阴皮肤、黏膜干燥或粗糙，这属于阴虚血燥，应当滋阴润燥止痒，用当归、川芎、白芍、熟地、龟板胶、麦冬、知母、黄柏、制首乌、泽泻。如口干咽燥，加玄参、沙参；痒甚加白蒺藜、防风、白鲜皮；大便秘结加全瓜蒌、火麻仁；皮肤干燥加黄精、女贞子、鸡血藤等。

（三）医案选录

案　徐某　29岁　教师

1994年10月18日初诊　下腹胀痛，经前加剧，带下色偏黄且气秽，外阴瘙痒，大便干结，小便短赤，口苦黏腻，纳谷欠馨，舌淡苔薄边尖红，脉细弦数。妇检：左下腹压痛，固定不移，并有条索状增厚感。证属肝经湿热，瘀阻下焦。治当清利湿热，疏肝化瘀。

蒲公英30克　椿根皮12克　丹皮12克　赤芍12克　白芷3克　蛇床子9克　泽泻9克　柴胡4.5克　青陈皮各4.5

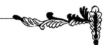

克　生草梢 4.5 克　7 剂

龙胆泻肝丸 12 克，分吞。

另：蛇床子 15 克、野菊花 12 克、云茯苓 12 克、紫地丁 12 克、细辛 3 克、川柏 12 克、野蔷薇 12 克、白芷 6 克，7 剂外洗。

蔡氏爽阴粉内喷外扑：蛇床子 30 克、防风 9 克、白芷 9 克、川芎 9 克、川柏 30 克、枯矾 4.5 克、土槿皮 20 克，上药共研细末，待熏洗后用气囊吹入阴道呈薄雾状，并外扑于外阴，每晚 1 次。

11 月 1 日复诊　服上方后带下黄浊明显减少，外阴瘙痒亦除去大半，惟下腹酸胀疼痛感依然。舌淡苔白腻，脉滑数。证属湿热交阻，治拟清热利湿。

云茯苓 15 克　炒白术 9 克　白芷 3 克　泽泻 9 克　柴胡 4.5 克　延胡 9 克　赤芍 12 克　丹皮 12 克　蛇床子 30 克　椿根皮 12 克　7 剂

11 月 12 日三诊　原腹痛带下诸症基本消失，胃纳可，二便自调，舌淡苔薄脉弦滑。证治同上，守法再进。病者要求成药，予龙胆泻肝丸治之。

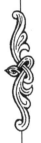

附：外阴白色病变

外阴白色病变，属中医"阴痒""阴疮"范畴，其因尚疑，今称外阴深部结缔组织中神经血管营养失调者居多。由于本病在临床上较为难治，且患者奇痒无比而又难于启齿，故给妇女患者带来极大的痛苦。蔡师对本病的治疗，有其独到的经验。

1. 治病重脾

历来中医治痒，非湿即风，治阴痒，非湿即虫。蔡师认

为此虽圣言，但不可统而论之，更不可单纯套用。清·沈金鳌《杂病源流犀烛》中有云："阴痒有虫，止是一端？有痒而无虫者……宜归脾汤"。因此，蔡师根据本病系自身内分泌失调造成的局部皮肤黏膜营养不良性疾病的病因病理以及外阴局部的皮肤、黏膜变化的特点，提出在治疗中要善于吸收现代医学这一正确的观点，审因论治，主张治病首重脾气。因脾主肌肉，为气血生化之源，若脾虚失于健运，一则肌肤失于濡养，久之皲裂、萎缩；二则脾虚生湿，湿浊蕴积，故治疗本病要抓住根本从健脾入手，大补脾气，脾健则肌肤得养，脾健则湿无所生，如此病源自消。同时稍佐化湿之品，此乃治疗的关节。用药以炒党参、生黄芪、炒白术、云茯苓、怀山药、生米仁、白芷、海螵蛸、蛇床子等为主。

2. 治本当调经

妇人之经、带二物，多则伤身，无则身伤，多少适中，方可言阴平阳秘，冲任调和。因此，"治妇人之病，当以经血为先"（张景岳），不论治何病患，调经最为基础。经、带的正常与否是一种现象，反映出妇人身体内各种性激素、内分泌的正常、平衡与否。在临床上，外阴白色病变的患者，往往十之八九均有经之期、量、色、质等的变化，且本病病因复杂，在治疗时更应谋求治病求本，遣药处方着眼于更深、更早、更全。清·萧壎著《女科经纶》有云："妇人有先病而后致经不调者，有因经不调而后生诸病者，如先因病而后经不调，当先治病，病去则经自调，若因经不调而后生病，当先调经，经调则病自除。"这说明了调经和治病、调经与人体阴阳平衡与否的辨证关系。月经调和，冲任调和，也就阴平阳秘，如此造成外阴白色病变的病理基础也就自然消除。

然调经之法，无非从肝、肾、冲、任、气、血入手，

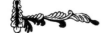

调经大法可以"求因为主，适应周期，因势利导"十二字概括。

3. 治标先止痒

《胎产心法》形容阴痒为："或痛痒如虫行状。"可见此症奇痒之甚，然而又因痒之所隐晦，欲搔不能，坐立不安，难言之隐，苦不堪言。曾遇一患者因患此病久治不愈，寝食不安，神志恍惚，几欲自杀。因此治疗本病的另一要点是迅速、有效的止痒，痒止则自觉病已去大半。止痒手段有干湿二种，奏效称速。"湿"为煎剂熏洗，方以蛇床子、野菊花、蔷薇花、紫地丁、鱼腥草、土茯苓、白芷、细辛等组成。"干"则以蔡氏祖传"爽阴粉"（主要有川芎、白芷、细辛、防风、蛇床子、黄柏等中药研细末组成）以薄雾状喷施患处，喷后当即有凉爽舒适之感，令患者破涕为笑。然不论干湿之剂，其外治的次数疏密与症状的改善成正比。

4. 治愈应断根

外阴白色病变一病，得之者非一朝一夕，除之者如抽丝样，故临诊中每遇此类病人，切勿被暂时瘙痒得减而中止治疗，即使经过外敷内治，症状体征有所好转，也不能停止治疗，当"治病为本"，宜追穷寇，如若不然，药退病进，再治更难。值此，蔡师每以健脾丸、二妙丸续服 1 个月，以断其根。

近 3 年来共治疗外阴白色病变 60 例，其中治愈、好转 55 例，有效率为 91%，无效 5 例，占 9%。从临床资料分析，无效者大多为 65 岁以上的老年妇女和病程 3 年以上者。由此可见，此病早治、根治亦为关键。

5. 医案选录

案 杨某 30 岁 新闻记者

1995 年 6 月 24 日初诊 16 岁初潮，月经周期 24 天，

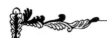

行经期4天。妊娠1次,足月顺产。末次月经5月27日。三月前始觉阴部瘙痒,初未予重视,自用"洁尔阴"外洗,略有减轻,继而效不显,至上海某妇产科医院治疗,并取大阴唇白斑区域组织作病理切片,证实为混合型营养不良型。曾用1%氢化可的松软膏、2%丙酸睾丸酮鱼肝油软膏治疗,但效果不佳。阴痒不分昼夜,严重影响工作及生活,遂来医院求治。诊时但见神疲乏力,胃纳不佳,经期先后两周不定期,量中色淡,带下色白略黄稠且多,舌淡体胖边有齿印,苔薄白腻,脉细滑。辨证属脾运不健,冲任不调,湿浊蕴下。治当健脾化湿,调理冲任,佐以止痒。方用:炒党参12克、炒白术10克、云茯苓12克、生米仁20克、怀山药10克、白芷3克、赤白芍各10克、当归10克、制香附6克、鱼腥草12克、蛇床子10克、淡竹叶10克,7剂。水煎服。另用:蛇床子15克、野菊花12克、紫地丁12克、云茯苓12克、蔷薇花12克、川黄柏10克、细辛3克、鱼腥草12克、白芷3克,7剂。水煎熏洗,每日3~4次,熏洗后复以蔡氏"爽阴粉"薄施患处。一周后瘙痒得减,能忍而工作。此法再治三周,痒止,外阴皮肤黏膜颜色基本恢复正常,后以三妙丸合健脾丸、乌鸡白凤丸连服一月以资巩固,三月后随访未见复发,经行正常。

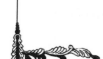

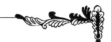

诊余漫话

读《金匮要略·妇人篇》有感

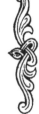

《金匮要略》系汉·张仲景所著，属《伤寒杂病论》的一部分，是祖国医学中的一部理论与实践相结合的经典著作。其中妇人篇可称为最早且较完整的胎产杂病证治专论，为历代医家奉为典范，至今在临床上仍具指导意义。但因年代久远，辗转传抄，难免脱漏错讹，加以文字深奥简略，不易深刻理解。前人对本书的注释，有数十家之多，仍难满足后学的要求。本人对其中某些条文领会较深，结合临床，现分述于下。

（一）妊娠

师云，妇人得平脉，阴脉小弱，其人渴，不能食，无寒热，名妊娠，桂枝汤主之。于法六十日，当有此证，设有医治逆者，却一月加吐下者，则绝之。

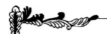

本条是阐述受孕的诊断、处方及误治后的处理。平脉是指和平的脉象；阴脉小弱，当指尺脉小弱。按一般妊娠，尺脉多见滑象，或带弦数，搏动有力。《素问·阴阳别论》云："阴搏阳别，谓之有子。"《平人气象论》又说："妇人手少阴脉动甚者，妊子也。"《脉诀》云："尺大而旺，有胎可庆。"又说："寸微关滑尺带数，往来流利并雀啄，皆孕脉也。"临床上早孕妇女的脉象大多如此，是诊断早期妊娠的一大依据。余也认为，早孕尺部小弱的脉象似不多见。

有些注解认为此脉象是初孕时血分不足、胎元初结、经血归胞养胎、胎气未盛之故，因此尺脉与寸口对比显得小弱，并非真正细小微弱，此说似合情理。胞宫是胎元所居，早孕期间，无月经排出，血聚养胎，此时胞宫正处于充实的状态，脉象上的尺脉部位理应滑利有力，今反小弱，抑或另有原因。譬如文中所说："设有医治逆者，却一月加吐下者。"盖冲主血海，任主胞胎，冲任之脉，导源肝肾，肾又有系胎之说，若医治不当，出现吐泻，泻则伤脾，相应及肾，必然妨胎。尺脉属肾，也包括冲任子宫部位，肾虚不足，所以尺脉小弱。

"其人渴，不能食，无寒热，名妊娠。"联系脉象，当属于《素问·腹中论》所说"身有病而无邪脉也"是有孕之象，早孕妇女多涎泛恶较多，有的呕吐妨食，故名恶阻。患者一般不喜饮水，甚至多饮反吐，很少有渴的现象。如果渴，则多数喜饮，能饮者大多能食。而呕吐泛恶是较为常见的，每致妨食。"渴"，《金匮要略心典》作"呕"字，较"渴"更符合实情。

桂枝汤调和营卫，早期妊娠，洒淅形寒，蔡师尝单用少量桂枝（1克）合白芍（9克），即可获得预期效果。但文中并无寒热，而桂枝辛温芳香，按一般常规、孕妇饮食用

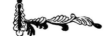

药，均宜清淡和平，并有"胎前宜凉"之说，辛烈之味，颇难接受，如阴虚内热者，更属欠妥。妊娠恶阻，大多恶闻异味，接触即感不舒，甚则呕吐。文中既明示"无寒热"，并说"其人渴"，则桂枝汤对本条所列症状似欠适应，抑或还有其他与桂枝汤符合的症状遗漏，否则较难理解。同时妊娠恶阻多数并不嗜甜，甜食容易引起吞酸，且甘令人满，对早孕妇女有胸闷泛酸者一般不甚适合桂枝汤甘草、大枣，多用反致引起呕吐。

妇科临床规律，首先应了解月经情况。同时参考其他症状和苔脉，从而确定诊断。本条仅简述脉象和症状，即断为妊娠，使人不能理解这些症状究竟出现在什么时候。或停经多少天，虽然下面有"于法六十日，当有此证"。按一般规律，恶阻现象多数在怀孕四十日左右开始出现，不一定到六十日才有此证。而且，在怀孕两个月时，脉象多数已明显弦滑，不至于尚在平脉阶段，尤其是阴脉小弱。或许现代妇女的体质与古代有所改变，以致症状出现的规律有参差。

"设有医治逆者，却一月加吐下者，则绝之。"这是处理误诊误治后出现吐泻的方法。泻下为孕妇所忌，泻下可引起漏红，导致流产。"绝之"二字，《金鉴》认为"若更吐下者，则宜绝止医药，听其自愈可也"。用药不当，自当停止继续服用，但并非杜绝一切药物，泻下有碍胎儿，岂可勿药而听其自愈？在这种情况下，应详细诊断，根据当时证候，及时作出适当的处理，治病安胎，否则容易引起漏胎，甚至流产。

（二）妊娠癥痼

妇人宿有癥病，经断未及三月，而得漏下不止，胎动在脐上者，为患病害。妊娠六月动者，前三月经水利时，胎

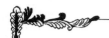

也。下血者，后断三月衃也。所以血不止者，其癥不去故也，当下其癥，桂枝茯苓丸主之。

本条文系妊娠和素有癥病而下血不止的诊断和治疗。指出妇人素有癥病，同时怀有胎孕，停经未及三月而下血不止，并且胎动在脐上。按一般规律，胎动当在妊娠五个月左右，三个月之内不致有胎动，而且胎动应位于小腹或当脐，不在脐上。上述情况作为诊断依据，可认为是由癥瘤所引起，同时说明患者有癥瘤也可以受胎。癥病包括子宫肌瘤等症，临床上一些子宫肌瘤患者怀孕，并不鲜见。可见在1700余年前对于此证已早有认识。

"妊娠六月动者，前三月经水利时，胎也。"妊娠六月而动，而且在孕前连续三月月经正常，当是胎动无疑。"下血者，后断三月衃也。"此句文义不易读通，各家注释虽多，见解尚略有出入。本人认为此句意即"后三月下血不断者，衃也。""衃"是指色紫晦暗凝结的瘀血，断续不止，原因是癥病未除。仲景认为治疗法则应当除去其癥病，采用祛病安胎的方法，并不直接止血，也可达到止血的目的。

桂枝茯苓丸对于癥瘤，如子宫肌瘤、宫外孕、子宫内膜异位症等，有一定疗效。但本方毕竟是活血化瘀之剂，并无安胎作用。本方又名"催生汤"（见《济阴纲目》）、"夺命丸"（见《妇人良方》），可"治小产子死腹中，或胎腐烂腹中，危甚者立可取出"。本方具备这些功效，但要慎用。前人程云来认为本方是治癥之小剂，炼蜜为丸，每服一至三丸，剂量小，药力薄，下癥而不伤胎；徐忠可认为"其结原微，故以渐磨之"，意即癥瘤不大，用桂枝茯苓丸逐渐消磨它。余从临床观察，用本方治疗子宫肌瘤等症，剂量大都偏重，在短期内也难获得显著效果。何况妊娠下血，情况较急。不能

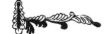

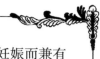

任之过久，常规治疗，均以迅速止血安胎为主。妊娠而兼有子宫肌瘤等症，一旦下红，不易安固，可引起流产或早产。上述桂枝茯苓丸小剂，能否在短期内达到既下癥，又止血安胎目的？再者怀孕是有时间性的，本身已妊娠多月，在离分娩较近的有限期内，要求下癥安胎，值得商榷，并且癥有大有小，应仔细观察胎儿的发育与肌瘤的发展，如果肌瘤发展较快，同时下血不止，则当考虑中止妊娠。

总的来说，本方的疗效是肯定的，近年来曾将桂枝茯苓丸方改为冲剂，使用于子宫肌瘤、子宫内膜异位症及宫外孕患者，有效率达 75%，特别是对子宫肌瘤有很好的止血作用。对于肿块，部分病例有所缩小或维持原状。但以上这些都是单纯用于子宫肌瘤等症所取得的结果，目前尚缺少妊娠同时患有癥瘕、出血不止者使用本方治疗的临床报道。

综观本条所述情况，似妊娠癥瘕下血与非孕而有癥瘕下血均可用桂枝茯苓丸方。实际上妊娠并有子宫肌瘤而下血的病例用本方治疗的绝少，有待进一步通过临床实践进行观察、研究和探讨。

（三）脏躁

妇人脏躁，喜悲伤欲哭，像如神灵所作，数欠伸，甘麦大枣汤主之。

本条主要阐述妇女情志方面的证治。"脏躁"也作"脏燥"，如《脉经》及李彦师等作"燥"，徐忠可、尤在泾、朱丹溪等本同，故"脏躁"与"脏燥"并称。"躁"似指症状，"燥"则属病因。对于"脏"字的含义，前人有两种不同的见解，一种认为是子宫，一种认为是心脏。沈明宗认为"子宫血虚，受风热所致"。《医宗金鉴》则谓"脏，心脏也。心静则神藏，若为七情所伤，则心不得静，而神躁扰不宁也"。

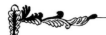

因脏躁证的病变所在各有所据，纷无定论，但它所表现的症状，显属情志方面的疾患，这一点各家看法较为一致。

"脏躁"的症状，悲伤欲哭是其特征，常兼有精神失常，坐卧不安，或时悲时喜，哭笑无常。按原文"喜悲伤欲哭"，"喜"字并非指欢笑，似当作容易悲伤欲哭解，临床上绝经期妇女常易产生这种症状。如更年期综合征者在情志方面的改变，较为突出。大多数悲伤欲哭，声泪俱下，似尚未遇到喜笑的病例。本证常由精神刺激引起，平素抑郁不快，忧思多虑，这些症状，主要与心肝有关，同时也影响及肾。缘心主神明，有"心藏神"之说，在情志方面的变动为忧。如阴液不足，心火内炽，则烦躁不安，忧郁寡欢。心阴不足，可导致肝阴不足。肝藏魂，主怒，体阴而用阳，肝旺阳亢，易怒急躁。肾司二阴，胞系于肾，冲任二脉，导源于肝肾，故肾与子脏，关系密切。子脏干燥，肾阴也当不足，水不济火，心肾不交，表现为虚烦不眠，心悸健忘。《内经》云："肾为欠。"故欠伸频作。综上所述，本病的原因，大致可归纳为心血虚少，肝气抑郁，肾阴不足。由于脏躁的症状突出于情志方面，故辨证重点特别着重于心肝。

本证类似现在所称的癔病，亦称"歇斯底里"，有人认为"歇斯底里"系希腊语，意即子宫，如果属实，则与古籍文献中所指的子脏不谋而合，确是一个颇有意义的旁证。

同时本文前一条"妇人咽中如有炙脔，半夏厚朴汤主之"，《千金方》也云："咽中帖帖，如有炙肉，吐之不出，吞之不下。"本证也多由七情郁结所起，痰凝气滞，上逆于咽喉之间，自觉咽中如有物梗阻，咯之不出，咽之不下，即今所谓"梅核气"。临床情志失常、抑郁不快的患者，常伴有梅核气症状，因此领会到书中把这两条症状前后并列，说明两者之间是有一定联系的。

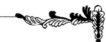

文献中认为脏躁不独女子有此证，男子亦有患者，惟不若女子为多，李彦师云"此病属带下"，当指是妇科病，与妇女的生理病理关系较为密切，这些紧张急躁、无故悲伤甚至哭泣的症状，与经前紧张症和更年期综合征某些情志方面的表现大致相似。临床上用甘麦大枣汤合逍遥散等治疗，同样获得明显效果。《产科心法》云："孕妇无故悲泣，为脏躁也，大枣汤治之妙。"又《方舆锐》有"不拘男女老少，凡妄悲伤啼哭者，一切用之有效"。说明此证无论在胎前产后都有发生，同时也并不局限于女子。凡有上述症状者，上方均可适用，而且疗效颇显。

甘麦大枣汤处方简练、药性和平，经云："肝苦急，急食甘以缓之。"甘草、大枣甘缓润燥，能缓诸急。麦为肝家之谷，徐忠可认为能和肝阴之客热，而养心液。《灵枢》云："心病者，宜食麦。"小麦入心经，养心气，安心神。唐容川说："二药平和，养胃生津化血，津水血液下达子脏，则脏不燥，而悲伤太息诸证自失矣。"总之本方组合非常简单，药味看来似很平凡，甘草、淮小麦、大枣三味，并无奇特之处，也非峻厉之品，而效用却颇显著，若非通过临床实践，就不能领会它的妙处。然对各种原因引起的情志方面的症状，也并非一方一药所能统治，须视实际情况增减酌用，才能全面照顾。除本方外，其他如逍遥散、越鞠丸、朱砂安神丸、柏子仁丸、震灵丹、白金丸、泻心汤、温胆汤等，均属常用验方，往往配合甘麦大枣汤加减并用，以适应各种原因引起的症状，如配伍得当，则可获得更满意的效果。

（四）漏下

妇人有漏下者，有半产后因续下血都不绝者，有妊娠下

211

血者，假令妊娠腹中痛，为胞阻，胶艾汤主之。

本条系论述妇女有三种下血的证治，均可用胶艾汤。首先是用于妇人漏下，漏不同于崩，崩来势猛急，漏来势较缓，故有"漏者崩之渐，崩者漏之甚"之说，并且能互相转化，久漏可以成崩，久崩也可致漏。如久崩气血大亏，冲任失固，转为漏下，并不说明漏比崩轻。用胶艾汤治妇人漏下，主要用于虚证，瘀滞实证，不甚适用。阿胶是养阴血、止崩漏要药，在临床上，如出血色淡质稀，宜用阿胶。相反，若血色紫黑，质稠成块，甚至有秽气者，阿胶则不适合。因这种血色，大多有瘀化热的实证，胶质厚味药物不甚相宜。

半产后继续下血淋漓不断，也可用胶艾汤。半产与正产不同，正产犹比瓜熟蒂落，恶露较多，产后宜服生化汤、益母草之类，排除恶露；半产好似生采硬摘，因受特殊影响而致中途娩下，故体质容易受损。半产后疗法，亦不如正产后需活血化瘀，一般以调养为主。如淋漓不断，多数由于气血较虚，无权统摄，用胶艾汤以养血止漏，是可以获得预期效果的。

妊娠下血，亦名胎漏。引起胎漏的原因不一，除跌仆劳累、饮食不慎、突受惊恐、行房受损等外，不少由血热所致，如妊娠发热、迫血下行、胎前宜凉，治疗原则大多以凉血止血为主。胶艾汤略偏温性，以虚证为宜，确是安胎止血的良方。但既然妊娠下血，则方中个别药物的使用有斟酌必要，如当归包括归头、归身、归尾，虽有养血功能，但又兼活血。一般规律，以用归身较为稳妥，既可养血止血，又可安胎；川芎能上达颠顶，下通血液，走而不守，恐有动血作用，而且能收缩子宫，对于妊娠下血是否适合，尚需考虑。"假令妊娠腹中痛，为胞阻"，则与单纯妊娠下血有所区别，腹痛系胞中气血不和，阻碍化育，胶艾汤内包括四物汤，为

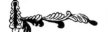

养血要方，特别是当归、川芎，为血中气药，能于血中行气，配以芍药、甘草，实寓当归芍药散及芍药甘草汤意，对于妊娠腹痛，有相当效果，加阿胶、艾叶以止血安胎，这样配伍，正如赵以德所谓"妙理无出此方"，临床应用，确有良效。但不能拘泥，一般妊娠下血无腹痛者可去川芎，有腹痛者亦当减少川芎用量；下血较多可用归身炭、生地炭、地榆炭等，以助止血之力；如嫌本方偏温，则加黄芩；大凡胎漏，不少孕妇常伴腰酸，可加杜仲、川断，即千金保孕丸意，可补肾安胎；气虚不摄，有小腹下坠现象，则需益气升提，加党参、黄芪、升麻等，可使疗效更显。

本条一方面通治三证，均系患者无癥瘕病史而证候偏虚者适用，主要由于冲任脉虚，阴血不能内守。如血分有热以致胎动下血者，则不宜用。虽然通治三证，但本条列于妊娠篇内，似应以妊娠下血为主。

审时论治与妇科病

《内经》《伤寒论》在反复阐明人体生理、病理变化与年、月、昼夜阴阳相交规律密切相关的基础上，强调不论采取针灸或方药治病，均应顺乎时序更替的变化。余遵循前贤教导，在长期临证治疗中探索、创立了一整套妇科病审时论治的学说和方法，颇获良效。

（一）月经周期调治法

在战国时期对月经及生育的月节律已有认识，至明代，

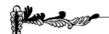

《本草纲目·人部》对此有了更明确的论述："女子，阴类也，以血为主。其血上应太阴，下应海潮，月有盈亏，潮有朝夕，月事一月一行，与之相符，故谓之月水、月信、月经。"正常月经是女子发育成熟的重要标志，由此而出现经、带、胎、产、乳等一系列生理和病理变化。张景岳《妇人规·经脉诸脏病因》中曰："女子以血为主，血旺则经调而子嗣，身体之盛衰，无不肇端于此。故治妇人病，当以调经为先。余甚崇此说，认为妇科确当以调经为首重，而调经之道，在于详审月经周期节律，根据不同时期阴阳相交生理特点，进行适时适当治疗，方能获事半功倍之效。在 20 世纪 70 年代初，即在长期临证实践的基础上，提出了月经周期的四期生理特点和调治思路，认为经以肾气为主导，受天癸调节，又在肝藏血调血、脾统血化血、心主血、肺布血的协同作用下，冲任气血相资，胞宫出现虚而盛而满而溢而虚的月经周期，并随着阴阳消长、气血盈亏而出现月经期、经后期、经间期、经前期的变化。月经期（经水来潮至经净）：胞宫气血由满而溢泻渐至空虚，肾气、天癸作用相对减弱，凡经期、经量、经色及经味异常均可在此期调治，常用疏调、通下、固摄诸法；经后期（经净至排卵前）：胞宫气血由虚至盈，肾气渐复渐盛，是阴长阳消之时，此期是调经、种子、消癥的基础阶段，当补则补，当泻则泻，从而治之；经间期（排卵期，即下次月经前 14 天左右）：此期肾气充盛，是阴阳转化、阴极生阳、阳气发动、阴精施泄的种子时期，亦称"绌缊期"或"的候"，若交接合时有受孕可能，治疗以促其阴阳转化为宗旨；经前期（排卵后到经潮前）：此期肾气实而均衡，阳盛阴长，气血充盈，治疗以维持肾气均衡为原则，此时，又是调治月经前后诸疾及经期诸疾的关键时期。在具体治疗中，将

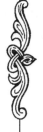

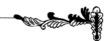

四期生理和妇科诸疾的病理特点有机结合，制定出不同的周期调治法，并创立一系列自拟方剂。如治疗不孕症之"育肾助孕周期调治法"，即月经期以理气调经之"四物调冲汤"加减治疗；经后期以育肾通络之孕Ⅰ方加减治疗；经间期及经前期以育肾培元之孕Ⅱ方加减治疗。治疗子宫内膜异位症之"化瘀散结周期调治法"，即经前一周及经期，痛经型用化瘀止痛之内异Ⅰ方加减治疗；崩漏型用化瘀调摄之内异Ⅱ方加减治疗；经后期至经前期均用化瘀散结之内异Ⅲ方加减治疗。治疗子宫肌瘤之"化瘀消坚周期调治法"，即经后期至经前期用"化瘀消坚方"加减治疗；月经期用"化瘀调摄止崩方"或"化瘀调摄止漏方"加减治疗。其他如治疗闭经之周期调治法、治疗功能性子宫出血之周期调治法、治疗多囊卵巢综合征之周期调治法等，均在临床取得较好疗效。

（二）年节律调治法

在长期大量诊治不孕症过程中发现，每至春季，治愈病人显著增多，根据"天人合一"的观点，此现象与古人"春主生发"理论颇相吻合。于是对两组资料进行了前瞻性分析：一组是 1983 年 4 月至 1988 年 3 月间治愈的 167 例不孕症病人；一组是 1987 年 1～12 月在上海第一人民医院分娩的 3608 例产妇。均以推算排卵日的方法进行分季归类。结果表明，两组资料的受孕最高季节均在春季，而在不孕症组显得十分突出。经气象敏感度（M 值法）测定，春季治愈有增加倾向（M > 2），其他三季均为减少倾向（M < 1）。余认为尽管正常组的调查人数远远多于不孕症组，但正常人群由于对性知识的了解和掌握的不同，根据各自不同的工作、学习、家庭、自身体质等情况有从容选择受孕期的条件，因

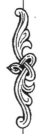

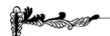

而受孕季节的人为性因素很大，而不孕症病人，在经过至少是两年的不孕忧虑后，希望早日受孕的心情非常迫切，病人一般都在医生指导下，十分认真注意着每个排卵期的交合，故而受孕季节的人为性因素甚少，所以更符合自然规律。此项调查分析提示，人类生育除有月节律外，还存在着年节律的变化。

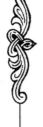

余以为"春主生发"之论是基于前贤对阴阳观的认识上。春温夏热秋凉冬寒，在这阴阳消长中，蕴育着万物的生生化化。其中阳气始终起着主导作用。一年之阳始于春，春天阳生则万物亦生，夏天阳盛则万物茂盛，秋天阳减则万物为收，冬天阳衰则万物乃藏。故曰"天之大宝，只此一丸红日"，以之喻人，则"人之大宝，只此一息真阳"，"所以成吾身者，即真阳之气也"（见《类经附翼·求正录·大宝论》）。所以有二七、二八之变；四七、四八之壮；六七、六八之憔；七七、八八之谢，亦皆主归于肾阳之气的盛、实、衰、竭。而人生于天地之间，宇宙之阳必能助化、影响人体之阳。张介宾曾明确提出"凡阳气不充，则生意不广"的病理概念。随着时间生物学和神经内分泌学研究的发展，大量事实证明：季节相代、昼夜交替所形成的光线变化，通过对哺乳类动物松果体活动的改变，影响其生殖功能。光线能抑制其分泌，黑暗则反之。因而昼长夜短的光照周期，能使性腺功能处于相对最佳状态，从而有促进受孕作用。这种新观点，不仅从一个侧面动摇了狭义的"自身稳定"在现代生理学乃至整个医学中的统治地位，也为古老的中医理论提供了科学依据。

虽然夏天是昼最长夜最短季节，秋季和春季之昼夜长短相似，但是冬去春来，是一个由昼短变为昼长的过程，所谓"阳气渐长，阴气渐消"。对生殖功能来说，是松果体被长时间抑制逐渐转为短时间抑制，性腺活动的"自由度"在增

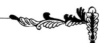

大。从阴阳论，则阴气适从盛极而衰，阳气则生而上升，可谓是阴实阳充，故而能使人类生育功能处于相对最佳条件。对不孕症病人来说，机体的自身条件基础差，当有效的治疗使她们体内的不孕因素逐渐减少时，同时遇到良好的生殖时间环境，可使其不孕因素变得更小，于是"两精相搏，形神乃成"，春季治愈率高现象的实质即基于此。

积极探索利用生育年节律，有利于开拓治疗不孕症的思路和方法。目前许多不孕症患者，在中药治疗中均有长期服药之累，少则几月，多则逾年。同时，长期地看病、煎药、服药、测基础体温、择时交合等，心理负担颇重。且长期服药，也易产生耐受性。如果我们运用时间治疗学适时治疗，利用年节律规律，着重于冬、春两季进行治疗，或许能达到缩短治程、提高疗效的作用。

附：167 例不孕症治验病例的
年节律现象初探

蔡师擅用育肾法随其月经周期辨证治疗不孕症，临证中蔡师发现，春季治孕率明显高于其他三季，于是，我们对 1981 年 4 月至 1988 年 3 月之间治愈的 167 例不孕症进行受孕日的分季归类（以末次月经加 14 天计算）结果见表：春季和夏季、秋季、冬季之比分别是 2:1、1.8:1、2.4:1。经气象敏感度统计（M 值法），春季不孕症的治愈率有增加倾向（M > 2），夏、秋、冬三季均见减少倾向（M < 1）。这种春季治愈率明显增多的现象，不仅和祖国医学"春主生发"理论颇为相合，同时也启示我们：人类受孕除有一个月节律外，还存在着一个年节律，故此，作初探如下：

1. "春主生发"的客观现象

我们知道造成季节交替的根本原因，是地球在不同纬度

所受的太阳照射条件发生周期性变化的结果。《内经》称之为"四时阴阳",并在"人以天地之气生,四时之法成"这种"天人合一"思想的指导下,根据植物界、动物界在此年周期中生长、生活的规律,提出"春生夏长,秋收冬藏,是气之常也,人亦应之"的观点,认为人体阴阳之气在一年中也随着季节的更易而发生周期性变化,"春夏则阳气多而阴气少,秋冬则阴气盛而阳气衰"。

春天,阳气生而上升,是"气潜发散,生育万物"的季节,它是飞禽,两栖动物和爬行动物孵化之时,也是昆虫类从卵中钻出或从蛹壳中飞出之期。树枝上的小芽嫩叶,地面上的幼苗新枝,冬眠动物的苏醒,移栖动物的归来,使自然界一片生机。故《素问·四气调神大论》曰:"春三月,此为发陈,天地俱生,万物以荣。"在这天地绸缊之季,人类的繁衍是否真也随着周围环境的变化而"亦然之"?为此我们除对 167 例不孕症痊愈病人进行统计外,还对 1987 年 1～12 月间在上海市第一人民医院分娩的 3608 位产妇,用分娩日期减去孕周(包括天数)来推算妊娠日期的方法进行分季归类,以求进一步了解正常人群中的季节性受孕情况。结果是:受孕日在春季为 965 人;秋季为 945 人;夏季为 813 人;冬季为 885 人。我们发现,两组资料受孕最高季节均在春季,其次是秋季,冬、夏季则再次之。这种春季受孕高的现象在不孕症组显得十分突出,而在正常组则不够明显。经统计学处理,两组差别有高度显著性($P < 0.005$)。我们认为,随着对性知识的了解和掌握以及计划生育工作的广泛开展,人们根据各自不同的工作、学习情况,家庭情况,自身情况及对最佳分娩期的不同理解,有效地控制和选择着适当的受孕期,对正常人群来说,受孕季节的人为性影响很

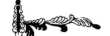

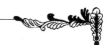

大。而不孕症病人，在经过至少是两个春夏秋冬的不孕忧虑后，希望早日受孕的心理非常迫切，据临床观察，病人一般均在蓄血养精，择时而为思想的指导下，十分认真和注意着缊缊之时的交合，所以，尽管正常组的调查人数远远多于不孕症组，然而，从符合自然规律的可信度而言，却是不孕症组强。国外对婴儿出生率的调查结论，为我们提供了旁证。日本发现：1908～1939 年，每月最高出生率和月最低出生率之比超过 2.0，最高出生率出现在 1 月或 3 月（据以孕日加约 9±0.01 朔望月或末次月经加约 9±0.5 朔望月计算孕期的方法，则均于春季），然而兹后，季节变化率在逐渐减少，到 1970 年前后，其比率低于 1.20，出生率最高出现在 7 月。国外学者认为，其变化取决于气候、文化素养、社会经济情况和机体活动能力。

我们的观点是：人类生殖确实存在着年节律变化，春天是受孕最高季节。近年来，随着自然因素变化和人为因素的影响，这种节律在正常人群中有比例减缩，季节更移趋向，但是，这种"天气温，地气发"的基本形式依然存在，对于不孕病人来说，机体的自身条件基础差，当有效的治疗使她们的不孕因素逐渐减少时，良好的生殖环境，就可使不孕因素变得更小更弱，于是"两精相搏，形神乃成"。

2. "阳胜利孕"的科学依据

"春主生发"之论，是基于先圣对阴阳观的认识上，春温、夏热、秋凉、冬寒，在这阴阳消长之中，蕴育着万物的生生化化，其间阳气则起着主导作用。一年之阳始于春，春天阳生则万物亦生，夏天阳盛则万物趋长，秋天阳减则万物为收，冬天阳衰则万物乃藏。故曰"天之大宝，只此一丸红日"以之喻人，则"人之大宝，只此一息真阳"，"所以成吾身者，即真阳之气也"（《类经附翼》）。所以有二七、二八

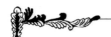

之变，四七、四八之壮，六七、六八之憔，八七、八八之谢，亦皆主归于肾阳之气的盛、实、衰、竭。而人生于天地之间，宇宙之阳必能助化、影响人体之阳，据此，张介宾指出"凡阳气不充，则生意不广"的病理概念，故在《景岳全书·妇人规·子嗣类》中告诫人们，"凡种子交会之时，当择天日晴明之期"。

时间生物学的研究和发展，使我们拥有大量事实证明，季节相代，昼夜交替所形成的光线变化，可影响哺乳类的性腺功能，这种新观点，不仅从一个侧面动摇了狭义的"自身稳定"在目前生理学和医学中的统治地位，也为古老的中医理论提供了科学依据。

人们首先通过对生态学的许多观察，发现动、植物的生发具有十分准确的时间规律。1935 年加拿大一动物学家首先明确指出：光线可以影响脊柱动物的性腺功能。他发现北美产的一种燕雀的性腺，因于春天光线的刺激，每天生长长度大于正常，进一步的研究表明，这种变化实际上是对光线明－暗交替时间长短的反应。那么，这种光照期效应的实质是什么呢？据国外文献所述，季节、昼夜的光线变化，对哺乳类生殖功能的影响主要是通过改变松果体活动来实现的。在低等动物中，松果体本身就有视感觉功能，在较高等动物中则有腺分泌作用，其分泌功能和光照周期，即与环境的明暗变化密切有关，光线能抑制其分泌，黑暗则反之，切除松果体的动物便不再具有性腺的季节性变化节律，即使在冬季也能成功地繁殖，所以，松果体是动物冬眠和春季繁殖这个年周期节律，时钟样调节的主要器官。

人类的松果体约 7mm×5mm×4mm，位于胼胝体后部的下面与上四叠体之间，其分泌的激素对性腺功能有较强抑

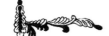

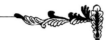

制作用。有人认为，松果体可能是丘脑下部垂体－卵巢轴的一个调节者，妇女的生理过程如性成熟、初潮、性欲、妊娠、绝经等，松果体都起着一定作用。组织学检查发现，冬天（昼短夜长）松果体功能活跃，睾丸有萎缩现象。可见，随着季节交替带来的昼夜长短变化，使松果体具有年周期节律性变化，人的性腺功能，必然也会伴随着松果体的变化产生相对强弱的改变。

3. 最佳光照周期探析

既然，影响性腺功能的松果体确实存在受明暗变化（即昼夜时间长短）的不同而调节其分泌，从而形成明显的自身节律性以致影响性腺功能，那么，在年周期的变化中，四季昼夜长短不一，其明－暗对松果体的调节也强弱不一，就必定会有一个最佳的光照季节，据前所述，似乎已有定论，春季的昼夜变化所形成的光照周期，能使松果体激素分泌处于一种相对抑制状态，从而使性腺功能处于相对最佳，故而有促进受孕作用。

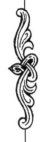

然而，如单纯从光照时间越长则对性腺活动越有利的角度而论，其最佳光照周期当首推夏季，众所周知，这是个昼长夜短的季节，据天文学上统计，夏至日北京地区昼长时间是 15 小时 7 分钟（冬至日为 9 小时 20 分钟）为全年昼长之最，王冰言"阳自春生，至夏洪盛"，也说明夏季阳气之盛，然而事实证明，夏季却是受孕的低谷期，这是因为人体是一个错综复杂的化学变化和相互关联、相互依赖的物理关系的集合体，许多外界因素都可影响其生殖功能。一般认为，气温在 25℃ 以上就有可能抑制受孕，炎热环境（＞30℃）可使生长、泌乳、排卵和精子植入减少，有报道在实验中证实，高温环境下实验动物早期胎儿会被再吸收。所以，尽管

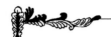

夏季这种昼夜变化能相对抑制松果体的激素分泌，然而这种对性腺功能有利的因素，却被更多、更显著的不利因素所吞噬，客观上，这种光感效应并没起到积极作用。从中医阴阳互根观点说，在生发中起主导作用的阳气必然以阴气为基础，夏季乃一线之阴，所谓"无阴则阳无以生"，阳虽洪盛然无阴气补助，则仍是无益。而春始于冬，阴气从盛极而衰，阳气则生而上升，可谓是阴实阳充，故生意盎然。

有人会认为，春季和秋季的昼夜变化是相似的，春分日和秋分日都表现为昼夜各半，如果春季的光照周期为最佳，那么秋季亦当然之。我们认为春季和秋季各自的前提不同，从而造成了两者在光照周期上的相对优劣差别。冬去春来，是一个由昼短变为昼长的过程，所谓"阳气渐长，阴气渐消"，对生殖功能来说，是从被松果体长时间抑制逐渐变化为短时间的抑制，性腺活动的"自由度"在增大；而夏尽秋至，则是从昼长变为昼短的过程，此为"阴气渐长，阳气渐消"。当生殖功能正从炎热环境所带来的种种不利因素中走出来时，松果体对它的抑制作用却从短时间逐渐转为长时间，生殖功能的活动仍未能得以很好的施展，或者说并无进展，所以春季的光照周期要优于秋季。

4. 结语

时间治疗学的研究告诉我们，适时治疗能提高疗效。高血压患者易于下午 11 时至凌晨 1 时发生左心衰竭，在下午 10 时投以适量的扩张血管药物和小剂量利尿剂，便可有效地预防心衰。当人们发现癌细胞分裂最快时间和易受 X 线破坏的时间后，就为临床医生增加了治疗癌症的疗效。综前所述，明－暗对松果体通过下丘脑影响性腺功能有调节作用，而春季的昼夜变化能使松果体处于相对抑制状态，而使人类

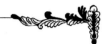

生殖机能处于相对最佳时期。如果我们在治疗不孕症中，除了注意月周期节律的调节外，根据春生夏长，秋收冬藏的自然规律，增入适当的年周期调治意识，即遵循《内经》"春夏养阳，秋冬养阴"的治疗原则，冬季偏于用阴药养血填精，以厚其基础，春季偏于用阳药温化促卵，以激其生发，对于中药治疗不孕症，或许再能提高一些疗效。

痛经辨证论治述异

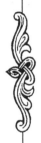

妇科常见病中，痛经为最普遍多发的病证之一，尤以青年女性更为多见。祖国医学文献中，历代医家对本病均颇重视，在症因脉治方面，不乏详细阐述。根据月经的期、量、色、质，参考舌脉，及伴有症状来区分寒热虚实和对症用药，如以症状别虚实而言，张景岳曾指出："实痛多痛于未行之前，经通而痛自减，虚痛者痛于既行之后，血去而痛未止，或血去而痛益甚。大多可按可揉者为虚，拒按拒揉者为实，有滞无滞，于此可察。"这是从实践中得出的经验之谈，因此成为一般的辨证规则。但临床上往往出现异常情况，就以痛在经前属实，痛在经后属虚，痛而拒按属实，痛而喜按属虚来说，对某些不典型的病例，就不能以此作为绝对依据。据"不通则痛"之理论，经前腹痛常因瘀尚未下，多为实证，待经血排出以后，疼痛即减。然而有部分病例一反常态，经量虽多，依然腹痛。有时下瘀块后痛势略缓，少顷又剧，反复发作，甚至经血愈多腹痛愈甚。这种情况较多见于子宫内膜异位症患者。此时的腹痛就不能作为经后痛属虚论

来治疗。缘此病系宿瘀内结，随化随下，经血虽畅，瘀仍未清，凝滞胞宫，是以经血虽下，疼痛不减。即使经行过多如注，在治法上不能从虚而治，仍当活血化瘀，从实证论治。药后常使痛势缓解，经血过多亦可相应减少，如果按常规辨证处理，用止血定痛之剂，则宿瘀未消，怀缊留滞，瘀久必致决口，非但不能达到止痛目的，相反其出血越止越多。所谓瘀血不去，新血不生。若血不归经，势必造成崩漏，腹痛亦难消除，可谓形似通而实不通也。这是痛经一证之痛在经前经后属虚属实的异常辨证之一。

腹痛喜按与拒按也是辨别痛经一证虚实的依据。但喜按属虚，拒按属实，一般只能适用于不严重的患者，较严重的病例也并不尽然。在治疗上有的尽管属于经来不畅的瘀滞实证，也会出现腹痛喜按，而不拒按现象。盖痛而拒按的患者，大多系瘀滞较严重的实证，腹部胀硬，甚则灼热，一触即痛。一般经行不畅的腹痛，虽也有瘀，尚不至痛到拒按的境地。相反喜按喜揉，甚或喜暖。按揉可使瘀血流畅地排出，特别是寒凝夹瘀者，得暖较舒，因血得热则行，通则不痛，故而痛势有所缓解，因此辨别虚实，不能一概以喜按、拒按定论。通常对这类病例的辨证，除参考脉舌以外，尚须注意经血排出后或下瘀块后腹痛是否轻减以别虚实。如果单凭喜按即作虚证论治，往往难获预期效果。此外素体虚弱，气血不足，气虚无力推动血行，致经来不畅造成血滞作痛而出现的拒按现象，是属于夹虚夹实的类型。另有部分患者，往往同时出现既喜按又拒按的现象，这种病例可分为两种情况：一种是轻按轻舒，重按即痛，另一种则轻按即痛，按重反舒。前者每多兼寒兼瘀，寒轻瘀重，后者则属夹瘀夹虚，瘀少虚甚。这类病例临床上也常可遇见。

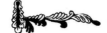

至于痛经的虚实比例，张介宾《景岳全书》曰："凡妇人经行作痛，夹虚者多，全实者少。"此言确有至理。但据临床观察，全实者果然不多，而夹实者却也不少。因痛经系慢性疾病，由于经血排出困难，致每行腹痛、经净以后，体质尚未复原，而下次癸水又至，月复一月，禀体难免不足，或平素体弱，气血本虚，经血无力排出，致瘀滞作痛。凡此种种，都是虚中有实，实中有虚。盖经血受阻，瘀滞失畅，不通则痛，当属实证。所以说痛经一症，全实者虽少，但夹实者较多。

　　痛经虽分寒热虚实多种类型，但临床所见往往是虚实并见，寒热交错的多。不如文献中所述病情典型，辨认明确，易于区分类型。如某些痛经患者，平素体质虚弱，由于经行期间，抑郁不快，或受风冷，致气滞寒凝，血瘀不畅，导致痛经。瘀血未下之前腹痛较剧，既下之后绵绵隐痛。此种情况即同时包括虚实两个方面：①剧痛时为血瘀实痛；②隐痛时属血海空虚，胞脉失养之虚痛。因此治疗上在经行之时从实证论治，用活血通经之法，多以四物加香附、红花等为主，待经血畅通以后，按虚证投药，着重于养血调理，用八珍汤之类。同一痛经，经前经后治法迥异。

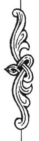

　　望闻问切是调查了解疾病的主要方法，必须全面观察，才能为辨证提供确实的依据。然而有部分病例常出现不典型的见证，如脉象与病因不符，或脉因相符而症状不合。在这种情况下，则须参合四诊，在辨证方面当有所取舍，舍症从脉，或舍脉从症。例如患者面色暗黄或紫暗，目眶暗黑，舌色紫暗，边有青紫色瘀点或瘀斑，脉涩不利，是为有瘀的现象。但一般瘀滞痛经并不一定出现上述症状，这样就须根据月经的期、量、色、质，及腹痛性质，以别虚实。反之，如果腹痛并不严重，经量虽少而仍如期来潮，脉舌、面色等却

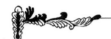

出现以上现象者，显系体内有所瘀滞，则当以脉舌、面色的状态辨证，用活血化瘀法处理。这是对瘀滞痛经运用四诊察色按脉，与主症腹痛轻重等见证，在辨证上有所取舍的一些情况。

痛经舌脉的诊断虽是辨证的重要依据，但亦不能执一不化。如瘀滞痛经的脉象，文献记载都离不开涩脉。然实际上涩脉似乎并不多见，根据临床观察，在经痛较甚时脉象常带弦象，甚至弦紧。特别严重的病例，在出现剧痛晕厥时，通常脉象反呈细弱，在痛经的辨证之时；不能因脉象细弱即认为是属于虚证。盖虚痛大都隐痛，或绵绵作痛，剧痛则多数是实证，瘀滞不通，才能痛至晕厥。临床多见于子宫内膜异位症及膜样痛经。一般来说虚证痛经较甚者也有，但不致痛到晕厥地步，多由素体怯弱，痛感灵敏，对痛的耐受力差。所以切脉辨证，在痛经的发病过程中，不能拘泥固执，而应有所权变。

另有一些痛经患者，平素为阴虚不足之体，由于经行期间过食生冷冰冻，或淋雨涉水，凉水洗足，尤其是井水，甚或经期游泳等，使寒湿之气，侵入胞宫，致寒凝瘀滞引起经行腹部冷痛。按理应出现舌质红，苔薄白。但临床上此类病例有时只现舌红而白苔极薄，或仅在舌根处有薄白苔，个别患者甚至无苔。因此辨证时就不能单凭舌红少苔或无苔即认为纯系阴虚内热而忽视有寒。治疗之时仍应按阴虚是本，寒痛是标着手。经行期间当先从寒痛处理来治标，给予温经散寒，不能见到舌红即据为阴虚证，在处方用药上为其所束缚，如对寒证用药恐偏温燥，尽可能酌加赤芍、丹皮等凉血行血之品，使有所约制，不致伤阴，经后再予养阴治本，这是标本主次先后论治的原则。

痛经除腹痛外，常伴有各种全身症状，这些症状，也是帮助诊断的重要旁证。但某些症状不一定是病态，例如有不

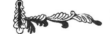

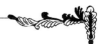

少妇女在经行期间，或痛经患者，常伴有里急后重多便之感，但大便依然成形，这种情况，应与经行泄泻及痛经便溏有所区别。前者是由于临经之际，肝血旺盛，冲任充盈，下注胞宫，刺激直肠而产生这种感觉，属一般经期反应；后者大多是脾虚失健，或宫冷受寒所引起，两者颇易混淆。按脾虚或宫冷导致溏泄等症状，可作为经病区别类型的佐证。而里急后重多便的感觉，并非病态，与痛经关系不大，故不能作为辨证的佐证。因此在治疗时，也无同时兼顾的必要。这是在辨证分型时，对伴有症状有所取舍的一个方面。

伴有症状能帮助诊断而作分型参考，在治疗方面，某些症状须与主症并治，这样可主次兼顾，同时还能增强对主症的疗效。有些症状则不一定同时治疗，只须主要症状消失，则伴随症状自然缓解。例如瘀滞化热的痛经，常伴有口干不欲饮和大便秘结等现象。对于大便秘结，一般在活血通经的同时，兼用生军之类药物，以资攻实通幽。因生军除具有清热泻火作用外，兼可活血破瘀，这样配合使用，就相得益彰，既可通便泻热，又有助于化瘀止痛，效果更显。至于口干不欲饮，与一般津液不足的口渴不同，因瘀滞化热系实证，由于里实，故口虽干而不欲饮，处方时无须兼顾口干，只待瘀下热清，主症蠲除，口干就自然消失。

子宫内膜异位症除行经时腹部剧痛外，有时伴经行发热，常可高达 38℃ 以上。但此发热不同于经行发热，单纯经行发热一般作为主症处理，而痛经发热，特别是子宫内膜异位症的发热大多系宿瘀内结，瘀滞所致，在临床上并不以发热为主症，处方用药仍以活血化瘀为主，瘀下则发热自退。如果恐其身热过高，为兼顾计，方中略增赤芍、丹皮等即可，这是对伴有症状兼治与否的原则。

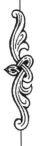

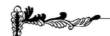
　　治疗痛经必须从根本着手，探本穷源，以求根治。痛经的原因较多，一般概念是"不通则痛，通则不痛"，多由气滞、寒凝、热结等所引起。血以通为用，因此在治法方面，多数离不开理气活血、温散疏通，而单纯止痛的方法，只能暂时减轻症状，有时也起不到止痛作用，故要以治本为主。例如瘀滞腹痛，不用活血祛瘀之法，或用而剂量不足，则虽有大量止痛药往往仍达不到止痛目的。寒痛也是如此，若不采用温经逐寒之剂，同样难获预期效果。故在临床上对本症的治疗方法强调八个字："求因为主，止痛为辅"。虽然在剧烈疼痛时也并非绝对否定暂时止痛，不过这只是一种应急措施，而不是治疗方针，故对于痛经的治疗不主张采用单纯的止痛方药。

治法用药琐谈

（一）用药宜醇正，当简、轻、验

　　沪上曾有一俚语曰："九加一，蔡一贴"，称谓江湾蔡氏妇科用药精简，见效迅速。余承家传用药以简、轻、验为准则，并参入晚清孟河四家之一费伯雄的醇正和缓思想，使蔡氏妇科用药特色有了新的升华。醇正者，即精一不杂也，宗旨在于"义理之的当，而不在药物之新奇"，既非不求有功，但求无过的平庸之举，亦非泥于古方而治今病者。"盖天下之病，变态虽多，其本则一；天下之方，治法虽多，对症则一。故凡治病之道，必确知为寒，则竟散其寒；确知为热，则竟散其热；一拨其正，诸症尽除矣。故《内经》曰'治病

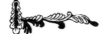

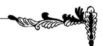

必求其本'"(《景岳全书》)。醇正思想又与和缓治法紧密联系，不足者补之以复其正，有余者去之以归其平，即和法也，缓治也；毒药治病去其五，良药治病去其七，亦即和法也，缓治也。每临事不惑，抓住疾病本质，审时度势，恰当调治。用药宜酌之又酌，不轻易滥用一药，力求药力适度直达病所，中病即止。处方随症取用 10～12 味药，剂量轻者 1～3 克，重者 12～15 克，每剂总量大都在 70～100 克，皆平常普通药物，然取效多捷。

1. 调血以气药为枢，治气如羽非轻不举

妇人以气血为本，气血不和则百病乃生。女子阴性偏执，易使肝失疏泄而致气机升降出入失常，引起诸疾；而气能生血，气能行血，气能摄血，不仅气之病变会影响及血之病变，血之病变也易引起气之病变。因此，疏肝理气之法，可谓是妇科常用之法，且调血诸法，皆当以调气为先导，为枢纽，使之补而不壅，涩而不滞，行而不散，清而不凝，温而不燥。气者，至灵、至捷而至活之物也，用药之灵、捷、活当与之相称，故而用药当注重个"轻"字，非轻不灵，非轻不捷，非轻不活。反对堆砌诸药或用大剂猛攻，免劫阴、耗气、伤肝、碍脾之弊。除治妇科诸痛症之乌药、玄胡、郁金、路路通、金铃子诸品用量至 10 克外，调经之药如柴胡、青皮、枳壳均用 5 克，公丁香、降香、玫瑰花、木香、佛手类仅用 1～3 克。理气诸药中，重香附，因其气中之血药也，不仅可用于气滞血瘀之实证，也可用于诸虚证，与补气药同用，非但无破气之虞，且有助于补气血，理气；与补血药同用，又有助于补血、调血，可称调经理血之要药。妇科用药除当归、川芎、熟地、生地外，香附之用也最广，然其用量均不过 10 克。

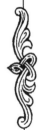

2. 育肾以精血为本，阴阳互济不可偏补

妇科重补肾之法，补肾又当先别阴阳。人体之生长、发

育、衰老，妇人之经、带、胎、产，虽然都以阳气为主导，但必须有精血为基础，惟精血充而至盛，方能阴极转阳，出现各种生理之变。譬犹油灯之燃，必基于燃油之盈，而后火引之则燃，若无油之基础，则火之再诱终不能燃也。何况女子本为阴血不足之体，故以无形生有形，每在危急之日；而有形生无形，需于平常安适之时。常用药物有熟地、生地、当归、白芍、枸杞、龟板、女贞等，尤以熟地为首选。唐、宋朝以来，熟地之制法，每选地黄中个大沉水之优者，以砂仁和酒拌之，蒸晒多次，至中心纯黑极熟为度，故性味功效已非昔比，质越厚而力越充，故能直达下焦，滋津液，益精血。景岳赞其"以至静之性，以至甘至厚之味，实精血形质中第一品纯厚之药"。熟地与生地，前者味甘性微温，专于大补精血；后者味甘苦性凉，长于凉血滋阴，故临床崩中漏下，经多胎漏之际，宜取生地治之，他症则均当以熟地遣之。月经周期调治中，经后期当宜生地生血补精，奠其基础，经间期及经前期均当以味厚性温之熟地补精血，助阳升而促其激化。阴虚明显者，可生地、熟地并用，以增其滋阴补血之效。

　　然在注重补精血的同时，又需阴阳互济，不可偏补，阴阳互生、精气互生之理始终贯穿于育肾之中。效法景岳"阴中求阳""阳中求阴""精中生气""气中生精"之治则，娴熟运用并取效于临床。如不孕症之主因乃肾气不足，其中肾阳之不充致使生殖机能减弱或障碍是疾病根本所在。但是治疗中均取阴中求阳之法，即便在经间期由阴转阳、需助阳促变的关键之时，所制之基本方孕Ⅱ方也以仙灵脾、巴戟肉、鹿角霜、紫石英、苁蓉诸助阳药，配熟地、女贞子、怀牛膝、制黄精、河车大造丸等滋阴药为方，旨在阴实而阳充。

3. 崩漏辨阴阳为旨，善用附子生地塞流

　　崩漏为妇科常见之病，前人有"妇女崩漏，最为大病"

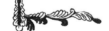

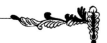

之说，故历为医界所重。其病因多从气滞、气虚、血热、血瘀、肝旺、脾虚、肾亏论，而独重阴阳之辨。阳崩者，多由实热或虚热所致；阴崩者，多由阳虚所致，除素体阳虚外，大致缘于久崩，故一般病势颇急颇重，应予重视，多见于现代医学之青春期功血或更年期功血者，适值肾气应盛未盛或将衰未衰之际。对阳虚之阴崩，运用附子温阳止崩，颇见佳效。某病员患青春期功血症，自初潮后便屡崩屡治，反复不愈。此次又阻三月许而崩，速服激素、中药及输血，崩势缓而又剧，迄今 26 天。面黄如蜡，神疲体倦至极，肢冷汗出，眩晕腰酸，语微气促。经水色清质稀，血色素 5 克 / 升。苔薄质淡，边有齿印，脉细。断为营血亏耗，气虚阳衰。血脱益气，宗斯为治，并参助阳调固，以圣愈汤加鹿角胶止血药。或用附子 10 克，附子乃辛温大热之品，其性善走，为通十二经纯阳之要药，外达皮毛，内行三焦。及此血脱阳衰之际，大胆而正确使用附子，非常重要。由于附子辛温大热有毒，用于体虚崩漏患者，恐其劫阴动血，故处方用药时不免顾虑，但阳虚阴崩，又属必用之品，非此附子不能挽暴崩虚脱之势。《金匮》用黄土汤治阳虚便血，亦取附子温阳之功，是为典范，此即醇正之法。然获效后即当减量或除去，所谓毒药治病去其五也。三天后复诊，果然翌日崩止血净，精神亦振。即去姜、附及蒲黄、陈棕，增治本之法。三诊血色素好转，随症调治三月后经水渐调，色量正常。

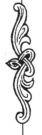

　　治阴虚之阳崩喜用生地炭为君，且每重剂达 30 克。生地炭能集凉血、养血、止血诸功于一身，乃治阳崩之最佳药物，配合凉血止血诸药，每有桴鼓之效。但因多为寒凉之品，常易致残瘀内滞，造成再度出血。故临证常佐少量炒当归，取其养血温通之功，以避免瘀滞，并可制约寒凉诸药，达到理血之功。此与前人言当归"其气最雄，走而不守，苟其

阴不涵阳而为失血，则辛温助阳，实为大禁"之说有悖，但临床验之，确有利而无不合。对于兼瘀滞之崩漏，常以生地炭30克配炮姜炭3克同用，意在温凉并蓄，固本止血不留瘀也。

然醇正和缓，并非废弃峻猛之法、兼治之法，而是奉古人"有是证，便用是法是方是药"之训，当寒则寒，当热则热，当泻则泻，当补则补，当寒温并用、攻补兼施之际，亦当机立断而活泼洒脱取用之。

4. 药对浅析

药对是根据中药七情"相须相使"之理论而产生的，常用于临床可增强其功效。余临证喜用药对，方简味寡，精而不杂，疗效显著。兹将本人常用药对介绍如下：

药对	功用	主治
1.炒党参—生黄芪	益气补中	气虚崩漏带下
2.炒党参—丹参	益气调经	心血不足，月经失调
3.炒党参—炒白术	益气健脾	脾虚泄泻及带下
4.吉林参—附子	补元回阳	阳虚崩漏
5.太子参—北沙参	益气养阴	肺阴不足，气虚热咳
6.元参—麦冬	滋阴生津	口干津少，产乳余疾
7.元参—生地	滋阴养血	血虚发热，吐衄崩漏
8.苦参—寒水石	清热降火	伏热，腹中积聚
9.白术—枳壳	健脾理气	脾虚气滞，大便不实
10.白术—苍术	健脾燥湿	食欲不振，泄泻肿满
11.白术—白芍	健脾养血	崩漏带下，胎漏不安
12.白术—山药	健脾补肾	带下泄泻
13.白术—海螵蛸	健脾止血	带下崩漏
14.白术—茯苓	健脾和中	泄泻痰饮，胎气不安
15.白术—黄芩	健脾清热	胎动不安
16.香附—乌药	理气调经	经行腹胀且痛
17.香附—苏木	理气祛瘀	经痛瘀滞，腹痛且胀
18.香附—延胡索	理气散瘀	血瘀气滞，经行腹痛
19.香附—乳没	理气化瘀	经来腹痛偏剧
20.木香—砂仁	行气止痛	脘腹胀痛，妊娠胎动
21.木香—小茴香	行气止痛	脘腹胀满冷痛
22.金铃子—延胡索	理气化瘀	胸腹胀痛，经行腹胀痛

药对	功用	主治
23.金铃子—青陈皮	疏肝理气	胸胁胀痛，乳房胀痛
24.黄芪—当归	补气养血	月经失调，崩漏
25.黄芪—防风	固卫祛风	表虚恶风，自汗
26.黄芪—漏芦	益气增乳	中气不足，乳汁不下
27.乳香—没药	行气散血	心腹诸痛，经闭癥瘕
28.苏木—延胡索	祛瘀通络	产后瘀阻，经闭，经痛
29.当归—川芎	养血调经	月经失调，经行头痛、头晕
30.当归—熟地	养血滋肾	月经失调，胎产崩漏
31.当归身—白芍	养血安胎	月经失调，崩漏带下
32.当归尾—桃仁	破血行瘀	瘀滞经闭，癥瘕
33.丹参—广郁金	祛瘀行气	月经失调，心腹痛
34.丹参—远志	活血定志	惊悸健忘，夜寐不安
35.桃仁—红花	破血行瘀	经闭癥瘕，产后血病
36.三棱—莪术	行气破血	瘀滞经闭，癥瘕，内异症
37.茺蔚子—泽兰叶	活血调经	月经失调，量少或经闭
38.赤芍—丹皮	凉血散瘀	经闭癥瘕，瘀热炎痛
39.生蒲黄—五灵脂	行瘀止痛	瘀滞经闭，内异症腹痛
40.生蒲黄—血竭	散瘀止血	内异症下血过多，腹痛
41.生蒲黄—花蕊石	化瘀下膜	内异症经多，膜样痛经
42.生蒲黄—三七	化瘀止血	肌瘤及内异症下血过多
43.炒蒲黄—阿胶	养血止崩	血虚，崩漏不止
44.生蒲黄—熟军炭	化瘀止血	血热有瘀，经多崩漏
45.益母草—当归	养血行瘀	月经失调，产后诸病
46.益母草—仙鹤草	养血止血	产后恶露不绝
47.牛膝—泽兰叶	下行通经	经量不畅或闭经
48.牛膝—茜草	顺经止衄	经行吐衄
49.牛膝—车前子	下行利尿	小便不畅，产后癃闭
50.赤芍—白芍	清瘀敛阴	赤白带下
51.女贞子—旱莲草	兼益肝肾	眩晕出血
52.生地炭—炮姜炭	养血止崩	寒热兼顾，崩漏不止
53.藕节炭—陈棕炭	固涩止血	吐衄崩带
54.莲房炭—血余炭	化瘀止血	崩漏下血
55.牛角鰓—陈艾炭	温经止血	虚寒崩漏
56.生地榆—侧柏叶	凉血止血	血热吐衄，崩漏赤带
57.丹皮炭—川柏炭	清热止血	血热崩漏，带下赤白
58.仙鹤草—旱莲草	益肾止血	崩漏带下

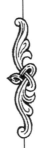

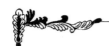

续表

药对	功用	主治
59.茜草—旱莲草	凉血止血	吐血，崩漏，倒经
60.山茶花—茅根肉	清热止衄	吐血，鼻衄，倒经
61.龟板—阿胶	养阴止血	阴虚崩漏
62.龟板—鳖甲	滋阴潜阳	骨蒸劳热，带下崩漏
63.龟板—鹿角霜	阴阳兼顾	肾亏不足，阴阳两虚
64.鹿角霜—阿胶	温阳止血	阳虚崩漏
65.鸡冠花—椿根皮	清热止血	崩漏赤带，黄带气秽
66.赤白芍—墓头回	清热燥湿	赤白带下
67.鹿角霜—牛角䚡	温肾止血	阳虚崩漏
68.赤石脂—余粮石	重涩固下	崩漏无瘀，赤白带下
69.生地—熟地	滋阴养血	月经失调，血虚崩漏
70.杜仲—川断	补肾健腰	腰酸，胎动不安
71.潼蒺藜—巴戟肉	补肾助阳	肾阳不足，不孕
72.巴戟肉—苁蓉	温肾益精	不孕，便秘
73.苁蓉—枸杞子	补肾益精	肝肾不足，目眩腰酸
74.苁蓉—黑芝麻	滋肾润肠	产后便秘
75.山药—扁豆	健脾补肾	大便不实，脾虚带下
76.菟丝子—补骨脂	补肾止泄	肾虚泄泻，先兆流产
77.菟丝子—覆盆子	补肾止遗	遗精，溲频遗尿
78.桑螵蛸—蚕茧壳	益肾固精	小便频数，遗尿
79.覆盆子—益智仁	补肾固精	溲后余沥，尿频遗尿
80.金樱子—芡实	益肾摄精	小便频数，遗尿，带下
81.郁李仁—麻仁	润燥滑肠	大便燥结，产后便秘
82.全瓜蒌—元明粉	润燥软坚	大便燥结不通
83.野菊花—野蔷薇	散火清瘀	外阴瘙痒，肿痛（外用）
84.紫花地丁—云茯苓	清热解毒	外阴瘙痒，肿痛（外用）
85.蛇床子—枯矾	燥湿杀虫	外阴瘙痒，疮癣（外用）
86.仙茅—仙灵脾	补肾助阳	阳虚不孕
87.紫石英—胡芦巴	温肾助阳	肾虚宫冷不孕
88.柴胡—白芍	平肝敛阴	肝旺月经失调，寒热往来
89.白芍—甘草	养血敛阴	妊娠腹痛，带下
90.淮小麦—生甘草	养心除烦	经前及绝经期烦躁
91.龙齿—琥珀	镇惊安神	更年期失眠、惊悸
92.龙齿—菖蒲	镇惊逐痰	更年期痰滞惊悸不安
93.龙齿—磁石	镇惊宁神	更年期惊悸，耳鸣耳聋
94.龙骨—牡蛎	固涩收敛	无瘀之崩带，自汗盗汗

续表

药对	功用	主治
95.生石决—珍珠母	平肝潜阳	头目眩晕，头胀
96.生石决—白蒺藜	平肝散风	头痛或晕胀，目赤
97.嫩钩钩—天麻	平肝息风	头晕目眩，先兆子痫
98.羚羊角—嫩钩钩	平肝息风	头昏惊搐，先兆子痫
99.白芥子—丝瓜络	豁痰通络	痰滞阻络，月经失调
100.制胆星—白芥子	化痰散结	痰脂壅滞，月经失调
101.皂角刺—山甲片	化瘀通络	络阻不孕，癥瘕积聚
102.路路通—公丁香	辛温通络	络道欠畅，月经失调
103.砂仁—白蔻仁	行气调中	脘腹胀痛，嗳气泛吐
104.蔓荆子—细辛	散风止痛	经行头痛，寒热兼顾
105.川芎—白芷	搜风止痛	经行头痛恶风
106.升麻—柴胡	升阳举陷	气陷崩带，子宫下垂
107.升麻—荷蒂	升举安胎	胎元不固，子宫下垂
108.海螵蛸—白芷	胜湿止带	赤白带下
109.姜半夏—川朴	燥湿和中	湿阻胸腹胀满，呕吐
110.姜半夏—姜竹茹	化痰止呕	妊娠恶阻，泛酸呕吐
111.姜川连—淡吴萸	和中止呕	妊娠恶阻，泛酸呕吐
112.条芩—川连	清热泻火	胃热口疮，胎动不安
113.鲜石斛—鲜芦根	清胃生津	恶阻吐甚，胃热津少
114.乌梅—鲜芦根	清胃生津	恶阻呕吐，口干烦渴
115.败酱草—红藤	清热化瘀	瘀热腹痛，妇女炎症
116.龙胆草—生甘草	清热泻火	下焦湿热，阴痒
117.广地龙—月季花	下行通络	月经失调，络道受阻
118.知母—川柏	滋阴降火	烦热骨蒸，便燥
119.连翘—银花	清热解毒	血结痈肿，瘀热
120.海桐皮—地肤子	祛风湿热	皮肤风块
121.绿豆衣—西瓜翠	清热解毒	暑热烦渴，痈肿热毒
122.羌活—防风	解毒祛风	外感恶风，头痛骨楚
123.荆芥—防风	发表祛风	外感发热头痛
124.羌活—独活	祛风胜湿	关节疼痛，风痹湿痹
125.独活—防己	祛风行水	腰膝酸重，关节疼痛
126.海藻—昆布	消痰软坚	瘰疬瘿瘤，乳核肌瘤等
127.荔枝核—橘叶核	散核消肿	瘰疬，乳核痈肿
128.石见穿—鬼箭羽	行瘀化癥	癥瘕，肌瘤等
129.蒲公英—夏枯草	清热散结	乳癖，乳房小叶增生等
130.留行子—通草	通经下乳	乳汁不通

续表

药对	功用	主治
131.桂枝—片姜黄	温通经络	臂痛，瘟疫，风痹
132.威灵仙—豨莶草	祛风湿痹	腰膝，四肢风湿痹痛
133.五加皮—木瓜	祛风湿痹	脚气痿弱，足肿
134.天仙藤—乌药	疏气利水	妊娠气滞湿阻浮肿
135.冬葵子—茯苓	利水消肿	妊娠水肿
136.陈蒲壳—地骷髅	利水消肿	水湿浮肿
137.赤小豆—麦麸	行水消肿	水肿脚气
138.煨姜—艾叶	温宫逐寒	宫冷腹痛，不孕
139.瓜蒌—薤白	温中散结	胸痹喘息，胸背痛
140.浮小麦—糯稻根	养心止汗	自汗盗汗，骨蒸虚热
141.五味子—麻黄根	生津敛汗	自汗盗汗，津少口渴
142.雷丸—鹤虱	苦寒杀虫	虫积腹痛，虫积经阻
143.使君肉—香榧肉	杀虫消积	虫积腹痛
144.苦楝皮—枳实	杀虫消积	虫积不下
145.生军—元明粉	泻热攻积	血闭癥瘕，实热积滞
146.前胡—桔梗	宣肺散风	外感风邪，咳嗽
147.诃子—肉果	理中涩肠	久痢久泻
148.百部—功劳叶	润肺杀虫	痨瘵经闭
149.枸杞子—池菊	兼补肝肾	目眩昏暗，多泪
150.附子—肉桂	补阳逐寒	肾阳不足，沉寒癥积
151.桑叶—菊花	散风清热	头痛眩晕，目赤泪出
152.狗脊—补骨脂	补肾健腰	腰背酸楚
153.血竭—三七	化瘀止血	血瘀崩漏
154.玫瑰花—香谷芽	和中开胃	纳谷不馨，食欲不振
155.旋覆花—煅代赭	降逆止呕	妊娠恶阻，气逆呕吐
156.苎麻根—南瓜蒂	益肾安胎	胎动不安
157.姜川连—伏龙肝	和中止呕	妊娠吞酸呕吐
158.落得打—自然铜	散瘀止痛	跌打损伤，产后血瘀

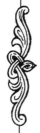

（二）益肾法在妇科中的应用

肾为先天之本，与妇女的生理和病理有密切关系。如"女子七岁，肾气盛，齿更发长，二七而天癸至，任脉通，太冲脉盛，月事以时下，故有子"。冲任二脉，导源于肝肾，肾以系胞，故肾气的旺盛，主宰着女子的生长发育、月经和孕育的生理。古人对妇女病分三个阶段，有"少年治肾、中年治肝、老年治脾"之说。因女子在青春前期和青春期，肾气尚未旺，冲任亦未盛，机体发育还未成熟，如受病邪侵袭，易伤肾气，影响冲任二脉通盛，从而引起月经疾患。肾气之盛衰，是人体生长发育的根本，故青年女子，一般应以补肾为主。至于中年治肝、老年治脾，也是相对而言，有时也应兼顾及肾，毕竟肾为先天之本，对各阶段均有影响。

肾主藏精，精为生殖发育的基本物质，一是先天之精，受之父母；二是后天水谷之精，从饮食而来。二精均藏于肾，如藏精不足，则妇女发育不良，易出现月经失调、闭经、不孕等症。

经病以调为主，养血为先，理气为要，相应及肾。如肾气不足，冲任欠充，则影响生长发育，如少女初潮推迟，或既行又闭。虽然致病原因不一，但大都由肾虚所起，一般以育肾养血、理气通调为大法，辨病辨证，随症加减，并参照现代医学妇女月经生理，采取分周期调治。临床上有用育肾通络、育肾温煦两法治疗因肾气不足所致之月经失调、闭经及不孕症，取得一定效果。对不孕症来说，一般无器质性病变，基础体温常呈单相或双相不典型。经云："肾者主蛰，封藏之本，精之处也。"《圣济总录》又云："妇人所以无子者，冲任不足，肾气虚寒也"。陈士铎也有"胞胎之脉，所以受物者，暖则生物，而冷则杀物矣"。诚为确论。基础体温的测量可证明此点，黄体功能不全者，基础体温双相曲线不典型，月经后期有时呈阶梯形上升，升亦不稳。因黄体产生之黄体酮，似是一种致热源，黄体酮分泌不足，致使基础体温后期低于正常水平而影响受孕，即使受孕，也有堕胎之

虞，甚且屡孕屡堕，形成滑胎。故应用育肾通络、育肾温煦法，能分别起促排卵、健黄体的作用，在临床上取得较满意的疗效。此法又同样可用于肾虚所引起的月经推迟与经闭等症。

常用育肾通络方：

云茯苓 12 克、生熟地各 10 克、怀牛膝 10 克、仙灵脾 12 克、石楠叶 10 克、桂枝 2.5 克、路路通 10 克、公丁香 3 克、制黄精 12 克、炙甲片 10 克。

此方于经净后服，随症加减。

中期改用育肾温煦方：云茯苓 12 克、生熟地各 10 克、仙茅 10 克、仙灵脾 12 克、石楠叶 10 克、紫石英 12 克、熟女贞 10 克、鹿角霜 10 克、胡芦巴 10 克、苁蓉 10 克、狗脊 10 克。

肾阴虚者，加入龟板、麦冬等；肾阳虚者加入附子、肉桂，并可酌情加乌鸡白凤丸、河车大造丸等血肉有情之品，分期调治，以冀肾气旺盛，冲任充盈，基础体温改善，经水得调，成孕致育。

案一　闰某　29 岁　职员

婚三年未育。13 岁初潮后月经稀少，甚至闭经，每服克罗米芬及注射黄体酮始行。检查提示：卵巢和子宫都小于正常，基础体温呈单相曲线。初诊嘱其停止服用西药，改用中药调治。患者素体形寒畏冷，腰酸疲惫，带下清稀，头晕耳鸣，血压偏低，苔薄略淡，边有齿印，脉细尺软。辨证为肾阳不足，治以育肾温煦，用上述两方为主，随症加减，复以附子加强温阳之力。又考虑患者子宫、卵巢小于正常，另选用河车大造丸、乌鸡白凤丸等血肉有情之品，温养肾气。如法治疗近一年，经水得行。但月经周期时有参差，经量有时

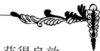

过多，则参用党参、黄芪、仙鹤草等益气调摄，获得良效。基础体温虽时有单相出现，但多数好转，呈阶梯形上升。一年后体力明显转佳，症状亦轻减，上班能出全勤（原常请病假）。不久基础体温出现典型双相曲线，旋即受孕，后顺利分娩。

案二　唐某　31 岁　教师

婚三年余未育。17 岁初潮，经期尚准，经量中，五天净。妇科检查：子宫小于正常，余无特殊。子宫输卵管碘油造影示两侧输卵管通畅。基础体温呈双相曲线，时欠典型。1981 年 11 月 9 日初诊，主诉经期小腹冷痛，平时畏寒背冷，多年来患有季节性腹泻，每发于秋冬间，日来大便溏泄，次多。苔薄白，脉细。辨证为寒湿瘀滞，脾肾不足。用上述两方为基本，育肾健脾，温宫散寒。月经期间以艾附暖宫丸，温化寒湿，暖宫止痛。经净以后，以育肾通络方加减，去生地，加吴茱萸、煨木香、艾叶。中期用育肾温煦法去苁蓉，入怀山药、淡吴萸、菟丝子等。其中吴茱萸、艾叶温中散寒；怀山药、木香、菟丝子健脾止泻；鹿角霜可温肾督。如法调治，二月后即告受孕，1982 年 10 月顺利分娩。

前人有肾以系胞之说，《女科经纶》云："胎系于肾，肾气壮则胎固而可安。"故怀孕以后，对肾的保护至为重要。盖腰为肾府，如肾气受损，就会经常出现腰部酸楚，甚则漏红之症，严重者可致流产。陈自明《妇人良方》云"凡孕妇腰痛多堕胎"，张景岳也明确提出"妇人肾以系胞"而腰为肾之府，故胎孕之妇，最虑腰痛，痛甚则堕"，此外齐仲甫的《女科百问》也有"若妊妇常腰疼者，喜堕胎也"，由此说明古人对妊妇腰痛的重视。唐·孙思邈《千金方》保孕丸中即用杜仲、川断二味，以山药和丸治妊娠腰背酸痛，易小

产者常服能固胎，处方简要，义明效显。《产科心法》也有保胎丸，用杜仲、川断、山药、当归四味为丸，治肾虚腰腿酸软，胎动不安。赵养葵更以六味丸加杜仲、川断、阿胶、五味作为安胎圣药，主要作用在滋养肾水，以固胎元，由此可见胎与肾的密切关系。在对习惯性流产患者的治疗中，一般均以益肾补气为主，随症加减，取得较为满意的疗效。

常用益肾保孕方：

炒杜仲 12 克、川断 12 克、狗脊 12 克、桑寄生 12 克、炒党参 12 克、炒白术 12 克、淡子芩 10 克、苏梗 10 克、白芍 10 克、大生地 10 克、苎麻根 12 克。此方孕后常服，并配合糯米粥，日服一次，效更显。

崩漏为妇女常见病之一，每涉及阴虚或阳虚，以青年或中年后期的妇女较多见。大致在肾气应盛未盛或将衰未衰之时期，阴阳常多偏虚。所以虚证崩漏，相当于现代医学之青春期或更年期的有排卵或无排卵型子宫功能性出血。崩漏初起，血热偏多，久崩久漏，血耗气虚大多及肾，而且必然涉及肾阴或肾阳。治病求本，先别阴阳，便能执简驭繁，辨证施治。

肾阴偏虚的崩漏，大多出血量多，色鲜，日晡更多。患者头晕耳鸣，颧赤咽燥，夜寐不安，心悸烦热，掌心灼热，腰腿酸软，足跟疼痛，便干溲黄，舌质红或有裂纹，无苔或花剥，脉细或数。

案三　李某　47 岁

经行淋漓 46 天，色鲜红无块，小便黄而少。原有"风心"，胸闷气短，唇赤偏紫，颧赤，腰腿酸软，疲惫少力。舌质红，边青紫，脉细软有间歇。证属心阴不足，肾气虚衰，兼有宿瘀。拟先养阴益肾，调固冲任。

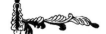

炒党参 12 克　　紫丹参 10 克　　杭白芍 12 克　　大生地 12 克　　炙龟板 10 克　　煅牡蛎 30 克　　川续断 12 克　　桑寄生 12 克　　生蒲黄（包煎）15 克　　仙鹤草 30 克　　地榆炭 12 克　　丹皮炭 10 克

患者月经过多，继而淋漓，逾一月半不止，妇科诊断为功能性子宫出血。住院治疗，屡用丙睾等，许久未效。患者显见气血两耗，肾阴不足，心脾失洽，冲任欠固，绵延日久，益见虚损。原拟考虑刮宫，后蔡师在会诊中认为鉴于上述症状，主要是肾阴不足，气血两亏，拟补气养阴，益肾调固。张介宾曰："阳邪之至，害必归阴，五脏之伤，穷必及肾，治则必计其所归而专固其本。"治以龟板、生地滋阴潜阳；牡蛎固涩敛阴；丹皮、地榆、仙鹤草清热止血；丹参、生蒲黄祛瘀生新；川断、桑寄生、白芍补益肝肾，并助止血之功；党参佐以扶正。此所谓"常泄者虑其气脱"。药后当天出血明显减少，次日即完全停止，四天后出院。

属于肾阳偏虚的崩漏，大多崩漏带下，绵绵不绝。患者面色苍白或灰黯，头晕目眩，畏冷肢清，腰腿酸软，神疲乏力，小便频数，甚或欠禁，大便溏泄。舌淡苔薄白，脉沉迟或微。

案四　王某　31 岁　未婚

经每先期一周左右，兹行过多如注，迄逾二旬，屡治未效。血色淡而质稀，眩晕神疲，畏冷腰酸，面色萎黄如蜡。苔薄白，质淡嫩，脉微。有肾炎史。妇科肛检无异常。证属气血两亏，肾阳不足。拟益气养血，助阳固肾，以资调摄。

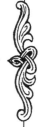

炒党参 15 克　　炙黄芪 30 克　　炒当归 10 克　　杭白芍 10 克　　生地炭 30 克　　炮姜炭 4.5 克　　熟附片 10 克　　鹿角霜 10 克　　炒杜仲 12 克　　生蒲黄（包煎）20 克　　仙鹤草 30 克　　陈

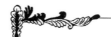

棕炭 10 克　阿胶珠（烊冲）10 克

　　患者经崩二旬余，血色素 5 克 / 分升，面如黄蜡，神疲畏寒，气血大亏，显见一斑。经色淡而质稀，眩晕腰酸，绵延日久，肾阳虚损。中气更趋衰陷，若再贻误，虚脱堪虞。当时情势，有形之血不能速生，无形之气则当急固，故用参芪益气，附片、鹿角霜助肾阳为主；生地、炮姜并用，互为制约；辅阿胶、蒲黄、陈棕炭以止血；当归、白芍、仙鹤草养血固崩。一诊即应手取效，三剂未完而血止。复诊从原法去姜、附片及蒲黄、陈棕炭，增二至丸法并和中理气以巩固之。三诊血常规亦趋好转。此后到期经转，色量正常。按一般崩漏，血热较多，虚寒较少。本案初起即冲任失固，以致气血大亏，损及肾阳，而成阳虚之象。如单纯止血，而忽视益肾助阳，则情况不容乐观。待血止后即去姜附，因崩后失血，不宜多用温燥之品。故只需益气养血，兼理肝肾，自然阳生阴长，康复可期。

（三）通法在妇科中的应用

　　中医之通法有广义、狭义之分，狭之通法仅指下法，广义"通"法则包括理气、活血、解郁、散寒、通阳、宣痹等多种治法。余根据女性生理病理特点，认为不论血寒、血热、血虚、气滞、气虚、痰浊、湿邪等，其相伴病理或最终病理结局均呈现不同程度的气滞血瘀，故在临床上善用通法，每获奇效。

1. 痛经有瘀，通以达之

　　痛经之证，一般皆以止痛为主。蔡师认为不能单纯止痛，强调辨证求因，主张"求因为主，止痛为辅"。认为痛经大多系经血排出障碍，瘀滞不畅，引发疼痛。究其因由，

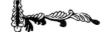

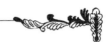

或经气受寒，寒凝气血，气血瘀滞不畅；或肝气郁结，气机不畅，冲任不利，经血不得畅行；或宿瘀内结，内膜异位，新血无以归经，瘀血不能排出；或脾气虚弱，血行迟滞，经血流通受碍。对此，蔡师以《素问·调经论》"病在脉，调之血；病在血，调之络"为原则，治以"通法"为主，处以当归、牛膝、香附、延胡索、丹参、白芍各9克，川芎、红花各4.5克，为基本方。以养血通络为法，养血以四物汤温养，使血得温而行；通络以牛膝、香附、丹参、红花理气活血，使瘀血去而新血生。当归、川芎养血活血，可通血中之结；更喜加桂枝辛温通散以增药力。香附为气中血药，合延胡索为理气行血止痛之品，可通气分之郁，此乃借鉴古人"治血病必兼理气"和"调经以理气为先"之说。

对痛经而言，兼证众多。可根据临床兼证辨证加减：如寒凝瘀滞者，加温通之木香、小茴香、吴茱萸、肉桂、煨姜等；如肝郁气滞血瘀者，加行气活血之乳香、乌药、苏木、川楝子；如宿瘀内结之膜样痛经者，用川牛膝、土牛膝、没药、失笑散，另加花蕊石、桂心、桃仁。古谓花蕊石可下胞衣死胎。在此，应强调指出：痛经之证病虽在血分，但调血诸法，皆当以调气为先导、为枢纽。故对痛经之治，常用香附、乌药、玄胡、郁金、路路通、川楝子以理气通达。

2. 癥瘕之疾，通消止崩

妇科癥瘕，一般都指子宫肌瘤，类似古书所说之石瘕。其病机为血行不畅，血积不通，以致瘀血阻塞胞宫内或胞络外，影响冲任失调，终年累月愈积愈多，遂凝聚成癥瘕。然妇科常见之子宫内膜异位症亦属广义的癥瘕范畴，盖异位之子宫内膜受性激素的影响，也出现周期性的增生、出血，刺激局部组织纤维性增生，加之瘀血积潴，形成结节和包

块。蔡师对此类病症亦采用通法，于经净后治以桂枝茯苓丸方（云茯苓12克，桂枝3克，赤芍、丹皮、桃仁各10克）加皂角刺30克、炙甲片9克、石见穿10克、鬼箭羽20克、莪术10克等，专以活血化瘀消癥。如体质强壮者，可加大黄、芒硝凉血化瘀、软坚散结，同时加白术以制约其烈性。也可用鲜大黄外擦或取汁外敷小腹部，其消炎活血止痛效果更佳。方中亦可加入黄药子、鸦胆子、水蛭、地鳖虫以增消坚搜剔之力。体质虚弱者则加党参扶正祛邪。

子宫肌瘤及子宫内膜异位症者在月经期可出现出血过多，状似崩漏，应强调此时不能单纯固涩止血，宜"求因为主，止血为辅"，尤其是子宫内膜异位症之出血，乃缘于宿瘀内结，经血虽多，瘀仍未消，故腹痛不减，治疗仍以化瘀为主，乃通因通用之变法。处方为炒当归9克，丹参6克，赤芍、白芍各9克，生蒲黄30克，血竭3克，花蕊石15克，熟大黄9克，益母草9克，仙鹤草20克，震灵丹12克。出血多者加三七末，气滞加香附，腹痛加延胡索，寒凝加艾叶，气虚加党参、生黄芪。值得一提的是，重用生蒲黄可达30～60克，取其活血化瘀、通利血脉之功，化瘀而止血，通利而固涩。此外喜用震灵丹，亦取其止血行血之功。此皆宗通因通用之旨，通消兼顾，共达瘀消止崩之目的。

3. 不孕育肾，以通促合

不孕症不论肾虚、气血虚弱、气滞血瘀、肝气郁结、痰湿内阻诸因，究其病机均系胞脉塞而不通。诚如经云："月事不来者，胞脉闭也。"关于胞脉，《内经》曰："胞脉者，属心而络于胞中"，"冲脉、任脉皆起于胞中。"朱丹溪云："阴阳交媾，胎孕乃凝，所藏之处，名曰子宫。一系在下，上有两歧，一达于左，一达于右。"此所谓两歧与系胞之脉

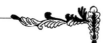

相合，恰似现代医学之输卵管。输卵管通畅是受孕的先决条件。临床上不孕症多见输卵管阻塞、积水或痉挛，或通而欠畅。其他尚有肾虚气弱、肝郁、痰凝等。不孕原因复杂，但病机均为胞脉塞而不通，因此治疗不孕，不论何种类型，均应重视育肾通络，非通莫达，以通促合。具体采用分期治疗：

在经净后服育肾通络的孕Ⅰ方：云茯苓 12 克，大生地 10 克，石楠叶 10 克，怀牛膝 10 克，仙灵脾 12 克，桂枝 3 克，路路通 10 克，公丁香 2.5 克。如兼痰湿脂丰，轻者加菖蒲、半夏、白芥子、制南星等燥湿化痰药，重者立化痰消脂方（陈皮 5 克，半夏 5 克，茯苓 12 克，石菖蒲 5 克，白芥子 3 克，制南星 5 克，苍术 10 克，炒白术 10 克，海藻 10 克，夏枯草 10 克）化痰通络；兼寒湿者，去生地，加苍术、艾叶、吴茱萸、艾附暖宫丸等温宫散寒通络；兼湿热瘀滞，轻者加败酱草、红藤、鸭跖草清热化瘀，重者拟清热化瘀方（茯苓 12 克，桂枝 3 克，柴胡 5 克，赤芍 10 克，败酱草 30 克，丹皮 10 克，鸭跖草 20 克，川楝子 10 克，红藤 15 克，玄胡索 10 克，川牛膝 10 克）清热化瘀通络。待症轻或消失后再予育肾助孕三方周期治疗。兼经血瘀滞者，如子宫内膜异位症之不孕。经后期用内异Ⅲ方（茯苓 12 克，桂枝 3 克，赤芍 10 克，丹皮 10 克，桃仁 10 克，莪术 12 克，留行子 10 克，炙穿山甲 10 克，皂角刺 30 克，鬼箭羽 20 克）14～21 剂，参育肾法；若兼内生殖系统结核者，经后服"抗痨方"（丹参 12 克，百部 10 克，留行子 10 克，山海螺 15 克，鱼腥草 12 克，功劳叶 15 克，夏枯草 12 克，皂角刺 20 克，怀牛膝 10 克，生地 10 克，路路通 10 克），参育肾法；兼炎性输卵管阻塞者，服通络方（皂角刺 30 克，留行子 10 克，

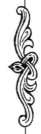

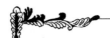

月季花 4.5 克，地龙 10 克，降香片 5 克），参育肾法。以上诸方均要经净后，重在通络。

在排卵期则改服温肾助阳、育肾培元之剂（云茯苓 12 克，生地、熟地各 10 克，仙灵脾 12 克，巴戟肉 10 克，鹿角霜 10 克，女贞子 10 克，怀牛膝 10 克，黄精 10 克，石楠叶 10 克）合河车大造丸。温肾助阳药中，仙灵脾、巴戟肉均具疏散风湿之效，补而不滞；鹿角霜则生用散瘀行血，熟用强精活血，具活血行血之效；地黄更具有"通血脉"之功，加之牛膝之"走而能补，性善下行"，促使温肾助孕，不悖温通之意。

（四）活血化瘀法对崩漏的临床应用

崩漏及月经过多是指由于各种原因所引起的子宫出血，在妇科病中属常见病之一。治疗目的以止血为主，由于致病原因不同，治疗方法亦各异，如有补气摄血、健脾统血、温肾止血、养阴止血、清热止血、逐瘀止血等。方药虽多，要求则一。按常规出血症用止血药似无异议，即治疗崩漏所谓首当"塞流"，在一般病例中诚可取效，然对于由血瘀所引起的出血常效果不显或无效，甚至症势反而增剧，缘出血由于瘀滞未清，瘀血不去则新血不生，血不归经，致出血不止。如果不辨症因，妄自单纯止血，往往愈是塞流，而出血愈甚，这在临床上是屡见不鲜的。

血以通为用，无论由何种原因所造成崩漏或月经过多症，除用各种方法达到止血目的外，在体内务使血液流畅，而无瘀滞，藉以和调五脏，洒陈六腑，灌溉全身，使脏腑经脉能得到血的灌溉濡养，发挥各自应有的正常功能。如血液运行正常，脏腑功能健全，冲任二脉巩固，通过子宫就可避免出血之弊。

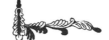

血瘀自当活血化瘀，但必须兼顾气分，盖气为血帅，血为气配，行血必先行气。血为质，气为能，血无气的推动就不能运行周流，以致气滞血凝，治当活血化瘀，参理气疏通。血瘀果属实证，然亦有气虚不足，血流不畅，则必须补气活血，两相兼顾。如产后及大量出血时气血两虚，夹瘀不化，更应攻补兼施。寒凝每致瘀滞，故活血祛瘀中用药常偏温性，即血得寒则滞，得热则行之意。然亦有不少病例系血热而致瘀结为热结；此时则当用凉血活血之剂。

瘀斑、脉涩、面色紫黯或暗黄、渴不欲饮、腹痛拒按、月经紫黑或间瘀块和皮肤干粗等都是有瘀的见症，临床上可藉以作为诊断的依据，典型者常同时出现几种症状，结合苔脉，加以确诊，但有时苔脉与症状不一定完全相符，有时只出现一种症状，即可据为凭证，舍症从脉，或舍脉从症，审因论治。

对于崩漏及月经过多的处方用药，并不一定全部活血化瘀。通常是在各种方剂中参用活血化瘀药品，药味之多寡和剂量之轻重随症加减。在临床上遇到一些用其他止血方法屡治不效的病例，如崩漏、功血、子宫内膜增生过长、子宫内膜异位、恶性葡萄胎出血不止等病症，蔡师在不同程度上参用活血化瘀药治疗，大都获得较好的效果。兹择几个病例略述如下：

案一　李某　43 岁　已婚　农民

1977 年 11 月 14 日初诊　曾育四胎，1964 年施直肠及乙状结肠部分切除术，左侧输卵管卵巢切除（病理：良性畸胎瘤积脓、慢性输卵管炎）。1975 年因腹部不适经妇科检查诊断为右侧输卵管炎性肿块，大小约 7cm×6cm×5cm，不活动。经期尚准（最近经期 10 月 15 日，11 月 11 日），而此

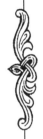

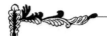

次狂行如注，有块且大，色红或黑，腰酸腹痛，用中西药均未效，舌质偏红，苔薄，脉略虚。证显见气虚夹瘀，冲任不固。拟益气调固，参以祛瘀生新。

炒党参 15 克　炙黄芪 15 克　生蒲黄（包煎）15 克　生地炭 30 克　花蕊石 12 克　焦白芍 9 克　地榆炭 9 克　熟军炭 9 克　炒当归 9 克　陈棕炭 9 克　炮姜炭 3 克　三七末（吞）3 克　3 剂

按：本例证属虚中夹实，是以单纯止血塞流，未能收效，故拟益气调固，参以祛瘀生新。用参芪补气摄血；当归、白芍养血调经；生地炭、炮姜炭温凉并蓄，互制偏胜，止血固崩；陈棕、地榆、熟大黄等炭凉血止血并寓祛瘀；蒲黄、花蕊石、三七祛瘀止血生新。取法寓攻于补，药后崩势立缓，血块即除，三天全止，症势显著好转。

案二　周某　52 岁　已婚　教师

1976 年 7 月 19 日初诊　曾育五胎，1958 年结扎输卵管。去秋 10 月起经行过多，绵延至春节后住院治疗始净。越三月，今夏 6 月 1 日又行，过多如注，再由原医院治疗未效，认为子宫内膜增生过长，须切除子宫。目前经行已 48 天，腰酸似折，右少腹感酸痛，迄将五月，苔薄紫黯，脉细略涩。乃冲任失固，瘀滞未清。法当调固冲任，参以祛瘀生新。

炒当归 9 克　焦白芍 9 克　蒲黄 30 克　香附炭 30 克　熟军炭 9 克　丹参 9 克　生地炭 30 克　仙鹤草 30 克　炮姜炭 2.4 克　川续断 12 克　狗脊 12 克　三七末（吞）1.5 克　3 剂

按：年逾五旬，过去多产，又兼结扎输卵管，冲任受损，不言可喻。际此期届绝经，月事本易紊乱。1975 年 10

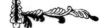

月起经行过多，缠绵达四月之久，住院治疗后虽止，但冲任仍然欠固，且宿瘀未清，因之舌现瘀斑，症诚暂息，决口难免。果然越三月又崩达48天不止，再治未效。根据上述症因，瘀象显然，恶血不去，新血不生，血不归经，徒止何益，故予调固冲任，参祛瘀生新。取当归、丹参以养血活血，祛瘀生新；田三七、熟军炭、蒲黄以止血化瘀；川续断、狗脊补肝肾止崩漏；生地炭、炮姜炭两味相辅，温凉并蓄，止血固崩；白芍、仙鹤草养血止血；香附炭理气止血。一诊而症减三分之一，再诊又减大半，三诊病去十之八九。惟犹未全止，原法增震灵丹，嘱服药期间，需卧床休息。四诊崩漏全止，继予和养调理，以资巩固。20天后经转，量不多，6天净。第二次经转周期28天，量稍多，8天净，舌部瘀斑消失。

案三　王某　47岁　已婚　教师

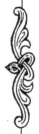

1977年9月20日初诊　曾育四胎，经期尚可（最近经期9月8日），始则微黑不多，每第二天起色鲜过多似崩，满腹进行性剧痛，腰酸，身热达38℃，平素少腹两侧作胀。妇科检查：左侧卵巢囊肿，大于乒乓球，两侧输卵管积水，宫颈管后壁有两结节，大于黄豆。诊断为子宫内膜异位症，并患冠心病、高血压。苔薄质偏红，脉细微弦。证属瘀结积水。姑先利水通络，清热化瘀。

川桂枝4.5克　云茯苓12克　失笑散（包煎）12克赤芍9克　丹皮9克　皂角刺9克　桃仁泥9克　炒当归9克　制香附9克　败酱草30克　柴胡梢6克　7剂

12月2日二诊　经期已准，量较前次略少，少腹两侧痛轻减，抽紧感显瘥，清晨自汗亦止，近左膝疼痛。苔薄边有齿印，脉细。再拟活血化瘀，通络散结。

　　炒当归9克　丹参9克　川牛膝9克　赤芍9克　丹皮9克　桃仁泥9克　莪术9克　槟榔9克　炙穿山甲9克　川桂枝4.5克　云茯苓12克　真血竭3克　7剂

　　按：经来过多似崩，按一般治法自当止血塞流。惟每至下块及膜，腹部剧痛，逐月增烈，显系宿瘀蓄积。妇检：有结节，是为子宫内膜异位症。由来多年，体质已虚，势颇纠缠，难以速效。证属虚中夹实。如按常规处理，则愈塞流，崩愈甚，痛更剧。且两侧输卵管积水，似是炎症引起，致平时少腹作胀，大便矢气则腹痛尤剧。辨证求因，法当从实论治，非活血化瘀，势难收效。经净以后可略增调养，临前再为通络散结。治宗桂枝茯苓丸法，以桂枝之温经通络，通阳祛瘀，辅茯苓以利水；赤芍、丹皮清热消炎，散瘀活血；桃仁破血化瘀；失笑散祛瘀化癥止痛。上述两方为主，余药随症加减。药后第一次经行量仍过多，腹痛见减，原每行第二天辄发热达38℃，此后从未复发，按发热为血瘀化热，瘀去则营卫调和，发热自退。桂枝茯苓可兼顾并治，故不需另增方药。逐月调治，症势日见轻减。妇科检查：囊肿及结节均缩小，末次检查宫颈管后壁处小结节已小于绿豆（原大于黄豆），左侧包块消退较慢，小于乒乓球（原大于乒乓球）。总计治疗四月，经转五次，症状显著好转，经期经量完全正常，腹部剧痛亦除，范围缩小，仅余少腹两侧轻微疼痛。每行发热立愈。法虽应手，尚未根治，还待继续调治，冀收全效。

　　案四　陈某　28岁　已婚　工人

　　1977年6月9日初诊　因葡萄胎于5月14日刮宫，越三天始下恶露，迄今未止，且呕，服中药后吐止，但血未净，色暗红，四天前下血块约10cm大小，边呈绿色。腹痛

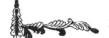

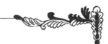

始减，仍时有小块。纳食尚可，心悸，左上腹不舒，面黄少华。苔薄腻，中根厚略暗，边有齿印，脉虚略数。证属瘀滞未清，拟祛瘀生新。

炒当归9克　怀牛膝9克　黑芥穗9克　香附炭9克　赤白芍各9克　生苡仁30克　生蒲黄（包煎）30克　远志4.5克　丹参12克　震灵丹（包煎）12克　4剂

7月28日二诊　腹胀坠痛，腰酸，下瘀块似肉状，腹部较舒，头晕目暗，肢软乏力，苔薄白边尖红，脉细。乃气营两虚，瘀滞未清。拟益气养营，祛瘀生新。

炒党参15克　丹参15克　赤白芍各9克　川牛膝9克　熟大黄炭9克　花蕊石12克　五灵脂12克　生蒲黄（包煎）30克　三七末（吞）2.1克　震灵丹（包煎）9克　4剂

按：患者因葡萄胎刮宫后，阴道出血不止，住院治疗并予中药祛瘀止漏，血止出院，旋又出血再度入院。缘营卫素虚，气滞血郁，因之失调，瘀久以致下流，反复不止，绵延日久。虽然初诊时淋漓已20余天，且曾刮宫，鉴于色呈暗红，仍有血块下堕，大约10cm，边呈绿色，腹痛虽减未除。苔腻，中根厚略暗，两次入院仍下块似肉状，可见瘀尚未清，还当祛瘀生新为主，寓失笑散法重用生蒲黄，以化瘀止血。花蕊石逐瘀止血，下死胎胞衣；牛膝下行，逐恶血，下死胎；当归、丹参祛瘀生新；赤芍、白芍凉血清热，散瘀止血；震灵丹、三七化瘀定痛止血。药后淋漓显减，下块逐少，余症亦瘥，几经反复，将月始净。症状虽然消失，还当随访观察。

（五）止痛止血与妇科病

妇科病较复杂，主要与经、带、胎、产有关，尤以各种

病症和出血为常见。有时症状似乎相同而原因各异，非辨证施治不易奏效。如某些痛症或出血，医者急切图功，不辨症因，单纯止痛或止血，往往事与愿违，得不到预期结果，甚且贻误病机，反遭周折。对上述两证，秉承先祖遗训，在具体处方用药方面，强调两点："求因为主，止痛为辅"和"求因为主，止血为辅"，在临床上常获事半功倍之效，复发率也相应减少，深切领会祖国医学辨证论治的突出优点。

1. 经行头痛

经前或经期头痛，一般经净后头痛渐止。本证大都由气血亏虚、肾精不足致清窍失养；或肝郁气滞，阳亢上扰；或气滞瘀阻，血行失畅；或产后及经行受风。

（1）气血亏虚：素体亏虚，或久病体虚未复，每值经行，阴血下注冲任，清窍失养而致头痛，大都经色较淡而稀，面色少华，舌淡苔薄，脉象细软。治以益气养血。

党参12克、白术10克、云茯苓12克、当归10克、熟地10克、川芎5克、白芍10克、蔓荆子10克、细辛1克、炙甘草3克。

（2）肝阳上亢：平素肝郁气滞，经来肝阳上扰，头痛大都位于两太阳穴，兼或乳胀急躁，有时痛在巅顶，甚或泛酸，舌边红，脉弦。治以平肝潜阳，理气开郁。

当归10克、生地10克、川芎5克、白芍10克、柴胡5克、白蒺藜10克、生石决明30克、姜川连2.5克、淡吴萸2.5克、青陈皮各5克、生甘草3克。

（3）气滞瘀阻：头痛较剧如刺，经行不畅，舌边紫暗，脉微弦。治以活血通经。

当归10克、生地10克、川芎6克、赤芍10克、丹参10克、牛膝10克、桃仁10克、红花4.5克、香附10克。

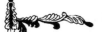

（4）风寒内袭：每逢经行，头痛恶风，得暖较舒，苔薄白，脉略浮。治宜活血去风。

当归 10 克、川芎 6 克、白芷 3 克、防风 10 克、羌活 4.5 克、生地 10 克、白芍 10 克、茺蔚子 10 克、香附 10 克。

2. 经行身痛

经期或经行前后身体疼痛，大都为营阴不足，卫气欠固，气血不和，筋脉失养；或外邪乘虚侵袭，而致经候欲行，身体疼痛。

（1）气血两虚：经行以后，遍身疼痛，或肢体麻木，皮肤失润，疲惫少神，肢软乏力，经量较少，色偏淡质稀，舌淡红苔薄，脉细。治以养血固卫舒络。

当归 10 克、熟地 10 克、黄芪 20 克、川芎 6 克、白芍 10 克、桂枝 3 克、炒怀牛膝 10 克、鸡血藤 12 克、桑枝 20 克。

（2）风寒入络：经行期间，遍体关节疼痛，恶寒喜暖，经量偏少，色黯，或下血块，苔薄白，脉沉或紧。治以活血调经，祛风散寒。

当归 10 克、生地 10 克、川芎 6 克、白芍 10 克、桂枝 4.5 克、防风防己各 10 克、桑枝 20 克、牛膝 10 克、豨莶草 12 克、威灵仙 10 克。

3. 经行乳胀痛

经期乳房胀痛，大都在经前一周左右发作，引及胸胁，或乳头胀硬痒痛，甚至结块，不可触衣，一般经行即消退。多由肝旺气郁失于疏泄、乳络阻滞血行不畅所致。肝郁气滞者，经前双乳胀痛，甚则中期即作，多数经行即消退，有时伴有急躁易怒，大便不畅，苔薄边红，脉弦。治以疏肝理气，活血通经。

当归 10 克、生地 10 克、川芎 6 克、白芍 10 克、柴胡

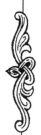

5克、广郁金10克、金铃子10克、青陈皮各3克、全瓜蒌12克、生甘草3克。

4. 经行腹痛

经痛多种原因，兹就子宫内膜异位症简述其论治。本病大多由产后或流产或手术后引起，宿瘀内结，日积月叠，致经期进行性腹痛，甚至难以忍受，或经量愈多腹痛愈剧，但少数也有无症状者，或伴有肛门胀坠顶痛。宿瘀内结者，经行大多不畅，小腹剧痛，翻滚不安，甚至晕厥。苔薄或边紫黯，脉弦紧。治宜化瘀散结。

当归10克、生地10克、川芎6克、赤芍10克、川牛膝10克、制香附10克、延胡索12克、制乳没6克、生蒲黄（包煎）10克、五灵脂10克。

5. 足跟疼痛

足跟痛或足底痛，甚至不能着地。本症大多因多产肾督亏虚，或肝脾虚损、房劳过度、精血亏耗、筋脉失养所致。肝肾阴虚者，产后及流产较多见。足跟或足底疼痛，并伴有腰膝酸软，头晕耳鸣，疲惫少力，舌偏红少苔，脉细或略数。治以补肾为主。

当归10克、生熟地各10克、云茯苓10克、山萸肉10克、怀山药10克、泽泻10克、丹皮10克、怀牛膝10克、鸡血藤12克、木瓜5克、桑枝20克。

6. 经行吐衄

经来前一二天或经行时，出现鼻血、吐血、咳血等，有周期性发作，经量相应减少甚至无经，或称"倒经"或"逆经"。多因肝肾阴虚，胃热灼肺，血随火升，上逆而致吐衄。阴虚火逆者，经前或经行期间，每有鼻血或咳血等，口干烦热，经量减少，舌质偏红，苔或黄，脉细或弦数。治宜清热

顺经。

当归 10 克、生地 10 克、白芍 10 克、沙参 10 克、丹皮 10 克、条芩 10 克、黑芥穗 10 克、牛膝 10 克、茜草 10 克。

7. 经行齿衄

每经行或经前有齿衄或龈肿齿缝出血，大多伴有便秘、口臭。皆由心肾阴虚、肠胃郁热所致。阳明与冲任二脉相连，阳明有热，则激动冲任，致血液循经上行，而致齿衄。阳明郁热者，经前或经行齿衄，或伴有便秘、口臭，苔黄，舌质偏红。治宜清胃泻火。

当归 10 克、生地 10 克、白芍 10 克、牛膝 10 克、泽泻 10 克、麦冬 10 克、条芩 10 克、川连 2.5 克、丹皮 10 克、知母 10 克。

8. 崩漏

经血狂行或淋漓不止，首先应区别阴阳，即阴崩和阳崩，先别阴阳就能执简驭繁，对症用药。通过观察月经的期量色质，辨明阴阳的偏盛偏衰。在具体处方用药方面，强调"求因为主，止血为辅"。一般崩漏以阴虚血热为常见，阳虚则相对较少。

（1）阴虚崩漏：阴虚常兼血热，热伏冲任，迫血妄行，血色鲜红或紫，属阳崩。舌质红，脉虚数。治宜养阴清热止崩。

当归 10 克、生地 12 克、白芍 10 克、地榆 12 克、侧柏叶 10 克、女贞子 10 克、旱莲草 20 克、龟板 10 克、丹皮炭 10 克、阿胶 10 克。

（2）阳虚崩漏：素体阳虚，或久崩久漏导致阳虚。面色白，下血色淡红质稀，肢冷便溏，苔薄质淡，脉缓弱，证属阴崩。治宜温阳固摄。

党参 15 克、黄芪 20 克、当归 10 克、生地炭 30 克、炮姜炭 3 克、白芍 12 克、附片 10 克、牛角鳃 10 克、仙鹤草 30 克、阿胶 10 克。

9. 内异症月经过多

经行过多如注，有块且大，或兼腹痛，皆因宿瘀内结，瘀滞不化。宿瘀内结者，经行过多如注，并多血块，有时较大，或伴有腹痛，不因出血多而痛减，甚至出血愈多而腹痛愈剧。苔薄腻色黯，或边有紫点瘀斑，脉弦细或涩。治宜化瘀调摄。药用：

当归 10 克、生地 10 克、赤白芍各 10 克、怀牛膝 10 克、丹参 6 克、香附 10 克、生蒲黄（包煎）30 克、花蕊石 15 克、血竭 3 克、熟军炭 10 克。

10. 产后恶露不绝

产后恶露一般在 2～4 周排净，如超过 4 周仍淋漓不净者称产后恶霸不绝。大部分由气虚、血瘀或血热所致。兹就一般恶露不绝略述其调治。气虚血瘀者，由于素体气血较虚，或产时失血过多，气虚不能摄血，冲任欠固，恶露淋漓不绝，色红或较淡，或略有瘀块。头晕乏力，面色少华，苔薄，脉细数。治宜益气养血，调摄冲任。

党参 12 克、生黄芪 12 克、当归 10 克、赤白芍各 10 克、生地炭 20 克、炮姜炭 3 克、仙鹤草 30 克、益母草 12 克、败酱草 15 克。

（六）黄芪在妇产科方面的应用

黄芪，原名黄耆，始载于《本经》，是一味临床常用补药。《本草纲目》时珍曰："耆者，长也。黄耆色黄，为补药之长，故名。今俗通作黄芪。"

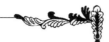

气血乃维持人体生命活动的物质和动力，借经络运行周身，以供应机体的需要和维持正常的生理活动。妇女以血为本，但血之生、之行、之摄，皆有赖于气。如妇女气血充沛，互相协调，则五脏安和，经脉通畅，冲任充盛，经、孕、产、乳便能正常；若气血虚衰或气血郁滞，则脏腑机能失调，或任脉空虚，太冲脉衰弱，则经、带、胎、产及妇科杂症蜂拥而至。因此补益气血或补气行血、摄血乃治疗妇产科疾病的重要方法。而补气药之选用，则首推黄芪。《日华子本草》曰："黄芪主治……肠风血崩，带下，赤白痢。产前后一切病，月候不匀……"《别录》云："主妇人子脏风邪气，逐五脏间恶血……"《本草纲目》认为"可治一切气衰血虚之症"。

黄芪为豆科植物内蒙黄芪、膜荚黄芪或其他同属相近种植物之根。味甘，性微温。入脾、肺经。功能补气升阳、固表止汗、托疮生肌和利水退肿。历来在妇产科疾病中使用甚广，兹按经、带、胎、产及杂病分类叙述如下：

1. 月经病

（1）月经先期：本病的病机主要是气虚或血热。因气能摄血，气虚则统摄乏权，经血妄行而先期来潮，且具量多色淡，质清稀。唇舌淡、脉弱之气虚证者，主以黄芪为君药之补中益气汤益气升阳，摄血归经，气足则经候自调，自无先期之患。

（2）月经后期：如月经周期延后，量少，色淡红，质清稀，无血块，小腹隐痛喜暖喜按属虚寒证者，主用艾附暖宫丸。方中即用黄芪以助肉桂补气扶阳，以消阴寒而助气血之生化。

（3）月经过多：平素体质虚弱，或久病伤脾，中气虚

弱。经行之际，气随血泄，其气更虚，不能摄血固冲，以致出血量多，主用举元煎，以黄芪等补中益气，升阳举陷。气升则血升，不治血而自有摄血固冲之效。

（4）月经过少或经期延长：属血虚或气虚证者，用滋血汤或济生归脾汤、举元煎等，均以黄芪为主药。

（5）痛经：《胎产心法·月经总论·疼痛潮热》云："经止而复腰腹痛者，血海空虚气不收也。"主以圣愈汤或十全大补汤，皆用黄芪为主。

（6）闭经：闭经属气血虚弱证者甚多。《兰室秘藏·妇人门·经闭不行》云："妇人脾胃久虚，或形羸气血俱衰，而致经水断绝不行。"治当补气养血调经，可选用人参养荣汤或圣愈汤，均用黄芪为主药。

（7）崩漏：脾统血而使血循其道，经行有期。若忧思过度、饮食劳倦而损伤脾气，脾伤则气陷，统摄无权，冲任失固，不能制约经血，故成崩漏之证。诚如《妇科玉尺·崩漏》曰："思虑伤脾，不能摄血，致令妄行。"当补气摄血，养血调经，方用固本止崩汤或济生归脾汤，均以黄芪为君。

（8）经行发热：属气血虚弱者，宜补中益气汤或圣愈汤。

（9）经行身痛：素体血虚或大病久病，失血伤津致气血虚弱，经行时阴血下注，肢体百骸愈乏营血灌溉充养，以致不荣而痛，当以当归补血汤或黄芪建中汤养血调荣，柔筋止痛，方中黄芪尤当重任。

（10）经行眩晕：属血虚者宜归脾汤，方中黄芪亦为君药之一。

2. 带下病

《女科经纶》引缪仲淳语："……盖以白带多属气虚，故

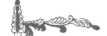

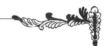

健脾补气为要法也。"临床治疗脾虚证带下，多以傅青主完带汤，若方中更益黄芪一味，则健脾益气，升阳除湿之效更著。

3. 妊娠病

（1）胎漏、胎动不安：胎居母腹，赖孕母气载血养而发育成实。若其母素体不足，气血虚弱，气虚而胎失所载，血失统摄，胎元不固而成胎漏、胎动不安之症。治当补气养血安胎，可选用胎元饮加黄芪。因黄芪甘温善能补气，升阳举胎而免于下堕。

（2）滑胎：母体虚弱，气血不足，冲任失养，胎元屡堕而病滑胎之疾者，可用君以参、芪之泰山磐石散益气养血固肾，则妊娠之后，胎居母腹若泰山之稳，磐石之安，焉有动坠之虞！

（3）胎萎不长：气血乃长养胎儿之本。若孕妇气血虚弱，或久患宿疾，脏腑益损，气血愈虚，不足养胎，以致胎萎不长。可用黄芪散（《叶氏录验方》）益气养血，滋养胎元，促胎自长。

（4）妊娠小便不通：素体虚弱、中气不足之妇，孕后胎儿逐渐长大，气虚无力举胎，胎重下坠，压迫膀胱，溺不得出。治用补中益气汤益气举胎，则水行溺通。

（5）纠正胎位：产前检查发现胎位不正，如横位、臀位等，可于妊娠28周开始服用保产无忧散（俗称保产十三太保方），方中黄芪益气举胎，有利于胎位转正。

（6）缩短产程：待产至产程中服用参芪佛手散，可使产程明显缩短，产程中发生呕吐、尿潴留等亦明显减少。

（7）难产：孕妇素体虚弱，正气不足；或产时用力过早，耗气伤力；或临产胞水早破，浆干液竭，以致难产。可用蔡松汀难产方，方中黄芪大补元气，气足则易产矣。

4. 产后病

（1）产后血晕：《傅青主女科·正产·气虚血晕》曰："妇人甫产儿后，忽然眼目晕花……是气虚欲脱而然乎。盖新产之妇，血必尽倾，血室空虚，止存几微之气……然血为有形之物，难以速生，气乃无形之物，易于速发，补气以生血，尤易于补血以生血耳。"治宜补血解晕汤，方中大剂参、芪，补气而能摄血、生血、固脱耳。

（2）产后腹痛：产后伤血，冲任空虚，胞脉失养，或因血少气弱，运行无力，以致血流不畅，迟滞而痛。可用圣愈汤、十全大补汤等益气补血而止痛。

（3）产后恶露不绝：因产时失血耗气或产后操劳过早，气虚下陷，血失统摄而致恶露不绝者，可用补中益气汤补气以摄血，则恶露自止。

（4）产后发热：因产时或产后失血过多，阴血暴虚，阳无所附，以致阳浮于外而发热者，可用八珍汤去川芎，加黄芪以补气益血，其热自退。

（5）产后排尿异常：素体虚弱，肺气不足，复因产时耗气伤血，肺脾之气益虚，膀胱气化失调而致小便不利或尿频失禁，治用补中益气汤随症加减可愈。

（6）产后自汗：产后气虚，卫阳失固，腠理疏松，以致自汗持续多日不止，动辄益甚者，可用黄芪汤（《济阴纲目》）补气固表，和营敛汗。

（7）产后身痛：《校注妇人良方》曰："产后遍身痛者，由气虚百节开张，血流骨节，以致肢体沉重不利，筋脉引急。"治用黄芪桂枝五物汤益气养血，温经通络。

（8）产后缺乳：乳汁为血所化，赖气运行。若脾胃素弱，生化之源不足，复因分娩失血过多，以致气血亏虚，不

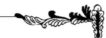

能化为乳汁，因而乳汁甚少或全无。可用通乳丹补气养血通乳，气血充足，则乳汁自生。

（9）产后乳汁自出：《校注妇人良方》云："产后乳汁自出，乃胃气虚。"治宜八珍汤去川芎，加黄芪等大补气血。气血旺盛，胃气得固，乳汁当不自出。

5. 妇科杂病

（1）阴挺：现代医学所指的子宫脱垂或阴道壁膨出。良由临盆过早、难产、产程过长，以及临产用力太过，或产后劳动过早，或长期咳嗽、便秘等，以致脾气虚弱，中气下陷，任带二脉失于提摄，故阴挺下脱。可用补中益气汤益气升提，且黄芪份量宜重，可用至30～90克，以增强益气举陷之力。

（2）阴吹：妇女阴道中时时出气，或气出有声，状如矢气者，谓之阴吹。多产之妇，或素体虚弱，中气下陷，胃气下泄，不循常道，逼走前阴。治宜补中益气汤益气升清，调理脾胃。

（3）阴痛：有妇人素体虚弱，或产后操劳过度，以致气虚下陷，宗筋纵弛而阴痛者，可用补中益气汤补中升阳，其痛能止。

由上可见，黄芪在中医妇产科中的运用极为广泛。它常与补养药同用以益气补虚，又能与祛邪药同用而扶正祛邪。如配以人参，则大补元气；配附子、肉桂，则补气助阳；配白术则益气健脾；配当归则补气生血；配人参、白术、升麻、柴胡，则补气升阳；配赤芍、川芎、桃仁、红花，则补气活血，散瘀通络等，确是一味力大功宏的补气中药，且其益气升阳、固表敛汗、利水退肿的作用尤为人参、党参所不具。但其功用毕竟重在补气扶阳，故凡气滞湿阻、食滞胸

闷、表实邪盛及阴虚阳亢等，则亦在所不宜，不可妄用之，免犯"实实"之戒！

（七）蒲黄在妇科中的应用

蒲黄，味甘，性平，入肝、心包经。具有活血化瘀，收敛止血之功。说明蒲黄既有止血作用，又有活血化瘀之效。《大明本草》曰："破血消肿者，生用之；补血止血者，须炒用。"因此流传迄今，一般认为蒲黄生用性滑，行血消肿；炒黑性涩，功专止血。然余尤推重生蒲黄。认为炭剂是治疗月经过多的常用之品，在炮制方面必须存性，若成焦炭，难免折损药效。从临床实践来看，生蒲黄的止血作用胜于蒲黄炭。据动物实验报道：生蒲黄对不同动物的离体子宫平滑肌，均有使其收缩或增强其紧张的作用，因而具有较强的祛瘀止血功效。

蒲黄一药，用量宜灵活多变。处方时少则 10 克，多则可达 60 克。随症斟酌，可据病情轻重缓急，使其恰到好处，一般化瘀止痛，经量少而不畅者用 10～12 克；经量中而带血块者用 12～15 克；量多如注，块下且大者 30～60 克。他指出：蒲黄一物而能多用，除其独特功能之外，实赖医者在临床上善于掌握运用！剂量轻重不同，则功效大殊。血瘀经痛活血为治，只有辨证正确，用量、配伍得当，庶可获得预期效果。

1.血瘀经痛，活血为治

治痛经，蒲黄用量不必过重，用以化瘀祛实，女子经血虽以血为主，然其盈亏行止无不由乎气。气为血帅，血为气母，气血不可须臾相离。若气血失调，运行不畅，即可造成不通则痛。然痛经一症又以气滞血瘀为多见。蒲黄一药专入血分，以清香之气兼行气血，气血顺行则冲任调达，瘀去痛解。辨治要点：经行不畅，腹痛拒按，下块后较舒为特征。

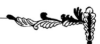

临床常见于内膜异位、膜样痛经等。一般在经前 3 天预先服用，使瘀块不易形成而排出畅通，效果方显。过晚服用，则瘀血既成。难收预期功效。如治一内膜异位症患者，年龄 47 岁，已婚，1994 年 10 月 3 日初诊：曾育 2 胎，流产 4 次，末次月经 9 月 7 日。既往经期尚准，每行始则量少微黑，第 4 天起色鲜有块不大，少腹进行性剧痛，每翻滚难忍，甚则昏厥，常需急诊。妇检右侧卵巢囊肿，似乒乓球大小，子宫后穹隆有数个黄豆样结节。诊断为子宫内膜异位症。刻下乳房作胀，烦躁易怒，脉细弦，苔薄微腻，舌质紫暗。证属肝郁气滞，宿瘀内结。经期将临，姑先疏肝理气，化瘀散结定痛，处方：生蒲黄 10 克、五灵脂 10 克、丹参 6 克、川芎 4.5 克、川牛膝 10 克、制香附 10 克、延胡索 10 克、制没药 6 克、血竭 3 克，5 剂。药后 3 天经行，腹痛小瘥、经量较畅。原剧痛时需注止痛针剂并卧床休息。此次腹痛已能忍受且一天即缓。以后每月经前 3 天预服该方 5 剂，调治 4 个月，经痛逐月减轻而至消失，量变失常。B 超复查卵巢囊肿缩小，后穹隆结节消除。又有少数内膜异位症患者，经行腹痛剧烈，常伴有肛门跳痛，甚则大小便失禁之症状。蔡师谓：此为子宫肌痉挛引及泌尿系统功能紊乱所致。以解痉搜剔，每获良效。如治一中年妇女，42 岁，已婚，1993 年 1 月 16 日初诊：生育 1 胎，流产 2 次，末次月经 1992 年 2 月 18 日。平素经期尚准，经量中偏多，色暗有块，临行则少腹痛掣及肛门。近月来痛剧如刀绞，伴有小便失禁。妇检子宫后壁有结节，B 超显示左卵巢囊肿 3.5cm×3.2cm×4cm，诊断为内膜异位症。脉细弦，苔薄质偏暗，证属瘀血内阻，拟化瘀活血解痉镇痛。方拟：生蒲黄 20 克、全蝎 4 克、延胡索 12 克、制没药 10 克、制香附 10 克、怀牛膝 10 克、五灵脂 10 克、淡吴

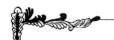
茱萸 3 克、花蕊石 12 克，5 剂。投药 4 帖，1 月 20 日经行，量中较畅，腹痛显瘥，肛门掣痛未作。如此经前先预先调治，半年而告愈。B 超复查卵巢囊肿消失，结节亦除。

2. 血虚夹瘀，通涩并用

血虚兼有瘀血阻滞胞宫之证，选用生蒲黄与阿胶珠配伍，蒲黄用量一般在 15～20 克，阿胶 10 克烊冲。如临床常见产后恶露不绝，如排出过多，或逾期不止，色淡红、质稀，夹有小血块，为子宫复旧不全。生蒲黄除能缩宫止血，祛瘀生新，促使瘀血排出外，亦能止血定痛，对宫缩不良、腹痛阵阵的瘀血性恶露不绝等，有良好治疗作用。阿胶，甘平，入肺、肝、肾三经，具有补血止血之功效，对一切失血之症均可奏效。据现代医学药物分析，阿胶有加速血中红细胞及血红蛋白生长的作用。阿胶与生蒲黄相配，止血而不留瘀，补血而不滋腻，寓涩于养，动静结合，配伍巧妙，瘀去宫宁，血自归经，临床运用每能应手取效。如治一位新产妇女，1993 年 8 月 15 日初诊：主诉产后 35 天恶露未净，日前出现血量增多，色淡红有小血块，小腹阵痛，头晕乏力，腰背酸楚，面色少华，血红蛋白 7 克，脉细苔薄腻，质淡边有齿印。证属气血两亏，瘀阻胞宫。拟补血止血，祛瘀生新。方拟：生蒲黄（包煎）20 克、阿胶珠（烊冲）10 克、炒潞党参 12 克、炒当归 10 克、仙鹤草 10 克、益母草 12 克、川断肉 10 克、桑寄生 12 克，2 剂。药后腹痛消失，下块较多，恶露显减未止，续服 2 剂净止。

3. 血瘀崩漏，通因通用

蒲黄长于活血化瘀，尤善通利血脉，故有止血固崩之功。临床上由于瘀血引起的崩漏屡见不鲜。缘瘀滞未去，则新血不能归经，导致出血不止，或量多如注有块。本着通因

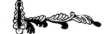

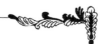

通用的原则，常重用蒲黄。其用量可达 30～60 克，化瘀止血，寓通于涩。如治李某，初诊 1994 年 9 月 22 日，曾生育 1 胎，人流 2 次。1994 年 6 月因卵巢囊肿作过剥离术，术后小腹隐痛。出院后 7 月 22 日月经来潮，淋漓不止。8 月 28 日经刮宫后血仅止 10 余日，又突然流血不止。量多如注，有块且大。刻下小腹疼痛拒按，块下时略瘥。心悸气短，自汗头晕，精神疲倦，舌边紫黯有齿印，苔薄白，脉沉细弦。证属气虚夹瘀，胞络受阻。治拟活血化瘀，佐以扶正之品。处方：生蒲黄（包煎）50 克、花蕊石 20 克、炒当归 10 克、丹参 6 克、熟军炭 10 克、炒党参 15 克、震灵丹（包煎）12 克、炮姜炭 3 克、血竭 3 克，3 剂。9 月 25 日复诊，块下更多，腹痛胀消失。再拟上法 3 剂后血块消失，经血自止。3 月后门诊随访，崩漏未见反复。

（八）炭药在妇科中的应用

中药炭剂是运用传统的中药炮制法加工的一类饮片，通常是用生片或原药材，经高温（200～300℃）处理后，使药材外部炭化，内部存性，不可全部焦炭化。这样既保留了药材的固有性能，又能增强止血、收敛、消食等作用，亦能消减药物的毒性和偏性。因而在中医临床上应用较广泛，尤其在妇科临床上应用更为多见。

中药制炭仅是中药炮制的方法之一，炮制亦名炮炙，或名修治，其发源已很久远，如《灵枢经》中的"秫米半夏汤"所用的"法半夏"即是制作过的半夏，这说明春秋战国时代已有了炮制法，至汉代张仲景《伤寒杂病论》诸方，对炮制更为重视，如甘草之炙，附子之炮，枳实烧黑（制炭）等。刘宋时代雷公著《炮炙论》则把刘宋以前炮制经验进行了总

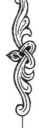

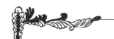

结，是我国最早的制药学专著，对炭剂的制作规范已有较详细的论述。而炭剂实际应用，则可追溯至 2000 年前的汉代。

炮制的方法，大致可分类为火制、水制、水火合制。火制法是把药物直接放置火上，使之干燥、松脆、焦黄或炭化，在火制法中主要采用炮、炒、煅、炙、煨、焙、烘等法。其中炮、炒、煅等均系高温处理。炮、炒一般用于动植物类的有机药物，如炮姜、炒白术、血余炭、牛角鰓炭等，而煅则用于矿物、化石、贝壳等无机药物，如煅代赭、煅龙牡等，有机类药物均可制炭，而无机类药物如代赭、龙牡等，虽经较炮、炒温度更高的做法处理，因不能燃烧，故不会炭化，但其止血收敛等功效有些与炭剂较相近，因而临床上也把部分煅制的药物作为炭剂使用。在炭剂的制作过程中，必须强调"存性"的问题，亦即药物的外部虽已炭化，但内部依然保留着固有的性能。如烧成灰烬，则药力全失，就不合乎炭剂的制作要求和临床使用。

中药制炭的目的主要有两个：一是增强原来药物的药效；二是消减其毒性或偏性。

增强药效是指药物经制炭后其原有的作用得到了提高。如山楂、神曲等炒焦制炭后，其消食健胃的功效更为显著。又如槐花、大蓟等止血药物，既能生用，又能制炭。现经实验证实制炭后对出血时间的缩短较生药明显，故槐花炭、大蓟炭的止血效果比生药有了提高。

炭剂还能消减药物原有的毒性和偏性，乌头、附子须经火炮后才能消减其毒性，干姜制炭后可减缓其刺激性。至于用制炭法来消减或纠正药物的偏性，则更有意义。中药的偏性相当于现代药理中的副作用。一味中药，往往有多项作用，临床应用时一般仅用其一二项作用，其余的作用则为偏性。有些药物其某一性能的作用过于猛烈，亦称偏性。实质上中药的偏性亦系中药的性能，仅在应用时有所侧重和偏废而已。中药经过各种炮制后，则可突出或加强该药某项作用，消减或纠正其他不适当的作用。如姜的不同制剂即是一例。前人云："生姜走而不守，干姜能走能守，炮姜守而不走。"生姜性温，长于发散，尤能温中散寒而止呕，多用于外感风寒及胃中寒饮等症；干姜性热，因干燥后发散作用减弱，而偏于治内寒之症，故用于祛寒温中回阳为主；炮姜是通过炮炙成炭，性味变为苦温，已乏辛散的作用，故专主于温里。姜的不同制剂，其作用与性能也发生了变化，生姜、干姜、炮姜炭发散作用依次减弱，而温中的作用则逐渐加强，炮姜炭并具有温中止血的作用。此外，如地黄的各种制剂，生地、熟地和生熟地炭，其功用亦有所不同，生地养阴凉血，熟地滋阴养血，而生、熟地炭等除上述的功效外还具有止血的作用，每用于妇女崩漏等病症。又如香附制炭后其行气之力已减，而止痛作用尚存，且又能制血，故常用于妊娠腹痛下血等病症。

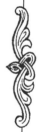

有些药物制炭后，其固有的药性发生了变化，有些甚至发生了作用相反的改变。如生蒲黄能活血祛瘀，而蒲黄炭则能收敛止血；茜草能行血化瘀，妇科临床上有"通经行血茜草宜先"之说，而茜草炭则能凉血止血。此外大黄、丹皮均有清热行血散瘀之功，但制炭后其行血的作用减弱，而化瘀止血的作用较为突出。总之，中药制炭后，其药理作用发生了相应的变化，有些变化较为微妙，可意会而不可言达，这些复杂的变化是为了与临床上复杂的病症相适应。因为各种病症，其寒热虚实之证不会单纯出现，往往表现为虚中有实、实中有虚、真寒假热、真热假寒，或本虚标实、里热外寒等。如素体阴虚的妇女发生暴崩或久漏，以致气阴大亏，

内有虚热，外又形寒畏冷，舌质微红，而苔却薄白，出现一派寒热夹杂的证候，治疗当以温中又需兼顾阴虚，养阴又当防其抑阳，可取交加散法，用生地炭合炮姜炭。生地制炭后其苦寒之性已减，而止血之力反增；干姜炮炭后辛散之力逐减，又增温中止血之功，两药合用，相辅相成，既能养阴凉血清虚热，又能温中暖宫祛寒而止血作用尤强。如辨证明确，往往能应手取效。

又如经血与产后恶露，原为生理产物，但若出血过多或时间过长，且有瘀块者，则为病态，若专事止血塞流，惟恐闭门留寇，残瘀为患，且一味止血也不一定能达到目的，临床上每用蒲黄炭、熟军炭、丹皮炭、煅花蕊石等化瘀止血类药物行中有止，止中有行，行其当行，止所当止。活血药物制炭的大多本于此意。此外，中药中另一类炭剂并非用原药炮制法加工，如釜脐墨、百草霜。两种药物取材于锅底或烟囱中的黑灰，其作用为收敛止血；又如纯墨（或京墨等），取材于写字用的墨，其作用可止血收敛，然釜脐墨与纯墨实质上均系炭灰，入药后则归入炭剂。伏龙肝又名灶心土，是土灶内的焦黄土，久经炉火煅烤，其性能亦如炭剂，有收敛止血、止吐作用。

炭剂的药理作用主要有二。一为炭剂质地疏松有明显的吸附收敛作用；二因炭色纯黑，前人有"血遇热则行，得黑即止"之说，故炭剂一般均有止血作用，其理亦即在此。此外，炭剂焦苦，当有健胃消食之功。炭剂止血的著名代表方剂为十灰散，是由大蓟、小蓟、茅根、侧柏叶、茜草、丹皮、陈棕、熟军、荷叶、山栀十味中药炒炭后研末而成。现代亦有用十灰散，以白及煎汤泛为丸，称"十灰丸"作用相同，其中山栀、大蓟、小蓟、茜草等均有清热凉血的作用；丹皮、熟军除能凉血外，还有化瘀作用。诸药炒炭后合用则有较强的凉血止血功用，适用于临床上各种出血症。

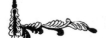

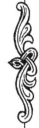

年谱

1939 年毕业于中国医学院第十三届，随父襄诊，同时先后延聘李又辛夫子（举人）及沈瘦石夫子（文史馆员）教习诗文书法。

1943 年香荪公逝世，即独立应诊，秉承祖训，乐于为善，病者接踵，虽略逊于先翁，然亦日诊百人左右，盛况勿衰。

1945 年日寇投降后，被聘为上海中医师公会委员。江湾崇善堂董事。

1949 年解放后兼任黄浦区防疫中队长，积极参与防疫工作。

1950 年被聘为上海市中医学会妇科委员会委员，为妇科学术交流，作出贡献。

1952 年与陆南山、董廷瑶、金寿山医师等，创办新成区第二联合诊所，放弃半天私人开业丰厚收入，参加妇科门诊工作。同时担任各医学院校及医院学会等学术讲座，并各

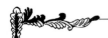

进修班讲学工作。

1959 年受聘为上海第二医学院附属广慈医院（瑞金医院）妇产科顾问，定期查房并会诊，同时为全科医师讲授中医妇科理论及临床经验。主编《经病手册》，供西医师参考并临床使用，在中西医结合方面，发挥积极作用。

1974 年被上海市卫生局聘为妇产科西学中交流学习班教研组核心组成员，连续五届任教学工作。

1975 年应聘为上海市卫生局脉象仪研究顾问。

1978 年受聘为上海第二医学院附属仁济医院妇产科顾问，亦为全科医师讲授中医理论及临床经验，并查房会诊。

1978 年当选为黄浦区医药卫生学会副理事长

1979 年应聘为黄浦区科学技术委员会委员。

1979 年当选为上海市中医学会理事，妇科委员会副主任委员。《上海中医药杂志》编辑委员会委员。

1980 年转职上海市第一人民医院中医科副主任兼中医妇科主任医师。

1980 年受聘中国福利会国际和平妇幼保健院顾问。

1980 年受聘上海市高级科学技术专业干部技术职称评定委员会中医内妇儿科专业评审组成员。

1982 年兼任上海市中医学会妇科进修班主任。

1983 年兼任上海市卫生局主办中医研究班教研组成员。《中国食疗学》编委。

1984 年受聘上海医科大学市一医院教学基地中医学教学组副组长。当选为中国农工民主党上海市委员会常务委员。上海食疗研究会理事。

1984 年当选全国中医药学会妇科委员会副主任委员。上海中医药结合研究会委员。上海中医学院专家委员会名誉委员。

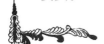

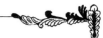

1985年受聘为上海市中医药研究院专家委员会名誉委员。

1986年受聘为中医药国际学术会议学术委员兼妇儿科专题会议中方主席。

1989年主编《中国中医秘方大全》妇产科分卷。参与主编《中医妇科验方选》。

1992年起享受国务院颁发特殊贡献津贴。

1992年被选为全国继承老中医药专家学术经验导师。上海市药材公司专家咨询委员会委员。

1994年主要起草完成《中华人民共和国中医药行业标准》中医病证诊断疗效标准，并任编审委员会委员。

1994年受聘上海市中西结合月经病医疗协作中心顾问。上海市妇科医疗协作中心顾问。

1995年被上海市卫生局评为"上海市名中医"。同时兼任评委。

1995～1996年载入《英国剑桥国际医学名人大辞典》。

1999年受聘上海中医药大学兼职教授。同时取得博士生导师资格。

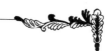

蔡氏女科学术思想及观点

上海江湾蔡氏女科，中医世家，已传七世，迄今已有二百余年，蜚声沪上，名闻遐迩。始祖蔡杏农，为乡里治病每获良效而声名鹊起，其子半耕对经带胎产独有心得，三世蔡枕泉对妇科四诊辨治更具特色，四世蔡砚香擅长著书立说，五世小香为延伸发展成富有特色的蔡氏妇科学术流派起到了承前启后的作用，六世香荪术精业勤，七世蔡小荪悉心钻研，对女科辨证论治更有建树。

蔡氏女科在学术上宗古而不泥古，博采众长，融汇贯通。补土取法李东垣；滋阴宗尚朱丹溪；调气首推汪石山；理血尤崇叶天士。审证求因，贵乎精详；遣方用药，须知权变。主张因时因地因人而制宜，权衡轻重而不偏，适度寒温而不佛。危症急须单刀直入，务期脱险奏功；久病则宜标本

兼顾，不求速愈立效。经病注重肝脾肾，治当调理气血为主，总则为以通为用，通补结合。闭经不尚攻伐，崩漏不专止涩。处方用药精而简，重视归经配伍，顺阴阳之序，适四气之和，制寒热水火之偏胜，配动静升降之合度。忌用损气耗血峻厉之药，慎用碍脾妨胃滞湿之品。蔡氏近代又主张：辨病与辨证结合，分期与分型结合，中医病因病机与西医病理变化结合，药物传统效用与现代实验研究结合。验方今用，务求实效。此即蔡氏妇科代代相传的学术精要。

（一）气血乃生身之本

人体以脏腑经络为本，以气血为用。气血是构成人体生命活动的基本物质，是机体各种机能的表现和动力。女子尤以血为本，经、带、孕、产、乳均离不开血的源泉。气血依赖脏腑经络而化生、循运，而脏腑经络则必须得到气血滋养、推动才能产生功能。寇宗奭曰："夫人之生，以气血为本，人之病，未有不先伤其气血者。"气血相配，缺一不可。《丹溪心法》曰："气血冲和，万病不生。"《素问》云："气血不和，百病乃变化而生。"

先祖审察妇科疾病，总以气血为纵轴，贯以阴阳五行、脏腑经络、病因病机的动态变化来审证求因，以此全面反映机体的病理本质。

（二）调经当理气为先

妇科疾病反映在经带胎产诸方面，大多是气血失调所致。《女科要旨》云："女子血旺则阴盛而阳自足，元气由是而恒充，血盛而经自调，胎孕因之而易成。阴血充盛，则百病不生，阴血虚少，诸病作焉。况女子之血，经行则耗，产后则亏，更有带下崩漏诸疾由是而大耗。故治女子以阴血为主。"

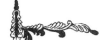

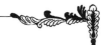

蔡氏先祖对先贤论述加以发挥，认为虽以阴血为本，但以气为用。女子血宜多而气宜少，血易耗而气易结。竭力推崇李东垣"凡妇人女子之病，经水适断，俱作少阳治之"之说，故调经治血当先理气。治疗月经疾病主张："气以通为顺，血以调为补""调经宜先理气，益气所以补血"。抓住"通"与"调"，"理"与"补"的基本治则，提出调经当以理气为先，气理则经自调的学术观点。

（三）审证求因，肝脾肾为要

蔡氏女科在学术上既推崇河间派刘完素的调经着重肝脾肾理论。又重视易水派张元素的"五脏补泻法"，和李东垣、叶天士的脾胃学说，以及张介宾补肾主命门，"阴中求阳，阳中求阴"之见。在学术上广搜博采众家之长，又阐明蔡门审证求因的三个观点，宗古而不囿古。

1.调经肝为先，疏肝经自调。蔡氏先祖认为肝为风木之脏，以气为用，体阴而用阳。脾胃气血化生之后，除营养周身外，皆藏之于肝，肝血有余下注血海，变化而为月经，又肝为冲任所系，故肝为女子先天，但风木之脏的肝又以气为用。如果肝失疏泄，气郁血滞，逆结于脏腑经络，则经水于是乎不调矣。肝气冲和则血脉流通。

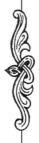

2.治血先治脾。脾为后天之本，乃气血生化之源，主运化水谷精微，为水液代谢之枢纽。脾主中气，有统血、摄血之功。冲脉隶于阳明，脾胃精气充盛，则冲脉盛，血海充盈，月事以时下。蔡氏先祖谓：补养脾胃则气血自生自运，脏腑得以润泽，而经候如常。脾旺则能生血而经自行矣。

3.调经治血须滋水益肾。肾是人体生命的根本，肾所藏之精是构成人体的基本物质，肾精所化之气，是机体功能活

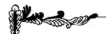

动的原动力。胞脉者系于肾，冲任之本在肾，肾藏精，精化血，傅青主谓"经水出诸肾"。蔡氏先祖认为对妇女而言，其作用，是主宰冲任－天癸－胞宫之间的平衡。

天癸者天一之真，任癸之水。经水者，水之精也。以天一之源而来，精则一月而满，满则溢。由冲任所主，隶属肾经。天癸赖肾以滋养，月水赖肾以施化。故在调经之时十分强调滋水育肾。

（四）调理冲任，以通为用

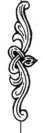

蔡氏女科在调经、治带、安胎、嗣育、理虚等方面十分推崇叶天士的经络辨证。认为经水乃冲任之脉所主，冲任者，其脉均起于胞中。冲为十二经脉之海，又称为血海，任为诸阴之海，且主胞胎。奇经又与脏腑经络密切相关，大凡冲任之为病均责之于肝脾肾三脏。先祖赞同叶天士所说"下元久损必累八脉""冲脉隶于阳明，阳明久虚脉不固摄，有开无阖"。说明凡肝脾肾之病，久虚不复，必延及奇经。而奇经受病，亦影响了人体的收摄、护卫、维系、包举、调节等功能，从而出现妇女崩漏、带下、不孕、漏胎、月经不调等症。在治疗上，亦宗叶氏"奇经之结实者，古人用苦辛芳香以通脉络，其虚者必辛甘温补，佐以疏行脉络，务在气血调和，病必痊愈"之说。主张以通为原则，虚则通补，实则通宣。补则多用血肉有情之品以填精壮奇经，通则常用芳香辛润之品以宣痹疏达。

（五）四诊审视，女别于男，贵乎精详

蔡氏先祖砚香公谓："近有名医者，但切脉理，不问病情，自诩精通，草草举笔，所写之方，和平中正，所定之

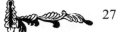

药，清淡无奇，莫辨其经，莫详其病，不亦超出古人哉。"于是著有《临诊秘传》云："大抵医之视症，贵乎精详。而人之问医，尤宜明述。故古人视病必以望闻问切为先，乃良术也。……观其气色以别其病之有无，闻其声音以察其病之轻重，问其源由以思其病之浅深，按其脉理以决其病之安危。"嘱"维冀遵守此言，持寻弗替"。

砚香公在《临诊秘传·望诊篇》中云："凡病人形体，观其外貌已可知其病情，故坐卧动静之间，吉凶可验。"又指出："而在妇女近案，身之未坐之时，必须留心观察，探其形神。见其腹大起凸者，非胎即癥；见其脘间手掩者，非痛即胀；头痛绢包者，非风即寒；目赤羞明者，非火即热；体侧而走者，定是腰酸；身曲而行者，必然腹痛；……惟于未诊之前，静而察之，然后问其病源，由症合脉，其效如神。"

在该书的问诊篇中，强调对问女子病时必须按年龄不同而区别之，欲询问婚嫁、生育、经候、乳腹、带浊、恶阻与漏胎、滑胎等情况。对于处女和尼寡须平心徐问；以"善全其问""问不明，则茫然莫辨；问必精，则晓然可思。故必以问为要道"。在该书切脉篇的切女子脉节中云："女子之脉，尺恒虚，非其虚而无力也，以妇人冲任不足，阴无以生故。尺脉细涩，实见为虚耳。所以妇人脉洪，谓之六阳，易于受孕；妇人脉软，谓之六阴，难以得胎。""如经候不调则泻滞不利，妊娠恶阻必滑数有神。""又有处女寡妇，尤宜精详，如脉象调和，阴阳别，必细细切之，以全名节。"并说明女子之脉与男子有别，"盖男子气不足而血有余，故其脉多洪；女子血不足而气有余，故其脉多涩"。对于老年之妇，脉必详察。认为"高年之体，脉形洪大，按之有神，是谓寿

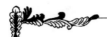

脉。不宜太实，实则终凶。脉形细小，按之如无，症将危矣。……所最足畏者，代与促耳，无病得此，必非佳兆；有病而得，大有变端；若高年气血已衰，不嫌代促"。

（六）痛证论治，须辨寒热虚实

痛证是妇科临床一大主症，蔡氏先祖认为妇科与内科的痛证同中有异，缘与经血、胎育、产乳有关。女子痛证大多归咎于气血。临床以痛经为多见，此外又如妊娠腹痛、产后腹痛、癥瘕腹痛、经行头痛、经行肢痛、经行腰痛、经行乳房胀痛、妊娠头痛、妊娠腰痛、恶阻脘痛、产后头痛、产后关节酸痛、产后足跟痛、阴户疼痛等。其发病总以气血受累为先，然则产生郁滞、冲逆、瘀结等病变，而形成脏腑经络等局部疼痛症状，所谓"不通则痛"。其病因多与寒、热有关，因寒主收引拘急，热则红肿生痛，临证尤以寒痛居多。对痛证属性的鉴别以"得温痛减为寒，反剧为热；喜按为虚，拒按为实；暴痛多寒，久痛多热；暴痛属实，久痛属虚；初病在气，久病在血"为总纲。

蔡氏先祖对痛证的辨证论治，认为除了考虑气血、寒热、虚实外，尤须注意疼痛的性质、部位、发病时令，以及疼痛发作的时期（如经前、临经、经后、经间期、妊娠期、产褥期、哺乳期、绝经期等不同时期），而选用不同的治疗法则。对痛的性质，可区分为冷痛、绞痛、刺痛、抽痛、结痛、切痛、掣痛、酸痛、胀痛、坠痛、隐痛、绵绵作痛和时痛时止等。若冷痛、绞痛多属寒冷；刺痛、抽痛多属瘀血；结痛多属痰食；切痛多属热实；掣痛、酸痛多属风寒；胀痛、坠痛多属气滞；隐痛、绵绵作痛多属虚寒；时痛时止的多数病在气分或内有虫积。

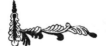

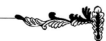

在治痛用药方面，常用香附、木香以调经理气止痛；金铃子、延胡疏肝止痛；苏梗、陈皮安胎止痛；白芍、当归柔肝止痛；五灵脂、蒲黄、炮姜固崩止痛；阿胶、艾叶止漏去痛。又以川芎、石决明、地龙治经行头痛；狗脊、桑寄生治经行腰痛；秦艽、络石藤、徐长卿治经行肢痛；吴萸、木香治恶阻脘痛；桂枝、丹皮、莪术治癥瘕腹痛；柴胡、郁金、青皮治乳房胀痛；槟榔、枳实治经行肛门掣痛；官桂、茴香、乌药治经行冷痛；赤芍、败酱草、皂角刺治经行灼痛；升麻、柴胡、荔枝核治产后小腹坠痛；龟板、鹿角霜、牛膝治产后足跟痛；夏枯草、露蜂房、凌霄花治阴户疼痛等。

疼痛虽是局部症状，但在辨证论治方面亦必须结合四诊和其他兼证，全面考虑。有人谓"痛无补法""痛随利减"。但是先祖认为妇科临床上出现虚寒性疼痛，尚需温补气血，补中有通，才能奏效。

（七）血证崩漏，首辨阴阳

崩漏是月经病中较为严重的病证，明·徐春甫《古今医统》谓："妇人崩漏，最为大病。"张景岳云："崩漏不止，经乱之甚是也。"患者常因暴崩不止，或久漏缠绵而影响身心健康。

前人对于治崩，提出了"塞流、澄源、复旧"三法，认为"急则治其标"，止血为当务之急。蔡氏先辈指出崩漏的止血，并非易事，因为崩漏病因众多，临诊时病情错综复杂，常为虚实夹杂，寒热互见，气血同病，必须详审病机。治疗之时应首辨阴阳，"审其阴阳，以别柔刚，阳病治阴，阴病治阳"。执简驭繁可概括为：凡出血色质赤紫黏稠的属阳崩，黯淡稀薄的属阴崩。在病机上应注意分清是开阖不

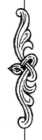

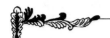

当，还是固摄乏权；是血病及气，还是气病及血。才能掌握好补与清的治疗主次，立方遣药的标本兼顾。一般讲肝郁化火，迫血妄行，或瘀滞冲任，血不归经的是开阖太过，为阳崩；而冲任受损，脾气虚弱，中气下陷不能统血摄血的属固摄乏权，为阴崩。前者宜清热化瘀，凉血止崩；后者宜益气健脾，补肾固冲。除素体阳虚者外，多数阴崩是由于久崩、久漏而阴血大伤，气无所附，阳气亏损所致。

蔡氏女科治疗原则主张"求因为主，止血为辅"；补虚不恋邪，止血不留瘀；标本兼顾，气血互治，温凉同用，攻补并施，通涩得当，阴阳平调。注意"阴中求阳，阳中求阴"。指出若取纯阳温煦，或择纯阴滋补，则有阳升而火动，或阴复而阳损之弊。故补阴时适当加入益气温阳之品，补阳时适当配以滋阴养血之味，从而使"阳得阴助而生化无穷，阴得阳升而泉源不竭"。蔡氏先祖特别强调气血阴阳寒热虚实等在崩漏发病的整个过程中，会相错相涉，必须"悟脏气之强弱、精气之消长、症势之缓急、攻补之先后，斯足称良医"。

（八）闭经痼疾，尤分滞枯

历代医家对于闭经众说纷纭，张仲景谓："因虚、积冷、结气，为诸经水断绝。"陈自明《妇人良方》云："忧愁思虑则伤心，而血逆竭，神色先散，月水先闭"。张洁古亦谓："月事不来属心火。"王纶《明医杂著》云："遇有此证，便须审其脾胃如何……只宜补养脾胃。脾旺则能生血而经自行矣。"《叶天士女科》亦说："脾旺则血匀气顺，自然应期。"

蔡氏先祖赞同张仲景、陈自明论点，认为妇人经阻总因脏腑虚怯、寒热瘀痰、食滞虫积、气郁忧思等，因而致血海受损，胞脉不利而经阻不行。临诊之时需分辨血滞有余的实

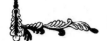

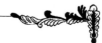

证和血枯不足的虚证。临床上以虚者多见，即使实者亦每在虚中夹实。故血滞实者不宜过于宣通，还须养荣益阴；而血枯虚者又不可峻行补益，尚须推陈致新。大凡治经闭，宜补心育肾以安血之室，健脾扶胃以资血之源，以此为其治疗大要。

（九）带下为病，须别虚损湿热

俗称十女九带。根据带下的色和质，古人分为白、黄、赤、青、黑五种带，其中以白带、黄带为多见。白带中夹有血性分泌物者为赤白带；下者单纯赤色，似血非血者称为赤带。

对于带下病的认识，古人尝有三种说法。一云带下属风冷寒邪为病，如杨仁斋云"带下为患，由于风冷停宿等"治以"官桂、干姜、细辛、白芷，先散其寒邪，然后为封固"。二云带下属湿热为病，如张子和、刘河间、张洁古、王叔和、朱丹溪等，均"从湿热治之"，"不可骤用峻热药燥之"。三云带下属脏腑虚损，如李东垣谓"下流不止是本经血海将枯，津液复亡"。治以辛甘润燥、辛热助阳、苦寒泻肺、苦温固经。缪仲淳谓"白带多是脾虚……法当开提肝气，补助脾元"。赵养葵谓"下焦肾气虚损"，"治法俱以补肾为主"。

蔡氏先祖认为：带下之因，一因胃中湿热与痰浊流注于带脉，溢于腑脏。二因气虚脾精不能上升而下陷，或风寒客于胞门，中经络、传脏腑，五脏损伤而下之。总须辨清湿热和虚损之别，大抵以湿热居多。治则为健脾燥湿、升提胃气，佐以利湿和补涩，如白术、茯苓、川芎、柴胡、莲须、续断、车前子、黄柏之类为习用之品。如带下色如脓泔臭秽者，湿热甚也，宜二术、芩、柏、半夏、车前，佐以升提；若带下如鸡子白状，脾肾虚也，必脾肾双补，宜归脾、八味；若赤白带下，是脾虚也，盖肝气郁则脾受伤，脾伤则湿胜，湿胜则风木郁于地中矣，宜开提肝气，助补脾元，如补中益气汤加茯苓、枣仁、山药、苍术、黄柏、麦冬等；若赤带多因心火时炽不已，久而阴血渐虚，中气渐损而下赤矣，必养心和肝缓中，佐入凉血清气之品。若赤带久而不止，必血虚矣，宜胶艾四物加麦冬、杏仁、牡蛎；老年白带日久不止，皆气多血少虚寒衰，宜投鹿角胶温涩之品。

总之，治疗带下，蔡氏先祖认为须分清虚实，辨别主次，通涩兼用，升降有度，补虚佐通利，清下不损正。

（十）治妊之要，宜清补平和

蔡氏先祖有言："少阴脉动甚者有子，盖父精母血，结而成胎。手少阴为心，心主血；足少阴为肾，肾藏精也。结胎之后，专恃母血，血恶燥，是以胎前无热药。故妊娠用药必以安胎为主，宜清不宜泻，宜补不宜攻，宜凉不宜热，宜和不宜克，乃治妊之要。如房事过度，惊恐劳役，醇酒辛辣，金针火灸皆在所禁，至于汗吐下三法，及利小便，均不可妄施。"

蔡氏先祖又谓："血以养胎，宜聚而不宜散。"故产前安胎当清热养血为主。古人以白术、黄芩为安胎圣药。缘白术健脾资源，气血充实则可保十月分娩，母子无恙。条芩清热，因火能消物，清热则令血能循经而不妄行，所以养胎也。而养胎之法，最宜调和饮食，当清淡润和，而常得清纯和平之气以养其胎，忌辛酸煎炒肥甘生冷之物。若将理失宜，不知禁口，以伤其脏气，血气筋骨失其所养，胎则易堕，子亦多疾。

（十一）产后诸病，应扶虚消瘀

《丹溪心法》曰："产后无得令虚，当大补气血为先，虽

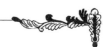

有杂证，以末治之。一切病都是血虚，皆不可发表。"《妇人良方》谓："新产之后，虽无疾，宜将息，调理脾胃，进美饮食，则脏腑易平复，气血自然和调，百疾不生也。"

蔡氏先祖亦云："妇人产后，古人以先固气血，盖新产之后，气血大虚，非补不能平复，故戒劳动、节饮食、少言语、迟梳头、禁暴怒。不论何病，皆宜调养气血为主，然则加对症药。如伤食只宜健脾，不宜消克；伤寒只宜和解，不宜汗下；中风只宜养血，不宜用风药。即有寒热诸症，皆因脾胃虚损之故，内真寒而外假热也。但补血不用黏腻之品，方用八珍、六君、归脾、补中益气汤等，加姜、桂最当。盖百骸皆资养于脾，脾旺自然摄血也。"又云："产后气血暴虚，理当大补，但恶露未尽、腹痛未除，纯补恐致滞血，当消瘀参扶虚。大抵新产之妇，先问恶露如何，块痛未除不可遽补，腹疼若止，补中益气无疑。"蔡氏先祖又强调："凡诊新产之妇，必先三审。先审少腹痛与不痛，以诊恶露之有无；次审大便通与不通，以诊津液之盛衰；再审乳汁行与不行，及饮食多少，以诊胃气之充馁。必先审此三，再以脉参症，脉症相符，治之必愈；脉症相反，纵无危候，必多变端。俗称：胎前脉贵实，产后脉贵虚；胎前宜凉，产后宜温；胎前则顺气安胎，产后则扶虚消瘀，是为要也。大凡产后用药不宜轻投凉剂，因气血空虚，用凉恐生脏寒。若无偏寒之证，也不宜过于辛热，理应和平调治，方为合度。"

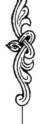

（十二）癥瘕为患，须祛瘀痰郁滞

古人有五积、六聚、七癥、八瘕之名。积聚者，男女皆患，至于癥瘕，惟妇人居多。

蔡氏先辈认为：癥瘕总由气聚瘀结而成，多与正气虚

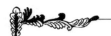

弱，血气失调有关，癥瘕初成，瘀滞始结，正气尚盛，即可化瘀散结奏效。若癥瘕日久，瘀滞愈甚，且与痰浊相搏而正气愈伤，往往成为虚实错杂的痼疾，当扶正化瘀，以渐图功。若求旦夕之效，而妄攻之，则速其危矣。《经》云："大积大聚，衰其大半而止。"唯恐过于攻伐伤其气血。治疗妇人癥瘕（包括子宫肌瘤、卵巢囊肿、子宫内膜异位症等各种妇科盆腔肿块结节），主张既以消癥祛瘀为大法，又注重患者的秉赋虚实、饮食情志、时令等影响。认为癥瘕之病因，其脏腑虚弱为本，加之饮食失节，寒温失调，情志怫郁，气血劳伤；与寒相搏，郁而化热；与痰相结，壅滞不散，瘀痰湿邪，结聚成块等，寒热相杂，邪正胜复。审证必须细微周详，治疗尤宜谨慎切当。还须因时、因地、因人制宜，方可应验。又当注意固气护胃，攻不伤正。欲图速效，诚属不易。

（十三）种子求嗣，须葆精养血、调经消征

《内经》谓："二七而天癸至，任脉通，太冲脉盛，月事以时下，故有子。"男女有子，本于天癸至肾气盛实之候。蔡氏先祖云："子嗣者，常事也。不得者，非专责之女，皆因男女调摄未得其方，男子应节欲葆精，女子需养血调经。男子若能清心寡欲，勿纵酒，少劳神，则精气足矣。若先天不足，则用药培之。女子养血怡性，调经理气，诗云妇人和平，则乐有子，和则气血不乖，平则阴阳不争。气血柔润，经脉自调，月事以时下而有子。"

关于不孕症的病因，先曾祖认为：由伤于冲任之脉也。其内因是秉赋虚弱，肾气不足，冲任亏损，气血失调。外因有四：①宿血积于胞中，新血不能成孕；②因胞寒胞热，不能摄精成孕；③因体盛痰多，脂膜壅塞胞中而不孕；④因肝

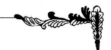

郁气结，络道失于畅通而不孕等。

蔡氏七世蔡小荪教授对不孕症的辨治，主张调经为先，但尤须辨证与辨病相结合，分期与分型相结合。即依靠现代医学、妇科检查所得的病理体征，按照女子月经周期，即卵泡成熟期、排卵期、黄体期的生理特点，采用调经、消征、育种三期治疗。调经常以理气养血为主，结合临床病机分型辨治。消征是在经净后结合妇检所得体征，在辨证论治基础上，考虑到痰、湿、瘀、郁、寒、热的病理实质，及相互关联性，采用消除体征的相应有效方。育种即是排卵期前后及黄体期，服用健全黄体、毓麟助孕之方。

对于男性不育，在治疗上强调：清心寡欲、行血利湿、养阴填精、温肾助育。注重水火既济，阴阳平调。又当调和饮食，淡其滋味，避其辛烈厚腻。蔡氏先祖认为："精不足，补以味。然浓郁之味，不能生精，厚腻之品易生痰蕴湿，湿多则精不纯，纵然受孕，亦必夭丧，唯恬淡者能补精，世物唯五谷得味纯正，若能淡食谷味，即能养精。"

小乐静斋随笔

（一）祖父蔡小香在《医学报》革新号发刊辞（宣统二年正月上旬第一期）

岁在甲辰孟夏之初，周子雪樵，始组织《医学报》于海上。雪樵去而吾徒王生问樵继之。于今六年矣。王生自知轻材，弗克负荷。观报载启事，知其亟于交替。闵闵焉如农夫

之望岁。己酉冬十一月，医学会开二次大会，绍兴医药研究社长何廉臣先生自越来，宣言近年本报之内容，纯然为课艺之变相，饩羊仅存，告朔云亡。医报编辑之谓何，虽欲殿诸报之后而不得，将何从慰群情餍众望。爰与副会长丁仲祜先生等，公推顾子鸣盛为主任，掌本报编辑事。时评议员俱在座，无异辞，廉臣之议遂决。今日为本报鼎革后第一期发刊之日，锺骏不敏，敢为之词曰。

天演之源导于物竞，物竞之极终于天演。东西之士，皆守积极的主义，事事欲今胜于古，故有古人，有今人，此进化之机转也。中国之士，皆守消极的主义，事事谓今不如古，故有古人，无今人，此退化之现象也。以进化与退化相竞，退化者得不为天演所淘汰哉。在昔神农黄帝，于上古野蛮酋长时代，而作《内经》《本草》诸书。其人实非常之人，其事实非常之事。然后人之心思材力，讵必不逮夫古帝。而四千年来，若张长沙之论伤寒，刘河间之明类中，徐之才之创十法，李东垣之重胃脾，朱丹溪之重痰火，吴又可之论温疫，薛生白之论湿温，叶天士之论温热，王孟英之论霍乱，王清任之论瘀血，虽各有发明，要皆尊两帝为万世不祧之祖，奉《内经》等为历劫不磨之论。五行生克之谈，操如铁券。清浊阴阳之辨，守若金科。一二卓荦之士，欲起而摘前人之罅漏，撤往籍之藩篱，则痛诋之日，生乎今之世，反古之道，其罪不容诛。于戏，仰何所见之小也。自顷欧文美化，夹太平洋之潮流奔腾澎湃而东渐。而新奇之医术亦与之俱至，先后数十年间，凡属通都大邑，无不遍设医院，隐操我黄人生命之权。而我岐黄家排外之思潮，方旋涡于胸中，而莫之或息。且变夏于夷，又为通人所诟病。于是睡狮沉沉，冥然罔觉。二十世纪之曙光，竟莫丽乎震东。庸讵知

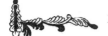

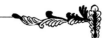

他山之石，可以攻玉。礼失求野，先贤已诏我后人。矧世界大同，必有其日，又恶能执我陈编旧说，敌彼崭新之学识耶。试近征诸日本，当第四世纪以前，允恭帝病笃，廷议始征金武于百济，是为汉医输入时代。第十四世纪末叶，得孙思邈《千金方》于我国，遂为治疗之标准。自四世纪后，至十六世纪前，皆为汉医全盛时代。千五百三年后，曲直濑正庆，守李朱万病脾胃虚弱之说，倡用甘温滋补，是谓方今派，势力最盛。后五十余载，后藤艮山、香山秀庵、吉益东洞之徒崛起，皆复用仲景古方，是谓复古派。党同伐异，互相水火，为日本汉医一大变革。然两派俱不能无弊，方今派譬犹文治，文治极则流于姑息。复古派譬犹武断。武断甚则失诸暴虐。于是和田东郭、多纪蓝溪等，遂折衷古今两派，是谓折衷派。自十六世纪以来，为汉医与汉医竞争时代。千六百六十一年，长崎民人西吉兵卫，始习西洋医术于葡萄牙人。杉本忠惠踵之，从学于番医野泽忠庵，遂以洋方为幕府医官。吉兵卫之子及西玄甫，皆以南蛮流为侍医法眼。栗崎道有、桂川甫筑，皆以西洋医术为外科医官。自十七世纪以来，为西医输入时代。千七百十六年，将军宗吉尝召西川如见进讲洋书，兰学骤盛。逾年，幕府命桂川甫筑制洋方药品。五十七年，杉田玄白倡行西洋外科术，更译述解体新书。六十五年，平贺源内著电气学说。九十九年，植兰清药苗于虾夷。是时汉医家之排拒科学的思想，一如吾国今日，是为汉医与西医竞争时代。千七百五十四年，至六十八年间，汉医山胁尚德，始解罪人之尸体，观其脏腑，发愤而作一书，名曰《脏志》。又立再春馆医黉于肥后，聘吉益东洞为教授，多纪安元，同元孝等，更设跻寿馆于江户，网罗当代之名家分任教务。多纪桂山授《素问》讲义，

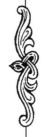

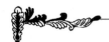

山田、桃井授《伤寒论》讲义，目黑道琢授《素问》《难经》讲义，服部玄广授《灵枢》讲义，加藤骏文授《难经》讲义，田村太田授《本草》讲义，小阪冈田授《经络》讲义，井上龟田等授《儒籍》讲义。于是汉医之徒，始得受秩序的教育。后二十有六载，幕府复命立江户医学，以陶冶人材。千七百六十八年，贺川玄悦研究产科，颇著新论，以是阿波侯征聘之，是各汉医进取时代。十九世纪初叶，德意志人希保尔德，至长崎宣讲医学。千八百三十年，足立长隽首倡西洋产科。四十八年，吉益圭齐再兴科痘法。五十八年，建私立种痘馆。六十年，派国民留学于荷兰。又二年，再派国民留学于英、俄、法三国。由是以往，下逮于今，为西医全盛汉医式微时代。一盛一衰，天渊相判。缅彼扶桑，可为殷鉴。今我国当新旧交哄之际，诚宜淬厉精神，冒险进取，纳西方之鸿宝，保东国之粹言，讵能故步自封，漠然置之耶。医报负振聋发聩之责，导以智烛，警以晨钟，沟而通之，合而铸之，此开幕者之本旨也。

（二）清末妇科名医蔡小香创办医学会公牍

清末吾中医界尚缺乏有组织之团体，因此无从互通信息，共同研究，交换知识。先祖蔡小香（锺骏）素有继承发扬，振兴中医之愿，于九十余年前，即主张中西医结合，办报兴学，建立独立自主之中国医院，救死扶伤，为吾国民健康服务。爰与海上名士李平书等筹组中国医学会，成立于光绪三十年（1904 年）六月。在此之前，呈报清廷当局备案，公牍批文曾刊载于己酉三月（宣统元年 1909 年）上海医学研究所发行之"上海医报"第二期，第十页，亦中医界之一项文献史料，全文如下：

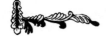

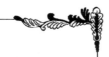

续奉宪调查中国医学会覆稿

藩宪瑞　　札本年九月初二日奉

抚宪陈　批职贡蔡锺骏等呈拟设医学会由奉批据禀已悉该职
等因医学渊微拟在沪地设立中国医学会使通国医士得以互相
研究交换智识洵足振兴医术慎重生命所拟章程亦尚妥善应准
如禀立案仰苏藩司转饬遵照谕令实心经理毋托空言是为至要
切切仍候

督部堂批示此批等因到司奉此合就转饬札府即便转饬上海县
查明转行知照仍抄录原呈原摺送司备查等因到府奉此合就转
饬等因各到县奉此查此案前奉

道宪批饬即经照会查复在案兹奉前因合行照会贵董烦照先今
来文希即查明具复以凭核办并先转致蔡锺骏等知照将原禀章
程录呈

藩宪备查各等因到所奉此查蔡锺骏宝山县人世传女科本系
府

董所会董王桢上

元人系锺骏之徒彭绳祖华亭县人系内科医生亦皆董所会员丁
福保无锡县人系知西医此次发起中国医学会锺骏等并未到董
所报告一二是以一切情形均未得悉奉

文以后查得蔡锺骏缘外埠来函催促开会遂徇王桢等三人之请
遽禀

各宪立案核其会章所云各州各府千里万里皆可入会祗凭函件
虽有介绍均非素识非比一州一县可以调查详细所谓立案之处
董所未敢擅议应候

钧裁所有先今奉

文饬查蔡锺骏等设立中国医学会各节缘由谨备文呈复仰祈

公祖大人　核转施行除遵

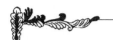

饬转致蔡锺骏等知照将原禀章程录呈

藩
府｝宪备查外须至呈者

　　右　　　呈

　　上海县正堂李　批　所设之医学会千里万里只凭函通恐未尽妥所请立

　　案之处似未便准行仍候　　　上游酌之

（三）蔡小香舍祠兴学

　　清代末年，沪郊城镇，尚少设立学校。学龄儿童，均就读私塾，见闻狭隘，知识不广，更难符合时代要求。时值甲午，戊戌之后，国势日衰，有识之士，咸感旧学之必须易辙，改良思想勃兴。清廷迫于舆论，下诏兴学。先祖小香公，素有办学图强之愿。时正兴建宗祠于蔡氏花园，为积极筹办新学，督促工程提前完成，以供校舍。于光绪三十年春（1904年），斥私资创办蔡氏学堂于家祠中，开江湾私人办学风气之先。但新学虽然渐兴，而一般民众，由于千百年来受封建制度长期影响，守旧固执，踌躇不决，家长大都观望，就学寥寥。有鉴于此，小香公每当星期回至江湾，辄假畅园茶馆，举行演讲，对于国势之艰难险危，国民之应尽责任，尤以教育方面之亟须革新，作详细分析，言辞恳切，语言通俗，老妪亦都能理解。在当时封建社会中，一位名闻遐迩妇科儒医，又是知书达理秀才相公，居然于茶馆中不顾身份，抛头露面，当众演说，未免遭致地方上一班士绅腐儒非议，咸摇首惊叹，目为有伤大雅，成何体统，阻力重重。初起确有言者谆谆，听者藐藐之感。而小香公始终坚持勿懈，历时稍久，收效乃宏，果得预期结果，家长顿觉感悟，纷纷率子

290

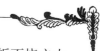

女入学。过去一班鄙视先祖不为旧礼教束缚，百折不挠之大胆行为者，至此亦深感钦佩，不得不为之折服。小香公继又感觉办学果然非易，而师资之培养则更难而尤迫切，因此同时在上海设立专科训练班，毕业者再，非但蔡氏学堂有适宜之师资，其他学校也都有所依赖。光绪三十三年秋（1907年），复办兢业师范学堂，希冀源源培养师资，以为发展办学之助。此外又创办蔡氏医学堂，光绪三十五年（1909年）并入中国医学会附设医学堂。更举办医学讲习所，中医专科训练班等，进而造就中医人才，并提高理论实践水平，以冀成为将来条件成熟时创立中医专门学校之雏形，慧见卓识，计划远大。它如精武、南洋、新公学等校，均输财助之。小香公兴学救国热忱，倾注无数心血及财力，作出不少贡献，深得大众敬仰，功绩显著，实有不容泯没者。宝山县志及江湾里志等各种书刊均有记述。

（四）祖父蔡小香和弘一大师

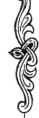

先祖蔡小香茂才（1863—1912），清光绪甲申黄科廪、吾江湾蔡氏儒医五世传人，造诣深湛，名闻遐迩，誉满大江南北，蔡氏妇科，于斯为盛。平素勇于为善，凡艰巨之义举，恒创捐独任。尤富爱国思想。甲午之后，清廷更趋腐败、割地赔款、丧权辱国。光绪三十年（1904年），海外华工，倍受奴视，直同猪仔，消息传来，国人大愤，群情激奋，创议抵制外贷，以示声援。是年六月，先祖及时与沪上名士李平书、顾滨秋等邀集医界名流三十余位，假英租界西兴桥北仁济善堂（即今云南路延安东路北首），组织"医务总会"（为上海最早之医学团体），当时入会者二百余人。先祖被举为总董、积极支援海外华工，继而全国响应，侨工因

之得以改善待遇。小香公旋任"中国医学会"会长，属最早之全国性医学团体，丁仲祜（福保）为副会长。同时继续发行医学半月刊，名《医学报》，后改名《医学公报》，亦医界最早期刊之一，发行额遍及全国十二行省。在宣统二年该报革新号第一期发刊辞中，先祖曾呼吁"纳西方之鸿宝，保东国之粹言……沟而通之，合而铸之"。主张中西医结合，远见卓识，终生未辍。不幸积劳成疾，英年早逝。余生也晚，未能恭聆垂教，深以为憾，惟凭遗像，得仰清姿。

年来从电视连续剧弘一大师李叔同剧中，见有扮演先祖形象，诚未必酷肖，但亦引发余对祖父无比怀念，镜头虽不多，似是音容犹在，久别重逢，欣慰异常。

弘一大师李叔同，原籍浙江平湖，1880年出生于天津。戊戌政变后，奉母南迁，初赁居于前法租界卜邻里，光绪二十五年己亥（1899年），移居青龙桥之"城南草堂"（现南市区）。屋主许幻园，颇富厚，设学社曰"沪学会"，常悬赏征文。大师时年甫弱冠，已文采斐然，每投稿、辄名冠其曹者凡三次，许公以为奇才，惜相见恨晚。由此得与江湾蔡小香、江阴张小楼（李公朴岳丈）、宝山袁希濂（授孙中山大总统印袁希洛之兄）、华亭许幻园，朝夕共处，相交至笃，诗文酬唱，情同管鲍。旋结金兰之义，号称"天涯五友"。许幻园夫人宋梦仙（贞）有"天涯五友图"诗五首，描写五人不同性格，其中一首云："李也文名大似斗，等身著作脍人口，酒酣诗思涌如泉，直把杜陵呼小友"，即咏大师。其余四首，惜无缘一睹。继又成立城南文社。翌年庚子（1900年），与上海书画名家，组织上海书画公会于福州路杨柳楼台旧址，群贤毕集，盛极一时。

后弘一离沪，1928年复过上海，重访"城南草堂"旧

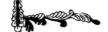

居，不料已改为"超尘精舍"，有衲子侍香火，俨然一兰苦矣。许幻园则屈居陋巷，为人作文字以易升斗。时先祖早已去世，五友只存四人，弘一暂寓弟子丰子恺江湾家中，备素斋一叙，人事沧桑，相与叹息，不胜今昔之感。忆先祖在世时，与大师虽年岁相差近二十寒暑，但才识相契，忘年之交，至为莫逆。大师曾有诗四绝，题曰戏赠蔡小香："眉间愁语烛边情，素手掺掺一握盈，艳福者般真羡煞，佳人个个唤先生"。"云髻篷松粉薄施，看来西子捧心时，自从一息恹恹后，瘦了青山几道眉"。"轻减腰围比柳姿，刘帧平视故迟迟；佯羞半吐丁香舌，一段浓芳是口脂"。"愿将天上长生药，医尽人间短命花，自是中郎精妙术，大名传遍沪江涯"。如此艳语雅谑，出自大师之笔，在弘一诗词中，殊属少见，也可鉴二老交谊之深，诚难能可贵之医界与文坛史料轶事也。

（五）儒医蔡小香二三事

旧时封建年代，皇室染恙，自当太医司职，有时亦诏请民间名医诊治，如能应诏，即一登龙门，身价百倍，名声显赫。清末西后慈禧患疾，下诏招聘海内名医。江苏巡抚程德全与先祖小香公交善，素慕医名，有推荐意。先祖久恶清庭腐败统治，割地赔款，丧权辱国。尤以西后专横跋扈，喜怒无常，误国殃民，岂肯甘为效力，故托言婉辞。事后尝对家人曰：伴君如伴虎，御医实非美差，凡入宫廷，必先学习面君烦琐礼仪，叩首跪拜，稍有不慎，即属大不敬，必遭罪责。且为西后治病，战战兢兢，略有差池，则祸不旋踵矣。近及于身，远及儿辈。即使侥幸奏功，有所赏赍，似乎顿获殊荣，实则入不敷出。且晋京入宫之前，需先奉谒有关显宦，尤其西后周围太监侍从，虎视眈眈，均需奉纳金帛，否

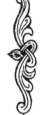

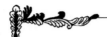

则事事掣肘，处处刁难，寸步难行，可谓得不偿失。而况官场酬酢，非腰缠巨资，便无从应付。纵观过去医家，奉诏启程，路遥千里，备极辛苦，家属送行，祸福莫测，忧喜参半，心情矛盾，忐忑难安，犹如生离死别，个中滋味，难以言喻，必待衣锦荣归，方始转忧为喜。目今悬壶沪上，衣食俱足，正当为民众解除疾苦，何必长途跋涉，背井离乡，担此风险。亲朋有认为此机会难逢，求之不得，贸然放弃，殊为惋惜。亦有钦佩先祖高风者，诚见仁见智，所见不同耳。

小香公早年于上海老闸万福楼后街（俗称老街，即北京东路 596 弄 17 号，今已拆去），买地造屋，设立诊所，门庭若市。祖父事亲至孝，并另建新宅于江湾万安路旧居旁，面阔七间，凡三进三层，枕河临街，背南面北，供奉双亲，颐养天年，曾祖母唐太恭人，寿臻百岁。同时在奎照路造林建园，广不足十亩，俗称"蔡家花园"，与宅第隔河相望，蔚为一景。更置地于大场，营建祖茔，地购自多户，留有坟塚不少，每逢清明扫墓，香烟缭绕，纸灰飞扬，此起彼伏，俨若公墓义地。亲朋有认为与理不合，按常规土地既已售出，原有棺椁当即移去，故建议先祖，顿促各原主迁墓。小香公以为不妥，云余建祖茔，冀使先人遗体得一乐土，今却使他人掘地迁坟，尸骨不安，于心何忍，非我所为也，己所不欲，勿施于人，遂未纳众议。墓地亦不设围篱，任人耕种，从不收租，众感德莫名。当时又有沪上洋商，于郊区购地建厂，慕先祖名，请任买办，如应聘，可致巨富。祖父亦因建厂需迁入祖坟，虽富不仁，故毫无考虑，坚辞勿就。不少义举，宝山县志及江湾里志德义篇，均有部分记载。

（六）怀念父亲蔡香荪之一

父亲蔡香荪（1888—1943），曾肄业于同济医工学堂（今同济大学）。自幼承先祖小香公熏陶，精湛妇科，学贯中西。爱国思想浓厚，早年参加孙中山先生同盟会，常与革命志士秘密聚合于家园（江湾奎照路蔡氏花园），谋广州起义，临期病足，步履维艰，致未成行，因得免于黄花岗之难。

先父虽诊务繁忙，尤热心社会公益。1932年1月28日，日寇侵华，烧杀淫掠，哀鸿遍野。狂轰滥炸，生灵涂炭。十九路军及第五军等，奋起反抗，日寇多次受挫，战况惨烈，江湾首当其冲，全镇房屋，十九化为焦土，旧居及花园亦毁于战火，所藏文物尽付回禄，损失无算。先父对身外物素较淡漠，惟念国家兴亡，匹夫有责，积极筹办难民收容所，安置灾民，日供稀饭两餐，暂避饥寒。并及时号召本镇爱国青年，成立救护队，筹措器材药品，日以继夜，废寝忘食，指导队员出入枪林弹雨间，冒死抢救伤员。设临时救护所于江湾保宁寺内［今公安街保宁路口，本地千年古刹，创建于五代十国后晋天福三年（公元938年）后被炸毁］，精心护理治疗，保存抗战有生力量。旋战争结束，更组织掩埋队，多方筹款，安葬殉难军民计1300具，附葬广肇山庄者不与焉，于镇北长沟湾崇善堂公地九亩许（今场中路忠烈桥西堍），建"一·二八忠烈墓"，亦即十九路军抗日阵亡将士及友军等长眠之所。越二年，增建纪念碑及石坊。碑文由里人沈鸣时所撰，坊额为当时政府主席林森题"忠烈千秋"四字，背面系汪精卫书"心昭日月"。中间坊柱联语乃先父香荪公撰，袁希濂书："蓦地撼波涛，七尺残躯，至死不忘汤誓。连江黯风雨，一抔封土，招魂忍读楚辞"（登载于1936

年 1 月 29 日申报第三张）。后该墓于 1937 年"八·一三"之役被日寇炸毁。原有照像留影及拓片，亦毁于日军清乡时（据闻碑文铜牌现存于上海博物馆，长 80 厘米，宽 60 厘米）。惟当时鉴于先父爱国爱民，见义勇为壮举，十九路军总指挥蒋光鼐，军长蔡廷锴特制金丝锦匾相赠：该匾深蓝色，真丝手工制成，以金线精绣"急公好义"四字，上款"蔡君香荪惠存"，下款为二位将军题识，匾长 157 厘米，宽 72 厘米。历经浩劫，珍藏至今已 60 余年，仍金光灿烂，鲜艳夺目。当年群情激昂，同仇敌忾，浴血奋战，前赴后继情景，似犹历历在目。落后就遭挨打，能不深思。年前宝山县有筹建"上海淞沪抗战纪念馆"之举，窃思该匾系我家损毁无数有纪念性文物中硕果仅存者，素来视为至宝。但个人收藏，日久难免损毁遗忘，更不能发挥其意义作用，故特主动捐赠该馆，希冀永久保存，为发扬爱国主义教育略尽绵力。警钟长鸣，前事不忘，有儆后代。忆父亲谢世时，上海沦为孤岛，敌焰嚣张，金瓯残缺，遗恨绵绵。尝念"王师北定中原日，家祭毋忘告乃翁"。而今国运昌隆，失地回归，倘若九泉有知，谅当额手嘉许。

（七）怀念父亲蔡香荪之二

　　1937 年夏，日寇再次于华北宛平制造事端，发生芦沟桥事变。8 月 13 日借上海虹桥机场挑衅，发动全面侵华。中国军民，忍无可忍，奋起抗战，屡挫敌寇。父亲蔡香荪，继"一·二八"之后，又积极筹办难民收容所，安置灾民。并及时组织江湾爱国青年，成立救护队，自任队长，捐资添置医药用品及救护器材，购备旧卡车一辆，由副队长谈益民率领，驶赴前线，废寝忘食，夜以继日，出入枪林弹雨间，冒

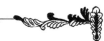

死抢救伤员共四千余众，为上海红十字会各救护队之冠，当时红十字会年刊有记载，获红十字会救护奖章（该奖章为铜质，直式，长圆型，古铜色边，中间瓷面为白底红十字，庄重简朴，惜在文革中与其他奖章同被抄去）。后救护队随军后撤至浙江德清，谈益民被任县长（解放前任上海市社会局副局长）。继续抗日，一切医药用品，均由香苏公接济，始终未辍。

当时父亲所创江湾救火会，兼任会长。事变后为保护公物，将救火车二辆及大部器材，寄藏于法租界打浦桥大东南香烟厂，以免落入敌手，与日伪周旋。可喜全厂数百职工，无一向敌伪告密者。但最终仍为奸人举报，被日伪攫去。

同时父亲同乡知友刁庆恩（浩春），与江湾士绅均参与抗敌，后除父亲与刁外，大都趋附汪伪，刁庆恩坚贞不屈，转入地下，继续宣传抗日，印发《明灯》半月刊小册，对敌伪口诛笔伐，不遗余力，即同乡老友，亦不例外，终遭日寇逮捕，关押于北四川路新亚饭店后日军宪兵司令部，严刑拷问。父亲闻讯，忧急如焚，多方营救，并求助于老友赵厚生，其子华苏，自幼即认先君为寄父，故交谊颇深。赵厚生名正平，曾参加孙中山先生同盟会，早年由浙江武备学堂考选留学日本师范理化各科，光复后曾任广西军政府参谋，继任南京临时政府总兵站总参谋，留守府军事调查局局长，江苏都督府参谋长等职，据闻时任汪伪教育部长，旋任上海大学校长，经渠设法与日军交涉，不久刁即获释，出狱后不敢回寓，直奔舍下。渠一介书生，骨瘦如柴，且有肺疾，被打至遍体鳞伤。先父不顾安危，将其藏匿家中，延请伤科悉心治疗。一如既往，每餐备酒，殷勤相待，慰勉有加。余家上下，有账房、司机、男女勤工等近十人，亦无一向日伪告密

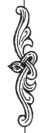

者。但当时敌骑纵横，终非久留之地，待刁丈伤愈，即资助其全家，率妻儿避走尚未沦陷之后方安徽屯溪。事后赵厚生对先父提及此事，云"余一生从未盖过指印，此次为汝救刁在日人面前破例"，二老相与一笑。1943 年夏父亲忧国忧民，积劳成疾，不幸于农历六月二十八日逝世，未能目睹敌寇败降，国土回归，遗恨绵绵。刁在皖南闻耗恸哭，寄诗"哭亡友蔡香荪先生"云："欲觅桃源学避秦，流亡千里逐风尘，故乡久矣无消息，何意惊传噩耗频。坚贞诚笃式乡邦，义粟仁浆洒不遑，寿世神方欣继武，人琴俱寂剧堪伤。记曾食客就高门，二十余年无闲言，最是难忘风雨夕，殷殷慰我酒盈尊。世运方新曙色开，缘何辞别赴泉台，梓桑物望晨星似，不尽他年挂剑哀。"希望将来凯旋归来，在先父墓前一谒。不期原本体弱多病，加以刑伤，颠沛流离，尤以惊闻噩耗，日夜忧伤饮泣，未几即于 1943 年 8 月 28 日 22 时 55 分与世长逝。

父亲谢世后，设灵座于会客室，常有病家痛哭灵前。当时宝山同乡会挽联云："生佛崇乡间，合境万民齐下泪；良医传世业，弱龄令子克承家。"

（八）名医蔡香荪轶事

曩昔，老管家鞠梅卿，喜述先父香荪公旧事。当提及名人蒋百器，邵式军翁婿。缘先父早年与蒋百器均参加孙中山先生同盟会，故颇相知。蒋年轻时系日本士官学校高才生，辛亥革命后曾任浙江都督、孙中山大元帅府总参谋长、军需总监等职。夫人怀孕时，思得一子。民间传闻有孕妇佩雄精可转女为男之说。按雄精即雄黄，本品生山之阳，是丹之雄，故名。属砷矿斜方系，产于黏土上或喷火口附近之美

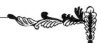

黄色或橙黄色小板状结晶矿石，有真珠光，半透明。古籍别名有：男精、男生、帝男血、帝男精等。唐代孙思邈著《千金方》中亦有：转女为男，妇人觉有妊，以雄黄一两，绛囊盛之养胎，转女为男，取阳精之全于地产也等记载。诚历史条件不同，实际上显然缺乏科学根据。鉴于素悉余家藏有特大雄精，故商借备用。不慎损碎，结果未效。旋生一女名冬荣（铁华），1934年与邵式军结婚于沧州饭店。邵原名云麟，又名啸越，浙江余姚人。高祖邵灿，为清漕河总督。曾祖友廉，曾任河南、台湾巡抚，上海道台。与曾国藩有金兰之谊，又与李鸿章、盛宣怀为儿女亲家，式军母即盛之四女。"八·一三"之役，上海沦陷后，华北至华南等地区，均被敌伪控制，由于侵华日军头目松井石根大将与蒋百器为日本士官学校同窗好友，特委邵式军为苏浙皖税务总局局长，乃极好美缺，腰缠万贯，顿致巨富。在日伪时期，显赫一时。置豪宅于爱棠路80号（即今余庆路）。因邵系蒋百器东床，故与先父亦素相识。某日延请香荪公出诊，据当时随行者鞠梅卿、颜瑞昌、司机孙业祥等回忆，邵宅戒备森严，门卫荷枪实弹，如临大敌，凡进宅者均须抄身。香荪公大怒，原本对日伪疾恶如仇，今念在旧交，故而允诊，目前如此无礼，岂堪忍受，挺身直入。公丰颐蓄须，相貌尊严。守门者一时瞠目踌躇，不敢阻拦，得入内面见邵式军责问。邵自知失礼，当即道歉，并呵斥左右，责未善为安排恭候。诊毕更设宴款待。可见敌伪奸佞，貌似凶顽，荼毒生灵，实则内心空虚，胆小如鼠，恐遭人民惩罚，诚可恶而又可悲也。

此后经冬荣之戚，中共地下党员潜入邵府，晓以大义，说服邵式军改恶从善，回头是岸，明任伪职，暗中接济大量军用物资及药品，不断输送苏北盐城新四军军部，将功折

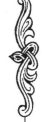

罪。日军投降前夕，邵以通共之嫌，一度遭汉奸头目熊剑东软禁。旋数经周折，结果仍仗东荣之力，摆脱羁绊，设法转奔解放区，弃暗投明。1949 年解放后，曾任山东省财政厅厅长。据闻 1958 年在任上被捕，判刑七年，1977 年获平反昭雪。

（九）名医蔡香荪遇绑脱险

1940 年前后，上海沦为孤岛，四周均被日军控制，沪西极司非而路（今万航渡路）、白利南路（今长宁路）一带，尚较荒僻，乌烟瘴气，盗匪出没，杀人越货，无恶不作。市民视为畏途，轻易不敢涉足。当时一般医师，如有该处延请治病，一概婉辞。某日一抄方员吴某，一时疏忽大意，接受此地出诊。先父香荪公得知，甚觉为难，踌躇不决，既已承接，不得不去。平时出诊，规定于下午 4 时后。父亲生活习惯，尚分食制，尤好西餐，几乎每日中午，必外出用餐，或有亲友作伴。是日适江湾卫生事务所（原香荪公创办江湾时疫医院，并任董事长）所长杨医师（美国公共卫生硕士）前来相陪，因此共同商议，决定中午前去应诊，乘其不备，突然袭击，然后午餐，似较妥善。当即偕杨及老管家鞠某，另一抄方员颜某、司机孙某驱车前往，抵目的地，先由鞠、颜二人下车探路，至对面均是平屋，弄口有人伫立，即上前问讯。云可随伊去，转折陋巷间，该人忽向前方高唤曰："财神来矣"，即有数歹徒持枪窜出，以巾蒙二人目，牵引至屋内，去目巾，见有匪徒六七人，皆拍手欢呼，曰大事告成。为首者即问鞠"汝是蔡医生"。鞠急否认，云是挂号员，袋中适有镇江家书出示，众信以为然。随即转问颜某"汝必蔡医生无误"。却巧颜袋中亦有慈溪家书，急取出以示。众愕

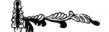

然，匪首即问同伙，云外面车上除司机外尚有二人。匪首随
即询鞠某何者为蔡医生。鞠较年长，尚镇定，急中生智，对
曰穿西装者即是，窃思但使东翁脱险，即无大碍，穿西服
者，实为西医杨某。匪首立令数人持枪反身急追。时先父在
车上久等二人不归，心甚忧急。杨医师本对该地怀有戒心，
疑虑有加，今二人许久未返，更增惊觉，目前处境险恶，劝
先父立即离此是非之地。香荪公素来仁厚，不肯弃之不顾。
杨情急，令司机孙某速离。孙亦知情况不妙，但主人未允，
不敢起步。杨顿足急催孙尽管开车，主人见责，由伊担待。
孙闻言胆壮，启动油门，如脱弦之箭。待众匪赶至，已望尘
莫及。返告匪首，咸垂首丧气，跌足叹息，功亏一篑。随将
二人随身钱物搜去。时已过午，鞠索食，匪饷以炒猪肝等。
颜年轻胆怯，食不下咽，鞠劝进，云余等并非目标，但食无
妨。入暮，数匪进屋，厉声喝令"出来"，又以巾蒙目，月
黑风高，牵引转走于田野间。因该处屡次发现无名弃尸，或
电杆上悬挂人头，报端时有所闻，此刻二人反觉惊恐万分，
毛骨悚然，但亦无可奈何。许久，耳边渐闻汽车喇叭声，知
近马路。匪为去巾，给大洋一块，遥指前方车站，嘱自回可
矣。时已晚上十时，家中慰问亲朋不少，见二人平安归来，
咸额手称庆。事后慈君赠二人手表及定制大衣，并慰安金若
干。当时老闸捕房特派武装便衣警探一名（包打听），每日
来诊所坐镇保护，如是月许，自必须厚谢，所费亦颇不菲。
经此恐扰，先父以原有自备车 1787 牌号使用年久，知者不
少，难免招事，即改为 3471，并将车漆为黑色（原为当时
风行奶油色），借以避免注意。吉人天相，一场虚惊，幸赖
杨医师等机警果断，终得化险为夷。

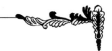

编 后 记

本书是由中国中医药出版社在国家中医药管理局组织下编写的，属于《中国百年百名中医临床家丛书》之一，详细介绍了蔡小荪教授继承和发扬蔡氏女科的学术思想，并结合现代医学理论，运用现代诊疗手段治疗妇科病的临床经验，希望能对振兴中医药事业，繁荣中医学术作出一定贡献。本书在编写期间，得到周晴、熊韬医师的大力协助，在此一并致谢！由于编者水平所限，疏漏之处，在所难免，在编排或评按中若有不当之处，敬请同行批评指正。